Dr. med. Edmund Schmidt
und Nathalie Schmidt

Vitalstoffe braucht jeder – auch Sie

Körper, Geist und Seele im Einklang

Schirner Verlag

Die Ratschläge in diesem Buch sind sorgfältig erwogen und geprüft. Sie ersetzen keine ärztliche, heilpraktische oder therapeutische Behandlung. Alle Angaben in diesem Buch erfolgen ohne Gewährleistung oder Garantie seitens der Autoren oder des Verlages. Eine Haftung der Autoren bzw. des Verlages und seiner Beauftragten für Personen-, Sach- und Vermögensschäden ist daher ausgeschlossen.

ISBN 978-3-8434-1165-3

Dr. med. Edmund Schmidt & Nathalie Schmidt:
Vitalstoffe braucht jeder – auch Sie
Körper, Geist und Seele im Einklang

Umschlag: Murat Karaçay, Schirner, unter Verwendung von #135241661 (© sarsmis) und #191568674 (© Nenov Brothers Images), www.shutterstock.com
Layout & Satz: Datagrafix Inc. Philippines
Redaktion: Janina Vogel & Katja Hiller, Schirner
Printed by: Ren Medien GmbH, Germany

www.schirner.com

1. Auflage März 2015

Inhalt

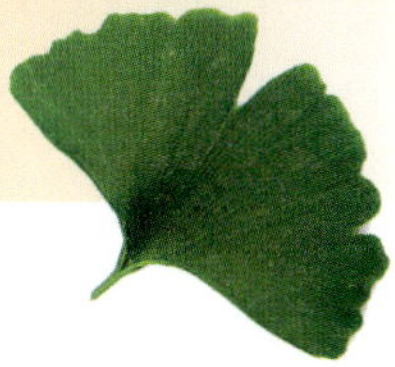

Vorwort

Liebe Leserin, lieber Leser,

Vitalstoffe braucht jeder, dies hat sich mittlerweile herumgesprochen. In der heutigen, schnelllebigen Zeit fällt es vielen Menschen jedoch schwer, eine gesunde Ernährung und eine ausreichende Versorgung mit Vitalstoffen in den Alltag zu integrieren. Das Essen muss oft nebenher geschehen, schnell und einfach sein. Nur wenige Menschen haben jeden Tag Zeit, beim Einkaufen auf eine gute Qualität der Nahrungsmittel, eine sanfte Zubereitungsart und ein Essen in entspannter Umgebung zu achten. Dabei ist aber gerade die Nahrungsaufnahme die wichtigste Vorsorgeleistung für unseren Körper! Ein gesunder Körper benötigt jede Menge ungesättigte Fettsäuren, lebensnotwendige Eiweißbausteine, gut verdauliche Ballaststoffe, langkettige Kohlenhydrate, verschiedene Vitamine, Mineralstoffe und Spurenelemente. Geht es uns körperlich gut, sind wir leistungsfähig und zufrieden. So, wie die äußere Körperpflege wichtig ist, ist es also auch die innere. Wir haben nur diesen einen Körper und sollten daher großen Wert auf seine Gesunderhaltung legen.

Dafür brauchen Sie Mikronährstoffe – sei es über die Nahrung oder als Ergänzung. Dieses Handbuch soll Ihnen dabei helfen, sich ausreichend und auf die richtige Art und Weise mit ihnen zu versorgen. Manchmal gelingt dies schon durch eine Optimierung der Ernährungsgewohnheiten und eine Änderung des Lebensstils. Wenn Sie eine ausreichende Vitalstoffversorgung nicht allein über die Nahrung gewährleisten können, kann Ihnen dieses Buch eine große Hilfe sein. In den Medien finden Sie zwar zahlreiche Informationen rund um die Vitalstoffversorgung, und auch das Internet ist voll von Websites zu diesem Thema, doch manchmal fehlt einem angesichts der vielen Informationen der Durchblick. Da dieses Buch unabhängig von Firmen und Organisationen geschrieben wurde, kann es Ihnen helfen, diese Informationen richtig zu filtern und zu bewerten.

Sie erfahren, wie Sie in jeder Lebensphase, bei leichten körperlichen Beschwerden oder chronischen Erkrankungen, ihren Körper am besten mit Vitalstoffen unterstützen. Eventuell benötigen Sie auch Nahrungsergänzungsprodukte, um Ihren Vitalstoffhaushalt zu optimieren. Aber auch innere Ruhe und Gelassenheit beeinflussen die Vitalstoffaufnahme, ganz im Sinne einer alten römischen Weisheit: »Ein gesunder Geist lebt in einem gesunden Körper.« Auch zu diesem Thema werden Sie daher wichtige Informationen finden. Welcher Weg für Sie der richtige ist und was es zu beachten gilt, werden Sie hier erfahren.

Dieses Buch ersetzt natürlich keine ärztliche Diagnose oder Behandlung. Die Optimierung der Versorgung mit Vitalstoffen gehört in den Bereich der Gesundheitsvorsorge und stellt bei einer Krankheit immer eine begleitende Maßnahme zu der jeweiligen medizinischen Therapie dar. Wir geben Ihnen aber einen kleinen Ratgeber an die Hand, der Sie bei Ihrer Gesunderhaltung oder Gesundung begleitend unterstützen kann.

Nathalie Schmidt
Dr. med. Edmund Schmidt

Im November 2014

Einführung

Vitalstoffe gewinnen in unserer modernen Gesellschaft zunehmend an Bedeutung. Jeder kennt den Begriff »Vitamine«, es gibt immer mehr Nährstoffpräparate sowie mit Nährstoffen angereicherte Produkte (z. B. Fertigprodukte, Pflegecremes, Haarshampoos), und über ein Drittel der deutschen Bevölkerung nimmt inzwischen Vitaminpillen zu sich. Der Wunsch nach Vorbeugung und Gesunderhaltung ist groß, doch laut einer Umfrage kaufen die meisten Menschen mit Vitaminen angereicherte Produkte, weil diese ihrer Meinung nach nicht schaden und eventuell helfen können – die wenigsten verfügen jedoch über ein gutes Wissen rund um das Thema Vitalstoffe. Und auch das Internet ist mit seinen vielen Informationen leider nur selten hilfreich. Dieses Buch soll Ihnen nun einen guten Überblick zu dem Thema Vitalstoffe geben, sodass Sie einen sicheren Umgang mit diesen Mikronährstoffen erlangen und selbst etwas zu Ihrer Gesundheit beitragen können.

Vitalstoffe – ein historischer Überblick

1554 schreibt Luigi Cornaro ein Buch über die Ernährung und deren Einfluss auf ein langes Leben. Er wird 91 Jahre alt.

1735 finden Wissenschaftler heraus, dass Gicht durch jodiertes Speisesalz vermieden werden kann.

1747 untersucht der britische Marinearzt James Lind an Bord der »HMS Salisbury« zwölf Matrosen. Er diagnostiziert bei ihnen Skorbut und verschreibt ihnen paarweise unterschiedliche Medizin. Die Männer, die Orangen und Zitronen zu sich nehmen, werden innerhalb von sechs Tagen wieder gesund. Linds Experiment findet große Beachtung und ist der Anfang vieler weiterer Entdeckungen, die eine Verbindung zwischen Ernährungsweisen und Krankheiten herausstellen.

1780 führen der Chemiker Antoine de Lavoisier und der Physiker Pierre-Simon Laplace Experimente zu Wärmeprozessen bei Tieren durch und kommen zu dem Ergebnis, dass das Leben ein Verbrennungsprozess ist und dass Energie zum Leben benötigt wird. In diesem Zusammenhang errechnen sie den Energiegehalt bestimmter Nahrungsmittel und den notwendigen Bedarf an Kalorien pro Tag. De Lavoisier gilt als Begründer der modernen Ernährungswissenschaft.

1887 entdeckt der holländische Wissenschaftler Christiaan Eijkman, dass die unter dem Namen »Beri Beri« bekannte Krankheit durch eine vorwiegend auf poliertem

Reis beruhende Ernährung verursacht wird und sich durch die Umstellung auf Naturreis beheben lässt.

1911 publiziert der polnische Wissenschaftler Casimir Funk eine Arbeit, in der er vier in natürlichen Lebensmitteln vorhandene Substanzen und ihre schützende Wirkung in Bezug auf jeweils eine Krankheit beschreibt. Dies sind Beri-Beri, Pellagra, Rachitis und Skorbut.

1912 isoliert der britische Biochemiker Sir Frederick Gowland Hopkins Nahrungsmittelsubstrate und erkennt ihre Bedeutung für eine ausgewogene Ernährung. Casimir Funk nennt sie später »vitale Amine«, woraus der Begriff »Vitamine« wird.

1922 findet der Forscher Herbert McLean Evans zusammen mit seiner Assistentin Katherine Scott Bishop heraus, dass Ratten keine lebenden Nachkommen bekommen können, wenn ihnen ein bestimmter Faktor in ihrer Nahrung fehlt. Sie nennen diesen Faktor Fruchtbarkeitsfaktor und wählen später für ihn, da die Bezeichnungen der Vitamine A, B, C und D schon vergeben sind, den Namen Vitamin E.

1928 gelingt es dem Ungarn Albert Szent-Györgyi, das reine Vitamin C aus Paprikaschoten, Kohl und Nebennieren herzustellen, wofür er 1937 den Nobelpreis erhält.

1936 wird in Deutschland die Vitamintherapie von Prof. W. Stepp, Direktor der I. Medizinischen Uniklinik München, eingeführt, ein Jahr später erscheint sein Buch »Die Vitamine und ihre klinischen Anwendungen«.

Ebenfalls ab 1936 setzt Roger Korbsch, Chefarzt in Oberhausen, Vitamin C zur Therapie bei Erkältungen ein.

1941 wird in den USA erstmals eine wissenschaftlich begründete Regel für die täglich empfohlene Einnahmemenge von Vitaminen und Mineralstoffen aufgestellt.

1953 erzielt der kanadische Arzt Dr. Abram Hoffer erstaunliche Erfolge durch die Gabe von Niacin bei Schizophreniepatienten.

Entdeckung der Vitamine:

1913 Vitamin A	1931 Pantothensäure (Vitamin B_5)
1919 Vitamin D	1933 Riboflavin (Vitamin B_2)
1922 Vitamin E	1937 Niacin (Vitamin B_3)
1926 Thiamin (Vitamin B_1)	1941 Folsäure (Vitamin B_9)
1928 Vitamin C	1947/48 Cobalamin (Vitamin B_{12})

Danach sind sämtliche Vitamine identifiziert.

Die meisten Vitamine wurden entdeckt, als man einen Zusammenhang zwischen einer Erkrankung und einer Mangelversorgung mit einem bestimmten Nährstoff feststellte. Dies war so bei der Beri-Beri (Vitamin-B_1-Mangelerkrankung), der Pellagra (Vitamin-B_3- oder Niacinmangel), der perniziösen Anämie (Vitamin-B_{12}-Mangel), der Rachitis (Vitamin-D-Mangelerkrankung beim Kind) und dem Skorbut (Vitamin-C-Mangel).

In das Bewusstsein der breiten Öffentlichkeit kamen die Vitalstoffe in den 1960er-Jahren durch die Arbeiten des Nobelpreisträgers Prof. Dr. Linus Pauling. Er fasste seine Erkenntnisse unter dem Begriff »Orthomolekulare Medizin« zusammen, was wörtlich übersetzt »Medizin der richtigen Moleküle« heißt. Sie beruht auf der Annahme, dass in keinem menschlichen Organismus von Natur aus die etwa 45 lebensnotwendigen Mikronährstoffe, Fettsäuren, Aminosäuren und Enzyme in der richtigen Menge und im optimalen Verhältnis zueinander vorhanden sind. Diese Erkenntnisse von Pauling haben heute noch Bestand und konnten zusätzlich durch neue Untersuchungen bestätigt werden.

Der Begriff »Orthomolekulare Medizin« kann allerdings etwas irreführend sein, denn es wurde weder eine »neue« Medizin etabliert, noch ersetzte diese etablierte Therapiemethoden der Schulmedizin. Vitalstoffe wie Eisen, Jod, Magnesium und Kalzium waren und sind nach wie vor ein fester Bestandteil der schulmedizinischen Therapie. Bei der »Orthomolekularen Medizin« geht es nur zusätzlich darum, die Vitalstoffzufuhr in Abhängigkeit von Alter, äußerlichen Belastungen und dem individuellen Bedarf zu optimieren.

Eine optimale Vitalstoffversorgung war schon immer eng mit der Ernährung verknüpft. Jahrhundertelang traten jedoch vitalstoffbedingte Mangelerkrankungen auf, ohne dass die Ursache bekannt war.

Im Laufe des 19. Jahrhunderts wurden immer mehr Vitalstoffe gefunden und mit eigenen Namen versehen. Leider war die Erforschung der Vitalstoffe (Bio-)Chemikern vorbehalten, sodass die Medizin das Potenzial einer optimierten Nährstoffversorgung nicht für sich erkannte. Noch heute liegt das Augenmerk der Medizin daher auf der »Reparatur«, auf der Behandlung von Krankheiten, und nicht auf der Vorsorge, weswegen eine Optimierung der Vitalstoffzufuhr meist außen vor bleibt.

Ernährung früher und heute

Schon immer war Ernährung ein wichtiges Thema für den Menschen. Welchen Stellenwert gesunde Ernährung in der Gesellschaft hatte und heute noch hat, zeigt ein Zitat des deutschen Philosophen Ludwig Feuerbachs:

»Wir sehen zugleich hieraus, von welcher wichtigen ethischen sowohl als politischen Bedeutung die Lehre von den Nahrungsmitteln für das Volk ist. Die Speisen werden zu Blut, das Blut zu Herz und Hirn, zu Gedanken und Gesinnungsstoff. Menschliche Kost ist die Grundlage menschlicher Bildung und Gesinnung. Wollt ihr das Volk bessern, so gebt ihm statt Deklamationen gegen die Sünde bessere Speisen. ***Der Mensch ist, was er isst.«***

Die Ernährung unserer Vorfahren

Der Mensch war und ist noch immer ein Allesfresser und verfügt daher über eine enorme Anpassungsfähigkeit. Schon unsere Vorfahren wussten sich den Gegebenheiten des Klimas, der geografischen Lage und den Jahreszeiten anzupassen. Heutzutage sind wir jedoch mit ernährungsbedingten Gesundheitsproblemen konfrontiert. Degenerative, also durch Abnutzung oder Alterung der Zellen entstandene Erkrankungen, die der Frühmensch nicht kannte, da er selten älter als 35 Jahre wurde, sind die häufigste Todesursache in den westlichen Industrienationen. Weder die Entwicklung der Landwirtschaft vor ca. 10 000 Jahren noch die industrielle Revolution der letzten 200 Jahre konnten die Weiterentwicklung unserer Erbanlagen besonders beeinflussen.

Zu Urzeiten bestand die Nahrung unserer Vorfahren aus Früchten, Wurzeln, Pflanzen, Nüssen, Samen, Wild, Fisch und Eiern. 50–80 % der Nahrung waren pflanzlichen, 20–50 % tierischen Ursprungs. Jäger und Sammler verzehrten nur wenig Fett. Dieses war zudem von besonderer Qualität, da sie tierisches Protein hauptsächlich über den Verzehr wild lebender Tiere (d. h. pflanzenfressender Huftiere) zu sich nahmen, deren Fleisch nur ca. 4–5 % Fett enthält. Das Fleisch der von uns speziell zum Verzehr gezüchteten Tiere weist hingegen einen Fettanteil von 30 % und mehr auf und ist von wesentlich schlechterer Qualität. So enthält das Fett von Wildtieren, die vor allem Moose und Farne fressen, das Fünffache (!) an mehrfach ungesättigten Fettsäuren sowie größere Mengen an Omega-3-Fettsäuren als das von gezüchteten Tieren, wodurch wir heute vermehrt ungesunde Transfettsäuren aufnehmen. Unsere

Vorfahren aßen mehr »Strukturfett« und weniger »Depotfett«.[1] Auch die pflanzliche Nahrung war früher wesentlich abwechslungsreicher und reicher an Proteinen, Vitaminen, Mineralstoffen und Ballaststoffen. Salz, Zucker in reiner Form sowie Milch und Getreide fehlten fast vollständig.

Genetisch ist der Mensch der Ernährung des Jägers und Sammlers angepasst, doch unsere moderne Wohlstandsgesellschaft führte zu einer Veränderung der Ernährungsgewohnheiten. Während sich unsere Vorfahren wesentlich vielseitiger ernährten, bezieht der moderne Mensch seine Nahrung heute aus vier Arten von Grundnahrungsmitteln: Fleisch und Fisch, Gemüse und Früchten, Milch und Milchprodukten, Getreide und Getreideprodukten. Die heutige Ernährung ist daher nicht bedarfsgerecht. Der durchschnittliche Verzehr von tierischen Fetten und Eiweiß liegt deutlich über den Empfehlungen, der Verzehr von langkettigen Kohlenhydraten mit Nutzen für die Gesundheit hingegen deutlich unter den Empfehlungen. Besonders Jugendliche nehmen zu viele kurzkettige Kohlenhydrate wie Zucker oder Stärke zu sich, sodass schon Teenager immer häufiger an Altersdiabetes leiden. Oft ernähren wir uns zudem überkalorisch. So wird Energie vor allem durch Fett, Kohlenhydrate, tierisches Eiweiß und Alkohol zugeführt. Dadurch ist die Energiebilanz positiv, der moderne Mensch führt sich mehr Energie zu als nötig. In der Folge kommt es zu Übergewicht, häufig in Kombination mit Altersdiabetes. Zusätzlich werden die Lebensmittel immer ärmer an Vitalstoffen. Dies liegt daran, dass 70 % der Lebensmittel technisch verändert sind. Dabei kommen folgende technische Methoden zur Verlängerung der Haltbarkeit zum Einsatz:

- industrielle Verarbeitung,
- Sterilisierung, Pasteurisierung, Raffinierung,
- Waschen, Schälen (dabei befinden sich gerade in der Schale die Vitamine) und Kochen.

Hinzu kommt eine Vielzahl an Zusatzstoffen, Farbstoffen, Konservierungsstoffen, Emulgatoren und pH-Wert-Stabilisatoren. All diese Maßnahmen machen die Lebensmittel nahezu leer an Vitalstoffen. In Kombination mit der energiereichen Ernährung führt dies zu einem Überschuss an Kalorien bei einem gleichzeitig bestehenden Vitalstoffmangel. Die Folgen sind erheblich:

- Fast ein Drittel aller Kosten im Gesundheitswesen wird durch ungesunde Ernährung verursacht.
- 80 % der Erkrankungen werden laut der Weltgesundheitsorganisation (WHO) als ernährungsbedingt eingestuft.

---

[1] Strukturfett dient der Verbrennung und damit der Energiegewinnung. Depotfett hingegen ist reines Speicherfett und findet sich vor allem am Rumpf in Form eines dicken Bauchs oder dicker Hüften.

Die Zunahme von Zivilisationskrankheiten wie Altersdiabetes und durch Übergewicht bedingte Rückenleiden ist ein deutlicher Beweis für die These, dass trotz des Überangebots an Lebensmitteln ein Mangel an Vitalstoffen besteht.

Unterschiede zwischen der Ernährung früher und heute:

- Der Zuckerverbrauch ist heute bis zu 10 x höher.
- Der Salzkonsum ist ebenfalls enorm angestiegen (z. B. durch die Aufnahme von versteckten Salzen in Fertigprodukten).
- Die Fettaufnahme ist heute doppelt so hoch, während die Qualität der Fette erheblich schlechter ist.
- Die Aufnahme von Vitaminen (besonders Vitamin C, Vitamin E und Folsäure) lag früher viel höher. Dies liegt vor allem daran, dass die Mehrheit der Bevölkerung kaum noch frisches Essen zu sich nimmt.
- Die Ballaststoffzufuhr liegt heute 60 % unter dem Sollwert eines Menschen. Dabei ließe sich laut WHO durch eine ausreichende Ballaststoffzufuhr die Hälfte aller Darmkrebserkrankungen vermeiden.
- Die Mineralstoffaufnahme enthält heute weit mehr Natrium, während der Kalziumgehalt stark abgenommen hat.
- Die Zufuhr von Cholesterin hat sich interessanterweise nicht verändert.

Grundsätze moderner Ernährung

Mit dem Ziel, für eine abwechslungsreiche Ernährung zu sorgen und das Übergewicht in der Bevölkerung zu senken, entwickelte die Deutsche Gesellschaft für Ernährung (DGE) den sogenannten Ernährungskreis, in den USA entwarfen Wissenschaftler die Ernährungspyramide. In beiden Modellen werden Lebensmittel in verschiedene Gruppen eingeteilt und anhand der unterschiedlichen Größe der Segmente gezeigt, in welchem Verhältnis in Industrieländern die Verzehrmengen der einzelnen Nahrungsmittelgruppen zueinander stehen sollten.

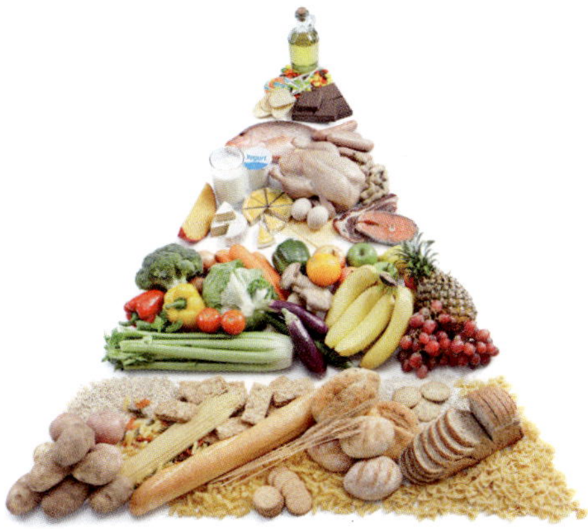

Leider bewertete man Fett ausschließlich als schlecht, weswegen in beiden Modellen die Segmente für Fett und Öl entsprechend klein ausfielen. Nicht beachtet wurde, dass sich pflanzliche Fette aufgrund ihres hohen Anteils an ungesättigten Fettsäuren sehr positiv auf den Stoffwechsel auswirken können. So haben z. B. die Bewohner der Insel Kreta ein deutlich niedrigeres Herzinfarktrisiko, obwohl sie 40 % ihrer Gesamtenergiezufuhr mit Fetten abdecken. Dies ist auf den hohen Anteil an ungesättigten Fettsäuren zurückzuführen, die Ablagerungen in den Gefäßen vermeiden und sogenanntes »schlechtes« Cholesterin senken.

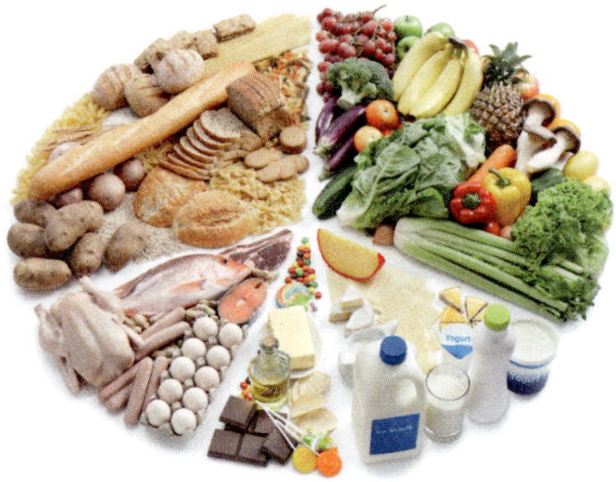

Auch Nüsse waren bis in die 1990er-Jahre hinein als Kalorienbomben verschrien. Heute weiß man nach etlichen Untersuchungen, dass die gesunden Fette in den Nüssen das Herzinfarktrisiko vermindern können. Einig war man sich aber schon immer darin, dass sogenannte Transfettsäuren (zu finden in Backwaren, gebratenen und frittierten Lebensmitteln) das Herzinfarktrisiko steigern.

In den beiden Ernährungsmodellen wurden Kohlenhydrate hingegen pauschal als gut klassifiziert und dementsprechend große Segmente für Getreideprodukte und Kartoffeln gewählt. Angesichts neuer Erkenntnisse muss aber auch hier umgedacht werden. So hat man inzwischen herausgefunden, dass es zwischen einfachen, sogenannten leeren (Mono- und Disacchariden) und komplexen Kohlenhydraten zu unterscheiden gilt.

Fasst man aktuelle Erkenntnisse zusammen, so lassen sich folgende 10 Regeln für eine gesunde Ernährung aufstellen:

1. Abwechslungsreich, aber nicht zu viel essen, lieber viele kleine Mahlzeiten zu sich nehmen.
2. »Gesunde« Fette in Form von Pflanzenölen, Ölsaaten und Nüssen bevorzugen.
3. Zucker und Weißmehlprodukte meiden, dafür gesunde Kohlenhydrate in Form von Vollkornprodukten verzehren.
4. Gemüse und Obst sind unbegrenzt erlaubt.
5. Salz möglichst durch Kräuter ersetzen.
6. Weniger rotes Fleisch, dafür mehr Geflügel und Fisch essen.

7. Nicht zu viele Milchprodukte verzehren.
8. Alkohol nur gelegentlich und in kleinen Mengen genießen.
9. Lebensmittel nach Möglichkeit frisch einkaufen und schnell verwerten (alternativ eignet sich bei Gemüse auch Tiefkühlware).
10. Produkte der jeweiligen Region und Saison bevorzugen.

Festlegung des Vitalstoffbedarfs

Ein wesentlicher Aspekt gesunder Ernährung ist eine gute Versorgung mit Nährstoffen bzw. Vitalstoffen, doch nicht jeder Mensch wird über seine Nahrung ausreichend mit ihnen versorgt. Der Bedarf an einzelnen Vitalstoffen kann von Mensch zu Mensch zudem sehr unterschiedlich sein, das Geschlecht, mögliche Erkrankungen und die aktuelle Lebenssituation spielen dabei eine große Rolle. Die Auskünfte von offiziellen Behörden (z.B. der DGE) können daher nur Richtwerte und keine starren Angaben sein. Sie sind vielmehr Empfehlungen, die versuchen, der Kaufkraft der jeweiligen Bevölkerung zu entsprechen und nicht in einem unvereinbaren Gegensatz zu fest eingefahrenen Ernährungsgewohnheiten zu stehen.

In der WHO-Monica-Studie[2] erreichten in der Zeit von 1983 bis 1994 in der Region um Augsburg nur 25% der untersuchten Personen die Empfehlung von 12mg Vitamin E und nur ca. 50% die empfohlene Vitamin-C-Aufnahmemenge. Die meisten Personen erreichten also nicht die »wünschenswerten« Mengen an Vitaminen. Es »herrscht Mangel im Überfluss«.

Krebs und Arteriosklerose sind zwar keine Vitaminmangelkrankheiten, dennoch nimmt ihre Häufigkeit bei einer besseren Vitaminversorgung deutlich ab. In Bezug auf die häufigsten schwerwiegenden Volkskrankheiten bedeutet das:

Herzerkrankungen: Bei 13 von 16 untersuchten europäischen Bevölkerungsgruppen zeigte sich bei der Messung der Blutspiegel, dass nicht etwa Rauchen, ein erhöhter Blutdruck oder Cholesterinspiegel entscheidende Risikofaktoren für eine ischämische Herzerkrankung waren, sondern eine niedrige Versorgung mit den Vitaminen C, E, A bzw. Beta-Karotin.

Krebserkrankungen: Es wurde festgestellt, dass Menschen mit einer niedrigen Blutkonzentration an Vitamin A, C, E und Beta-Karotin deutlich häufiger in den folgenden 7–12 Jahren an Krebs erkrankten als Personen mit höheren Werten.

---

2 Die Monica-Studie (»MONItoring CArdiovascular disease«) ist weltweit eine der größten medizinischen epidemiologischen Studien.

Schlaganfall: Höhere Blutspiegel an Vitamin A und E konnten deutlich die Folgen eines Schlaganfalls mindern. Mittlerweile empfehlen Neurologen auch die Einnahme von Omega-3-Fettsäuren zur Vorbeugung eines erneuten Gefäßverschlusses.

Vitaminzufuhr in unserer modernen Gesellschaft

Können wir aber unseren Bedarf an Vitalstoffen allein über die Nahrung decken? Um diese Frage zu beantworten, muss man einen Blick auf unsere moderne Gesellschaft werfen. Das Schlüsselwort für die Ursache unserer Zivilisationskrankheiten heißt »Trennung vom Natürlichen«. Die Natur wurde bzw. wird durch unsere westliche Zivilisation ausgeplündert. Der bisher kaum beachtete Vitaminmangelzustand eines großen Teils der Bevölkerung ist der Ausdruck einer innerlichen Verarmung in unserer äußeren Welt. Die Zivilisation hat eine äußerliche Scheinperfektion ohne inneren Reichtum geschaffen. Zu viel Show und zu wenig Inhalt.

Dies zeigt sich vor allem an unseren modernen Nahrungsmitteln: Noch nie sahen sie so schön aus wie heute, noch nie so gesund und frisch. Dabei enthalten sie weder ausreichend Energie noch Vitamine, dafür aber jede Menge Chemie. Dieser Umstand führt dazu, dass immer mehr Menschen unter einem Vitaminmangel leiden – und das, obwohl sie eher überernährt als unterernährt sind.

Wir können daher nicht davon ausgehen, dass unsere Nahrungsmittel immer die Vitaminwerte enthalten, die in den Nährwerttabellen stehen. Im Einzelfall kann der Vitamingehalt eines Nahrungsmittels sogar nahe null liegen, obwohl es allgemein als besonders vitaminreich gilt.

Der Vitamingehalt einzelner Nahrungsmittel hängt ab von:

- dem Boden, auf dem sie gewachsen sind,
- dem Erntezeitpunkt,
- der Lagerdauer,
- den Konservierungsverfahren,
- der Art der Zubereitung.

Unter den gegebenen Lebensbedingungen führt uns eine nur vordergründig natürliche Ernährung mehr Gift und weniger Vitamine zu als uns die Werbung weismacht. Um die Schadstoffe aus der Nahrung wieder zu eliminieren, brauchen wir aber gerade mehr Vitamine, vor allem mehr Antioxidantien, die für die wichtigsten Entgiftungsmechanismen des Körpers nötig sind.

Vitalstoffverluste durch verseuchte und ausgelaugte Böden

Pestizide sind in der Landwirtschaft verwendete chemische Substanzen, die Schädlinge töten sollen. Sie sind genverändernd, krebserregend und wirken giftig auf unsere Nervenzellen. Ende des 20. Jahrhunderts wurden Pestizide verwendet, die zu einer verminderten Fruchtbarkeit und zu Fehlbildungen bei Neugeborenen geführt haben. Kommt der Mensch in Kontakt mit Pestiziden, kann er von ihnen krank werden (Depressionen, Parkinson, Asthma oder Migräne können die Folge sein). Fast alle Lebensmittel enthalten Spuren von Pestiziden, doch werden die Unbedenklichkeitsgrenzen immer wieder überschritten. So wurde beispielsweise 1994 bei Karotten eine fünfundzwanzigfach höhere Dosierung als die empfohlene Menge gefunden, und 1995 enthielten 10 % der stichprobenartig untersuchten Salatköpfe zu viele Pestizide.

Gesundheitstipp: Der Durchschnittsbürger nimmt pro Jahr ca. 4,5 Liter Pestizide mit seinem Obst und Gemüse zu sich.

Pestizide und Kunstdünger binden die im Boden vorhandenen Mineralien, sodass die Pflanzen diese nicht aufnehmen können. Dennoch wachsen sie durch den Dünger weiter, der Phosphat, Stickstoff und Kalium enthält, bilden durch den Mangel an Mineralien aber keine Vitamine mehr. So zerstört z. B. Propionsäure, das gegen Pilze eingesetzt wird, 90 % des Vitamin-E-Gehaltes im Getreide. Da wir Menschen Teil der Nahrungskette sind, sind wir ebenfalls von dem Vitamindefizit betroffen.

Vitalstofftipp: Vitamin B_3 wirkt entgiftend auf den Plastikweichmacher PCB und Pestizide. Vitamin B_2 und Vitamin B_3 können den Körper von Pestiziden entgiften.

Hinzu kommt, dass unsere Böden immer weniger Vitamine und Mineralstoffe enthalten. Laut dem U.S. Department of Agriculture (USDA) enthalten wegen der Überstrapazierung der Böden viele Nahrungsmittel in Amerika nur noch 40 % der Mineralstoffe, die noch vor 30 Jahren gemessen wurden. Zudem sind in Deutschland durch die Ausschwemmung der Böden in der Eiszeit viele Mineralien (wie Jod, Zink, Selen, Chrom) kaum noch vorhanden.

Selbst die sorgfältigst arbeitenden Biobetriebe können die Schadstoffbelastung des Bodens, aber auch die der Luft, des Wassers und der Futterstoffe nicht ausschließen. Gras hat z. B. durch die atmosphärische Verschmutzung eine bestimmte Blei- und Quecksilberbelastung, die nicht auf Düngung oder eine unnatürliche Bewirtschaftung zurückzuführen ist.

Ernährungstipp: Beziehen Sie biologische Waren nur von einem Bauern, dessen Anbaumethoden Sie kennen.

Obst und Gemüse gestern und heute:

Lebensmittel	Nährstoffe	Gehalt in mg/ 100 g 1985	Gehalt in mg/ 100 g 1996	Differenz
Bananen	Kalzium	8	7	– 12 %
	Folsäure	23	3	– 84 %
	Magnesium	31	27	– 13 %
	Vitamin B_6	330	22	– 92 %
Bohnen	Kalzium	56	34	– 38 %
	Folsäure	39	34	– 12 %
	Magnesium	26	22	– 15 %
	Vitamin B_6	140	55	– 61 %
Brokkoli	Kalzium	103	33	– 68 %
	Folsäure	47	23	– 52 %
	Magnesium	24	18	– 25 %
Erdbeeren	Kalzium	21	18	– 14 %
	Magnesium	12	13	+ 8 %
	Vitamin C	60	13	– 67 %
Kartoffeln	Kalzium	14	4	– 70 %
	Magnesium	27	18	– 33 %
	Vitamin C	20	25	+ 25 %
Möhren	Kalzium	37	31	– 17 %
	Magnesium	21	9	– 57 %
Spinat	Magnesium	62	19	– 68 %
	Vitamin B_6	200	82	– 59 %
	Vitamin C	51	21	– 58 %

[Auf Basis der Daten vom Schwarzwald-Sanatorium Obertal. Niestroj, I., Praxis der Orthomolekularen Medizin, Hippokrates Verlag, Stuttgart 2000.]

Vitalstoffverluste durch die Weiterverarbeitung

Auch bei der Verarbeitung der Nahrungsmittel kommt es zu erheblichen Vitalstoffverlusten. Besonders hoch sind die Verluste bei der Ernte unreifer Früchte. Durch die Nachreifung auf dem Transportweg sind sie zwar länger haltbar, doch da zum Zeitpunkt der Ernte die Bildung der Vitalstoffe noch nicht abgeschlossen war, nun aber keine Verbindung mehr zum Baum besteht, werden keine weiteren Mikronährstoffe gebildet. Durch lange Transportwege sinkt der Nährstoffgehalt zusätzlich. Es ist zwar abwechslungsreich, zu jeder Jahreszeit alle Sorten an Obst und Gemüse auf den Tisch zu bekommen, doch der Gesundheit hilft es nicht.

Ernährungstipp: Vitaminreiches Obst und Gemüse erhalten Sie in Ihrer Region.

Getreide: Getreidesaatgut wird zuerst mit Hexapräparaten und Quecksilbersaatbeizmitteln geimpft und kommt danach zur Lagerung in mit Nitrogasen, Nikotingasen und anderen Stoffen durchlüftete Silos. Diese Gase verringern die Keimfähigkeit des Getreides und schützen vor Mottenbefall. Nach dem Aussäen wird die Schädlingsbekämpfung mit phosphororganischen Mitteln durchgeführt. Um das Halmwachstum zu begrenzen, kommen weitere chemische Präparate hinzu. Durch das Ausmahlen des Getreides sinkt zudem der Gehalt an den Vitaminen B_1, B_6, E und Niacin rapide.

Backwaren: Bei der Herstellung von Backwaren kommen Treibmittel, Steifmacher, Konservierungs- und Farbstoffe zum Einsatz, die unseren Körper belasten und die mit Antioxidantien neutralisiert werden müssen.

Gesundheitstipp: In Laugengebäck wurden hohe Konzentrationen an Aluminium gefunden, was auf die Verwendung von Aluminiumblechen zurückzuführen ist.

Fleisch: Bei der Tierzucht wird den Tieren häufig kaum Raum und Möglichkeit zur Bewegung gegeben, sodass sich ihr Immunsystem nicht entwickeln kann. Damit sie dennoch »gesund« bleiben, werden sie mit Antibiotika vollgestopft. Insgesamt wird mehr als die Hälfte der gesamten Antibiotikaproduktion unseres Landes ins Futter von Schlachttieren gemischt, wodurch jedes Jahr 450 000 Schweine vor der Schlachtung an einem Herzinfarkt sterben. Zusätzlich werden viele Tiere mit großen Mengen an ungesunden Substanzen gemästet. In der Massentierhaltung kommen neben Antibiotika noch Wachstumshormone, Kortison und Betablocker (ein Medikament gegen Bluthochdruck) zum Einsatz. Dies führt beim Konsumenten dann nicht nur zu einem Nährstoffmangel, sondern kann bei ihm auch Resistenzen und Allergien hervorrufen. Nitritverbindungen sorgen darüber hinaus für eine lange Haltbarkeit und ein gutes Aussehen der Wurstware. Diese können im menschlichen Körper jedoch zu krebserzeugenden Substanzen (Nitrosaminen) umgewandelt werden.

Ernährungstipp: Bewahren Sie Nahrungsmittel nicht in weichen Plastik- oder Aluminiumfolien auf, da so Giftstoffe in Ihre Nahrung gelangen und von Ihrem Körper aufgenommen werden können.

Obst: Früchte werden poliert und gewachst, damit sie beim Verkauf besonders gut aussehen. Damit sie lange frisch aussehen, werden sie zudem in Beuteln mit Ethylengasen verpackt. In den Niederlanden, Belgien, Italien und Frankreich werden

Früchte zur Erhöhung der Haltbarkeit bestrahlt, was vor allem zu einer Reduzierung der Vitamine A, E, B_1 und C führt.

Vitalstoffverluste durch die Lagerung

Vitalstoffverluste sind abhängig von den Lagerungsbedingungen, also der Dauer, Temperatur, Atmosphäre und der relativen Luftfeuchtigkeit. Da die Ascorbinsäure sehr empfindlich auf Lagerungs- und Zubereitungseinflüsse reagiert, wird die Veränderung des Vitamin-C-Gehaltes oft als Marker für die gesamten Nährstoffverluste herangezogen. Ein Apfel enthält frisch geerntet z.B. 10 mg Vitamin C pro 100 g. Nach 11 Wochen Lagerung bei 3 °C hat dieser Wert allerdings um die Hälfte abgenommen. Auch Spinat reagiert empfindlich auf die Lagerung und hat nach 3 Tagen bei Zimmertemperatur 70 % der Folsäure verloren. Nicht anders sieht es beim Vitamin-C-Gehalt aus:

Temperatur	Nach 24 Stunden	Nach 48 Stunden
4 °C	– 22 %	– 34 %
12 °C	– 26 %	– 40 %
20 °C	– 36 %	– 52 %

[Combs, G.F.: The Vitamins. Academic Press, San Diego 1992.]

Auch Produkte, die als »haltbar« bezeichnet werden, erleiden während der Lagerung Vitamin-C-Verluste. Bei Konserven kommt es zu einem Verlust von ca. 1 % pro Monat, bei vorgefertigten Speisen bis zu 5 %, bei Tiefkühlware bis zu 3 % und bei nicht blanchiertem Gemüse bis zu 17 %. Hierbei handelt es sich allerdings nur um Durchschnittswerte, da viele weitere Faktoren Einfluss auf die Höhe der Vitalstoffverluste haben. Diese sind u. a.:

- der pH-Wert[3],
- Verletzungen oder eine intakte Struktur des Lebensmittels,
- die Aktivität pflanzeneigener Enzyme, die z.B. durch Blanchieren deaktiviert werden können.

Fertigprodukte enthalten Stabilisatoren und Emulgatoren, die den Organismus belasten. Vitalstoffe sind in ihnen kaum vorhanden, weswegen künstlich welche zugesetzt werden. Diese haben jedoch keinen Einfluss auf die Gesundheit. Ganz im Gegenteil: Diese Produkte verfügen sogar über ein hohes allergenes Potenzial.

[3] Jede Veränderung des pH-Wertes nach oben oder unten verändert die Vitalstoffaufnahme. Nur ein pH-Wert im Normbereich ermöglicht eine optimale Nährstoffaufnahme.

Vitaminverluste in Lebensmitteln durch verschiedene Verarbeitungs- und Zubereitungsverfahren:

Lebensmittel verzehrbarer Anteil	Vitamin A	Carotin	Vitamin D	Vitamin E	Vitamin K	Vitamin B_1	Vitamin B_2	Niacin	Vitamin B_6	Folsäure	Pantoth.-säure	Biotin	Vitamin B_{12}	Vitamin C
Milch														
Pasteurisierung	0	0	0	10–20		10	0	0	0	12	0	0	10	10–25
Sterilisation in Flaschen	0	0				35	0	0	50	50	0	0	90	90
Sterilisation UHT	0	0	0			10	0	0	10	10	0	0	10	25
Walzentrocknung	0	0	0			15	0	0	0	10	0	10	30	30
Sprühtrocknung	0	0	0			10	0	0	0	10	0	10	30	15
Bestrahlung 440 krad (Ionen)	70	40	0	60		0								
Bestrahl. 1000 krad (Ionen)						90	75	gering	80	gering			0	gering
Fleisch														
Sterilisation	20–40			65		80	6	10	40	10	20		gering	
Gefrieren (–18 °C)						0	1	0	10		22		0–5	
Gefriertrocknung				40		0–5	2		0		0–30		0–30	
Bestrahlung 4500 krad (Ionen)				50		15	12	12	2				gering	
Bestr. 1000–5000 krad (Ionen)	43			40						0				
Blattgemüse														
Blanchieren mit Dampf		gering				20	5–25	10	21	0–10				16–26
Blanchieren mit Wasser		gering				16–34	30–50	32–37		20–45				16–58

Lebensmittel verzehrbarer Anteil	Vitamin A	Carotin	Vitamin D	Vitamin E	Vitamin K	Vitamin B_1	Vitamin B_2	Niacin	Vitamin B_6	Folsäure	Pantoth.-säure	Biotin	Vitamin B_{12}	Vitamin C
Hitzebehandlung Eindosen	0–84	0–30				76	24	22	0–60	10–20	30–85	0–78		48
Gefriertrocknung		12				15–20	0–10	10			10			43
Lufttrocknung		50–80	20–30	10–18		gering								50–70
Gefrieren (–18 °C)		0–4		10–60	42	0–16	0	0–8	7	0	29			
Knollengemüse														
Hitzebehandlung Eindosen						56	44	56	49					28
Braten						25	20	10	9					23
Bestrahlung 100 krad (Ionen)														hoch
Lagerhaltung						hoch b. Keimung	0	0	Erhö-hung					10 je Monat
Obst														
Sterilisation	0–60	0–40				10–35	0–40	0–50	0–40	gering	10–70	40–80		0–50
Gefriertrocknung		10				15–20	4–20		gering					20–30
Lufttrocknung		80–90				20–30	10–18	37	gering		33			50–70
Gefrieren (–18 °C)		0–4				10	0	10	0–7	0–6	10–20			10–50
Bestrahl. 2700–5580 krad						hoch		50–60						

[Angaben in % des Gehaltes der Rohware. – Die große GU Vitamin- und Mineralstofftabelle. Gräfe und Unzer.]

Vitalstoffverluste durch die Zubereitung

Verluste bei Mineralstoffen, Spurenelementen und Vitaminen ergeben sich immer dann, wenn Teile des Lebensmittels wie z. B. die Schale entfernt werden oder eine Auslaugung durch Kochen, Waschen oder Wässern erfolgt. Daher sorgt auch die Zubereitung der Lebensmittel im eigenen Haushalt für Nährstoffverluste. Besonders beim Kochen gehen viele Vitalstoffe verloren. Gemüse wird häufig in Wasser gekocht, das anschließend weggeschüttet wird. So gelangen die kostbaren Vitalstoffe in die Kanalisation anstatt in unseren Organismus.

Spinat verliert bei 2 Minuten Kochzeit bereits 80 % der Folsäure. Beim Blanchieren von Tiefkühlgemüse gehen 95 % Vitamin C, 60 % Vitamin B_1 und 40 % Vitamin B_2 verloren.

Ernährungstipp: Dampfgaren Sie das Gemüse mit nur wenig Wasser, um die Vitalstoffe zu erhalten. Versuchen Sie, Ihre Lebensmittel möglichst frisch zuzubereiten und gleich zu verzehren.

Vitaminverluste bei verschiedenen Zubereitungsarten:

Lebensmittel (verzehrbarer Anteil)	Vitamin-A-Verluste in % der Trockensubstanz						
	Backen	Grillen	Braten	Rösten	Dünsten	Kochen	Schmoren
Eier			31		1	0	
Fettfische		0–57	0–64				0–44
Leber			0–71				0–30/31
	Carotin-Verluste in % der Trockensubstanz						
Leber			21–36				16
Zuckermais						0,3	
Beerenobst					0–12		
Steinobst					0–67		
	Vitamin D-Verluste in % der Trockensubstanz						
Eier			31			0,3	
Fettfisch		0–94	0–95				
Leber			21–36				
	Vitamin E-Verluste in % der Trockensubstanz						
Eier			31		0,5	0	
Weißfisch	13						
Huhn				8–19		51	
Lammfleisch		31–39		33–34			36
Leber			0–45				12
Würstchen		9–52	0–38				
Kartoffeln	15		32		0		
Blumenkohl					34		
Zuckermais					38		
Steinobst					0–22		

Lebensmittel (verzehrbarer Anteil)	Vitamin C-Verluste in % der Trockensubstanz						
	Backen	Grillen	Braten	Rösten	Dünsten	Kochen	Schmoren
Leber			6–57				45
Kohl						0–58	
Rüben						36–45	
Kartoffeln	33–48		46–58			13–38	
Blumenkohl						41–60	
Tomate	51–84						

[Die große GU Vitamin und Mineralstofftabelle. Gräfe und Unzer.]

Besondere Ernährungsweisen

Bei bestimmten Bevölkerungsgruppen lassen sich immer wieder spezifische Mängel an Mikronährstoffen nachweisen. Besonders bedenklich sind die Folsäureverluste bei Frauen im gebärfähigem Alter oder der Mangel an Vitamin B_6 bei Kindern aufgrund des Wachstums und der Entwicklung des Zentralnervensystems. Aber auch aufgrund bestimmter Ernährungsweisen kann es zu Vitalstoffdefiziten kommen. Zeitmangel und Stress sorgen dafür, dass viele Menschen im Alltag ihre Mahlzeiten in Schnellimbissen und Kantinen zu sich nehmen oder vorgefertigte und warm gehaltene Nahrungsmittel essen. Die Verluste der Vitalstoffe sind dabei enorm: Zerkleinertes Gemüse und geputzter Salat verlieren durch den Kontakt mit Sauerstoff und Licht 30 % der Vitamine pro Stunde. Eine aufgeschnittene Tomate verliert 50 % Lykopin pro Stunde.

Krankenhaus- und Altersheimnahrung

Ältere und kranke Menschen sind besonders mangelgefährdet. Dies liegt nicht nur daran, dass sie aufgrund ihrer schlechten körperlichen Verfassung generell zu einem Vitalstoffmangel neigen, hinzu kommt noch ihre spezielle Lebenslage: Die Nahrung in Krankenhäusern und Altersheimen wird oft zu lange gekocht, püriert und enthält so kaum noch Vitalstoffe. In einer Studie[4] wurde die englische Krankenhausnahrung untersucht: 100 g Erbsen, die nach dem Auftauen noch 20,5 mg Vitamin C enthielten, wiesen nach dem Kochen nur noch 8,1 mg, nach einer Stunde im Warmhaltewagen 3,7 mg und auf dem Teller des Patienten letztlich nur noch 1,1 mg Vitamin C auf.

1987 und 1988 wurde in der Bundesrepublik Deutschland anhand von Stichproben[5] die Vitaminversorgung bei älteren und kranken Personen in Privathaushalten, in zwei

---

[4] *Chemische Qualitätssicherung der Krankenhauskost.* In: Akut. Ernähr. Med (1993) 18: 296–304.

[5] Heseker, H., Adolf et al.: *Lebensmittel- und Nährstoffaufnahme Erwachsener in der Bundesrepublik Deutschland.* VERA Schriftenreihe 3, Wissenschaftlicher Fachverlag Dr. Fleck, Niederkleen, 1992.

Altersheimen und einem Krankenhaus für ältere Menschen untersucht. Dabei wurde festgestellt, dass kranke ältere Menschen eine Unterversorgung vor allem an Vitamin A und C aufweisen. Mehr als 5 % der älteren Patienten hatten dabei einen Blutplasmaspiegel, der auf Skorbut (Vitamin-C-Mangelerkrankung) hinwies ($< 10\,\mu mol/l$), und 37 % der untersuchten Personen einen zu niedrigen Vitamin A- und Vitamin-C-Spiegel (Mangelversorgung).

Der Konsum von Genussmitteln

In unserer modernen Gesellschaft werden immer größere Mengen an Kaffee, Tee, Nikotin, chininhaltiger Limonade und weißem Zucker konsumiert. Dies führt zu einer Verarmung der B-Vitamine (inklusive Folsäure) sowie der Vitamine C, E und K.

Durch Nikotin werden die Vitamine A, B_6, B_{12}, C, Folsäure, Kupfer und Selen sehr stark verbraucht. Dabei spielt auch das Alter des Rauchers eine Rolle. So sind die Vitamin-C-Blutplasmaspiegel älterer Raucher um 50 % schlechter als die jüngerer Raucher. Für alle Raucher gilt jedoch, dass ihre Flavonoidaufnahme 21 % niedriger ist als die von Nichtrauchern. Bei exzessivem Alkoholgenuss erhöht sich der Bedarf an Vitamin A, B_1, B_2, B_3, B_5, B_6, B_{12}, C, K, Eisen, Kalzium, Magnesium, Mangan, Zink, Cholin bzw. Lecithin erheblich. Dennoch können alkoholische Getränke auch Vitalstoffe enthalten. So ist Bier zwar eiweißarm, enthält aber alle lebensnotwendigen sowie viele nicht lebensnotwendigen Aminosäuren. Im Bereich der Mineralstoffe ist es besonders reich an Magnesium, Kalium und Phosphor. Zudem weist es sämtliche B-Vitamine und 500 bis 6000 mg Ballaststoffe pro Liter auf. Es ist daher eines der wenigen Getränke, das Ballaststoffe enthält. Auch sekundäre Pflanzenstoffe in Form von Polyphenolen sind reichlich vorhanden. So gesehen ist Bier – natürlich in Maßen genossen – ein gesundes Getränk.

Ernährungstipp: 1 Liter Bier deckt die Hälfte des Tagesbedarfs eines Erwachsenen an Magnesium, 40 % des Phosphor-, etwa 20 % des Kalium-, 65 % des Niacin-, 35 % des Vitamin B_6- und 20 % des Vitamin-B_2-Bedarfs. Damit Sie die negativen Folgen des Alkohols vermeiden, gilt dieser Tipp in erster Linie für alkoholfreies Bier.

Im Rotwein hingegen kommen Flavonoide in Form von Querzetin und Myrizetin vor. Diese gehören zu den sekundären Pflanzenstoffen (siehe Seite 64). Bei der Flavonoidzufuhr steht Rotwein damit an siebter Stelle hinter Tee, Zwiebeln und Äpfeln.

Gesundheitstipp: Beachten Sie, dass eine Vitalstoffergänzung schlechte Ernährungsweisen sowie übermäßigen Zigaretten- oder Alkoholkonsum nicht kompensieren kann.

Vegetarische und vegane Ernährung

Bei vielen Menschen kommt es zu einem Bewusstseinswechsel, und sie möchten dem Negativtrend der immer kalorienreicheren Ernährung entgegensteuern. Sie stellen ihre Ernährung um und essen rein vegetarisch oder vegan. Obwohl der Mensch ein sogenannter Mischkostler ist, ist eine vegetarische oder vegane Lebensführung durchaus vertretbar. Es gilt jedoch zu beachten, dass Vitamine der B-Gruppe, Karotinoide und einige Aminosäuren ergänzend zugeführt werden müssen. Tierische Lebensmittel, die eine wichtige Quelle verschiedener Vitamine (A, D, B_1, B_2, B_6 und B_{12}) darstellen, verschwinden nun ganz vom Speiseplan. Da selbst die Tiernahrung immer häufiger mit Vitaminzusätzen angereichert ist, um die Gesundheit der Tiere, aber auch die Qualität des Fleisches und seine Haltbarkeit zu verbessern, profitiert der Mensch als Teil der Nahrungskette in sehr hohem Maß von diesen Lebensmitteln. Vergleichende Studien über den Versorgungsstatus von Vitaminen bei Omnivoren (»Allesfressern«), Vegetariern und Veganern lassen zweifelsfrei erkennen, wie bedeutend der Einfluss tierischer Lebensmittel auf die Vitaminversorgung des Menschen ist. Bisher fehlt aber ein definitiver Nachweis, dass sich aus den besonderen Ernährungsformen langfristig schwere gesundheitliche Risiken ergeben können.

Im Gegensatz zu Veganern können Vegetarier den Vitamingehalt anderer tierischer Produkte nutzen. Dieser Vitamingehalt unterliegt aber jahreszeitlichen Schwankungen, wie das folgende Diagramm anhand des Vitamin-E-Gehalts von Kuhmilch zeigt:

Vitamin-E-Gehalt von Kuhmilch im Jahresverlauf:

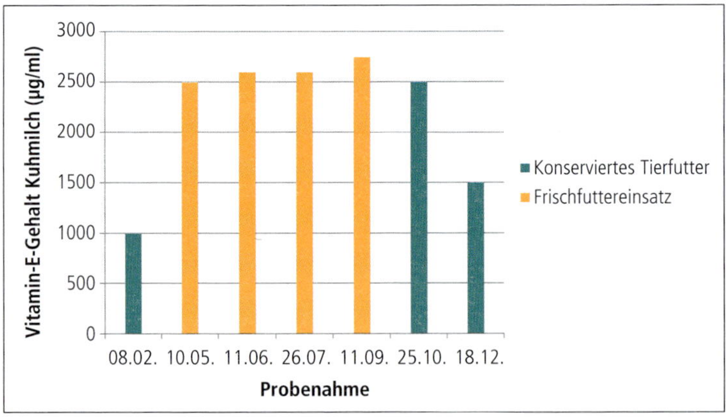

[Lebensmittel tierischer Herkunft in der Diskussion. Kluthe und Kaspar, Georg Thieme Verlag 1999.]

Der Vitamin-E-Anteil ist im Winter wesentlich geringer als im Sommer. Dies liegt an dem hohen Gehalt von Tocopherol (Vitamin E) im Grünfutter der Tiere, der im Sommer höher ist. Bei der Deckung des Vitaminbedarfs über eine rein vegetarische oder vegane Ernährung spielt auch der hohe Ballaststoffanteil in der pflanzlichen Nahrung eine Rolle, denn je mehr Ballaststoffe ein Nahrungsmittel hat, desto geringer ist die Bioverfügbarkeit, also die Geschwindigkeit und der Umfang, mit der der Vitalstoff aufgenommen werden kann. Daher ist die Aufnahme von Vitaminen aus tierischen Lebensmitteln, die weniger Ballaststoffe enthalten, im Allgemeinen höher als die aus pflanzlichen.

Vitalstofftipp: Pflanzliche Nahrung enthält zwar viele wertvolle Ballaststoffe, diese verschlechtern aber wiederum die Bioverfügbarkeit und Aufnahme anderer Vitalstoffe.

Viele Produkte werden mittlerweile mit Nährstoffen angereichert. Mehr als die Hälfte der auf den Markt erhältlichen Milchprodukte sind z. B. mit 2–5 Nährstoffen zusätzlich versehen, und 20 % der Milchprodukte enthalten bis zu 10 Vitalstoffe, wobei eine Vielzahl an Vitaminen zugesetzt wird.

Produkte nach Anzahl angereicherter Nährstoffe:

Vitalstoffe pro Produkt	Milchprodukte (%)	Zerealien (%)	Getränke (%)	Getränkepulver, Tee (%)	Süßigkeiten, Kekse (%)	Gesamt (%)
1	23	4	44	35	39	35
2–5	53	7	16	21	2	17
6–10	20	89	18	31	49	33
11–16	3	–	22	13	10	15

[Angaben in % der Gesamtzahl pro Gruppe. – Lebensmittel tierischer Herkunft in der Diskussion. Kluthe und Kaspar, Thieme Verlag 1999.]

Die in angereicherten Produkten am häufigsten zu findenden Vitalstoffe sind Vitamin E in Milchprodukten, Vitamin B_1 und B_2 in Zerealien sowie Vitamin C.

Die in den Produktgruppen am häufigsten zugesetzten Nährstoffe:

Produktgruppe	Nährstoff angereichert	Anzahl pro Gruppe (%)
Milchprodukte	Vitamin E	73
Frühstückszerealien	Vitamin B_1 und B_2	96
Getränke	Vitamin C	94
Getränkepulver, Tee	Vitamin C	88
Süßigkeiten, Kekse	Vitamin C	84

[Lebensmittel tierischer Herkunft in der Diskussion. Kluthe und Kaspar, Thieme 1999.]

Am Beispiel der Folsäure, deren Bedarf allein über natürliche Nahrungsmittel nicht gedeckt werden kann, sieht man, wie wichtig die Anreicherung mit Vitalstoffen für die Bedarfsdeckung der Bevölkerung ist. Die Versorgung mit nichtangereicherten Lebensmitteln würde lediglich einer 50 %igen Bedarfsdeckung gemäß den Empfehlungen der DGE entsprechen.

Folsäurezufuhr (gesamt bzw. nach Herkunft) in % der DGE-Empfehlungen zwischen 1986 und 1995:

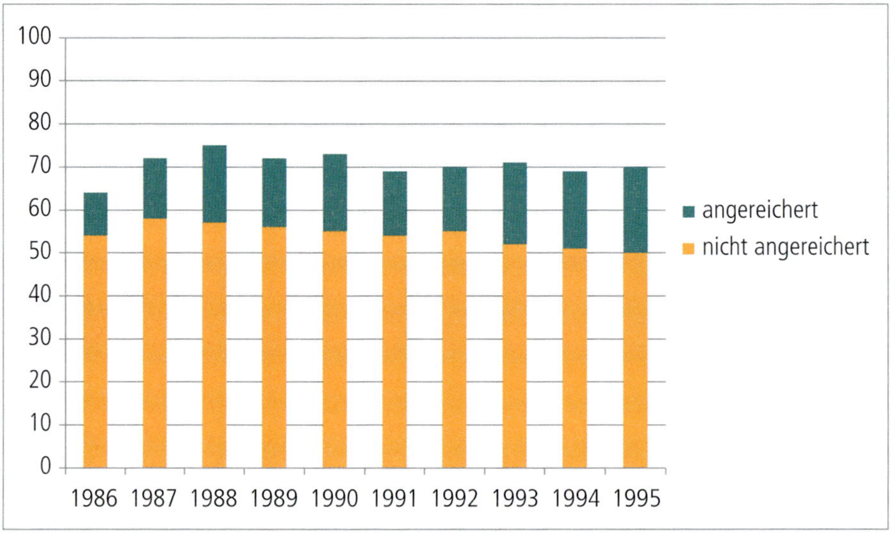

[Lebensmittel tierischer Herkunft in der Diskussion. Kluthe und Kaspar, Thieme 1999.]

Bestimmte Lebensmittel, die von der Bevölkerung besonders viel verzehrt werden, werden daher häufig mit Vitalstoffen angereichert, damit eine möglichst große Gruppe an Menschen vitalstoffbedarfdeckend versorgt wird. Da dies häufig tierische Produkte sind, kann eine Bedarfsdeckung mit manchen Vitalstoffen für Vegetarier oder Veganer eher schwierig sein.

In der folgenden Tabelle wird der Unterschied bei der Vitalstoffversorgung bei einer rein pflanzlichen und bei einer gemischten Ernährungsform deutlich. Bei einigen Vitaminen sind Veganer deutlich im Nachteil.

Anteil pflanzlicher bzw. tierischer Lebensmittel an der Vitaminversorgung:

Vitamin	Anteil tierischer Lebensmittel	Anteil pflanzlicher Lebensmittel
Vitamin A	65 %	35 %
Vitamin D	75 %	25 %
Vitamin E	15 %	85 %
Vitamin B_{12}	90 %	10 %
Folsäure	20 %	80 %

[Lebensmittel tierischer Herkunft in der Diskussion. Kluthe und Kaspar, Thieme Verlag 1999.]

Drastische Unterschiede bei der Vitalstoffversorgung lassen sich auch bei der Untersuchung der Vitaminspiegel im Blutserum erkennen. So haben Veganer einen um ein Viertel geringeren Vitamin-B_{12}-Spiegel und einen um die Hälfte geringeren Vitamin-D-Spiegel als Nicht-Veganer. Auch die Vitamin-E-Versorgung ist bei veganer Ernährung deutlich schlechter, was aber im Wesentlichen an dem niedrigeren Fettspiegel liegt. Zwar ist der Vitamin-E-Gehalt in pflanzlichen Lebensmitteln hoch, doch da Vitamin E fettlöslich ist und Veganer sehr niedrige Blutfettwerte haben, weisen Veganer auch hier einen geringeren Vitaminspiegel auf. Die Versorgung mit Folsäure ist bei Veganern wiederum besser gewährleistet, was auf den hohen Folsäureanteil in pflanzlichen Lebensmitteln zurückzuführen ist.

Serumvitamingehalte der Vitamine A, E, D_3, B_{12} und Folsäure von Personen mit unterschiedlichen Ernährungsgewohnheiten:

Ernährungsform	Vitamin A (µg/l)	Vitamin E (mg/l)	Vitamin D_3 (µg/l)	Vitamin B_{12} (ng/l)	Folsäure (µg/l)
Nahrung enthält Fleisch	759	10,8	25,6	328	6,0
Nahrung enthält Eier und Milchprodukte (Ovo-Lakto-Vegetarier)	674	10,2	21,7	359	6,4
Veganer	527	8,6	14,6	82	24,8

[Mittelwerte – Lebensmittel tierischer Herkunft in der Diskussion. Kluthe und Kaspar, Thieme Verlag 1999.]

Ernährungstipp: Aus Sicht der Vitalstoffversorgung ist eine ausgewogene Mischkost, die zumindest gelegentlich Fleisch, Eier und Milchprodukte beinhaltet, am sinnvollsten.

Der Verzehr von Superfoods

Immer wieder taucht der Begriff »Superfood« in den Medien auf und wird besonders in der Werbung gern verwendet. Auch im Internet finden sich unzählige Artikel zu diesem Thema, eine wissenschaftliche Basis fehlt allerdings. Es handelt sich hierbei um Lebensmittel, die aufgrund ihrer vielen Vitalstoffe besonders empfohlen werden. Ein Superfood ist ein Naturprodukt, das auf dem Ernährungsplan eines bestimmten Naturvolks steht und dieses angeblich vor verschiedenen Krankheiten schützt. Dass das Lebensmittel allein aber nicht die Ursache für diesen Schutz sein kann, wird gern verschwiegen. Häufig enthalten die Superfoods einfach eine ganze Reihe an Antioxidantien und sekundären Pflanzenstoffen, die durchaus eine positive gesundheitliche Wirkung haben. Da Superfoods aber meist von weit her kommen, verlieren sie aufgrund der langen Transportwege viele dieser wichtigen Inhaltsstoffe, sodass heimische, direkt geerntete Früchte oftmals gesünder wären. Manche Superfood-Lebensmittel können sogar Giftstoffe wie Pestizide enthalten. Zudem kann der Begriff »Superfood« auch in die Irre führen, so ist z. B. kakaohaltige Schokolade durchaus gesund, der regelmäßige Genuss kann aber schnell zu einer unerwünschten Gewichtszunahme führen. Der Verzehr von Superfoods eignet sich also nur bedingt zur Deckung des Vitalstoffhaushalts. Auch hier gilt, dass ein abwechslungsreicher Speiseplan mit frischen Nahrungsmitteln die Grundlage einer gesunden Ernährung sein sollte.

Ernährungstipp: Superfoods sind Lebensmittel wie andere auch. Wichtig ist nur, dass Anbau, Ernte, Transport und Lagerung vitalstoffschonend sind.

Zusammenfassung der aktuellen Vitalstoffsituation

Kommen wir noch einmal zurück auf die oben gestellte Frage, ob der westeuropäische Bürger seinen Bedarf an Vitalstoffen allein über die Nahrung decken kann. Inzwischen dürfte klar geworden sein, dass es kein Lebensmittel gibt, das alle für den Menschen erforderlichen Vitamine in ausreichender Menge und im richtigen Verhältnis enthält.

Durch die Vorbelastung der Böden, die Lagerung, die industrielle Verarbeitung etc. wissen wir nicht, wie viele Vitamine wir mit unserer Nahrung aufnehmen. Durch den Konsum von Genussmitteln, die Einnahme von Medikamenten sowie durch Stress und besondere Lebenssituationen ist unser Bedarf zudem starken Schwankungen unterworfen. Die Zunahme an Zivilisationskrankheiten ist ein deutlicher

Hinweis auf diese unzureichende Nährstoffzufuhr – und das, obwohl es ein Überangebot an verschiedensten Nahrungsmitteln gibt.

Immer mehr Deutsche greifen deswegen zu Nahrungsergänzungsmitteln, in der Hoffnung, ihrem Körper etwas Gutes zu tun. Allerdings erfolgt dies häufig ohne eine Beratung. Und auch, wenn Ratschläge eingeholt werden, sind diese meist nicht sehr hilfreich. So wird häufig nur die Aufnahme einzelner Vitamine (z. B. Vitamin C bei Erkältungen) empfohlen, ohne darauf zu achten, dass die verkauften Vitamine allein wenig bewirken können, denn zur vollen Entfaltung ihrer Wirkung bedarf es der entsprechenden Partner (wie z. B. anderer Vitamine und Pflanzenbegleitstoffe). Vitaminangereicherte Pflegecremes, Shampoos sowie andere Hautpflegeprodukte sind generell nicht sinnvoll, da keine nennenswerte Vitalstoffaufnahme über die Haut stattfindet. Mit Vitalstoffen angereicherte Lebensmittel haben ebenfalls kaum eine Bedeutung, da der Tagesbedarf für einen Vitalstoff auch mit ihnen nicht erreicht werden kann. So können z. B. Omega-3-Fettsäuren in Brötchen im Organismus nicht wirken, da man erstens täglich 20 Brötchen essen müsste, um den entsprechenden Tagesbedarf an Omega-3 zu decken, und zweitens die für die Wirkung notwendigen Vitalstoffpartner fehlen.

Dabei kann die gesunderhaltende Wirkung einer richtigen Vitalstoffergänzung immens sein! Laut WHO würde sich z. B. die Zahl der Darmkrebs-Erkrankungen durch eine optimierte Ernährung um bis zu 80 % reduzieren lassen.

Ernährungstipp: Wenn Sie sich allein über die Nahrung täglich optimal mit allen Vitalstoffen versorgen wollen, ist ein hoher Aufwand bei der Ernährung notwendig. In bestimmten Lebensphasen und wenn Sie diesen Aufwand im Alltag nicht leisten können, empfiehlt es sich, Vitalstoffe zu ergänzen, um eine optimale Gesundheit des Körpers zu erreichen.

Synthetische oder natürliche Produkte

In bestimmten Lebensphasen oder bei besonderen Ernährungsweisen, aber auch bei Krankheiten können Nahrungsergänzungsprodukte helfen, das Wohlbefinden zu steigern bzw. Krankheiten zu verhindern. Da es inzwischen allerdings eine unüberschaubare Zahl von Nahrungsergänzungsprodukten auf dem Markt gibt, gilt es bei der Auswahl einiges zu beachten.

Die verschiedenen Produktarten

Je nach Herstellungsverfahren unterscheidet man:

- rein synthetische Monopräparate,
- synthetische »Alles-in-einem«-Präparate,
- Naturprodukte mit einem einzelnen extrahierten Wirkstoff,
- Naturprodukte, in denen neben dem Wirkstoff sämtliche Vorstufen, Pflanzenbegleitstoffe und Vitaminoide enthalten sind,
- Mischformen aus synthetischen und natürlichen Extrakten.

Die synthetischen Präparate

Beim synthetischen Monopräparat erhält der Käufer einen einzelnen, beim »Alles-in-einem«-Präparat viele industriell hergestellte Vitalstoffe. Der Nachteil ist, dass künstlich hergestellte Stoffe nicht immer die gleiche chemische Struktur haben wie natürliche. Manchmal werden dabei an die natürliche Struktur künstliche Elemente angehängt oder Elemente ausgetauscht, oder die Grundbausteine werden in einer anderen Reihenfolge miteinander verknüpft, oder sie sind zwar in der richtigen Reihenfolge, haben aber eine unterschiedliche räumliche Orientierung. Unsere Enzyme und Rezeptoren im Körper benötigen allerdings den natürlichen Stoff, da nur dieser perfekt passt. Der Körper registriert, dass es sich nicht um ein natürliches Vitamin handelt, wodurch den Vitaminen und Mineralstoffen ihre natürlichen Gegenspieler oder Gehilfen fehlen. Zudem finden sich in diesen Präparaten unerwünschte Zusätze wie künstliche Farb-, Konservierungs- und Aromastoffe. Beim Monopräparat kommt hinzu, dass bei den meisten Krankheitsbildern eine Ergänzung mit mehreren Vitalstoffen notwendig ist, sodass in diesem Fall mehrere Produkte gekauft werden müssten. Auch ist ein einzelner Vitalstoff schlechter bioverfügbar, da die Vitalvorstufen und die Pflanzenbegleitstoffe fehlen. Durch höhere Dosen wird versucht, dies zu kompensieren.

Naturpräparate

Bei dem Naturprodukt mit einem einzelnen Wirkstoff sind zwar kleine Mengen von Pflanzenbegleitstoffen vorhanden, aber die natürlichen Gehilfen fehlen. Dieses Problem lösen die komplexen Naturprodukte, die den synthetischen Produkten gegenüber viele Vorteile bieten:

- eine deutlich höhere Bioverfügbarkeit (60–90 %),
- eine bessere Aufnahme (bis zu 90 % der Vitalstoffe werden vom Körper aufgenommen),
- Wirkverstärkung durch Pflanzenbegleitstoffe (z. B. erfährt das Vitamin C eine vierfache Wirkverstärkung durch den Zusatz von Bioflavonoiden),
- keine unkalkulierbaren Interaktionen,
- keine Überdosierungen oder negativen Nebenwirkungen bei sachgerechtem Gebrauch,
- eine verbesserte Wirkung durch vorhandene Vitaminvorstufen,
- eine gute Verträglichkeit, da sie der Nahrung am nächsten kommen, es handelt sich sozusagen um konzentrierte Nahrung.

Mischformen

Manche Hersteller propagieren die Mischung von natürlichen und synthetischen Produkten, um einerseits eine hohe Wirkstoffkonzentration zuführen zu können und andererseits eine gute Aufnahme zu erreichen. Eine Variante, ein hoch dosiertes Vitamin in guter Bioverfügbarkeit zu produzieren, ist die Kombination von künstlichem Vitamin mit »nahrungsgebundenen« Vitaminen aus besonders vitaminreichen Pflanzen. Extrakte und Konzentrate aus diesen »Superfoods« enthalten neben natürlichen Vitaminen auch bioaktive Substanzen und Pflanzenpigmente. Die Frage ist nur, ob der hoch dosierte synthetische Anteil überhaupt eine Wirkung hat oder ob auch auf ihn verzichtet werden könnte.

Hilfsstoffe

Viele Nährstoffpräparate enthalten einen unnötig hohen Anteil an Hilfsstoffen. Gründe hierfür sind ein größeres Volumen und ein besseres Aroma. So beinhaltet z. B. eine Brausetablette (ca. 3–5 g) häufig nur wenige mg Mikronährstoffe. Der restliche Anteil (meist über 95 %) besteht aus Zucker, Zuckeraustauschstoffen, Säuerungsmitteln, Aromastoffen u. a.

Die Herstellungsverfahren

Die natürliche Produktion eines Vitalstoffs durch die Pflanze, wie sie in einem Naturprodukt (Naturpressling) vorkommt, unterscheidet sich stark von der synthetischen Herstellung.

Industrielle Herstellung

- Die Vitaminproduktion in der Industrie funktioniert nach dem Wahrscheinlichkeitsprinzip, d. h. die Ausgangsstoffe A und B werden unter gezielten technischen Bedingungen zur Substanz C.
- Niemals werden Vitamine, Aminosäuren und Fettsäuren chemisch rein produziert.
- Das Endprodukt ist in sich zwar meist chemisch identisch mit dem natürlichen Produkt, enthält aber keine Vorstufen, Zwischenstufen und Abbaustufen.
- Über die Drehrichtung synthetischer Produkte ist nichts bekannt.

Natürliche Herstellung in Pflanzen

- Bei der Vitaminproduktion in der Pflanze herrscht das in der Natur übliche »Chaosprinzip«, d. h., Vitalstoffe werden über zahlreiche Vor- und Zwischenstufen aufgebaut. Das Vitamin ist daher eingebettet in einen Komplex verschiedener Produktionsstufen. Diese fördern zusätzlich die Vitalität.
- In der Natur kommt ein Vitalstoff nie allein vor, sondern immer in Begleitung von Pflanzenzusatzstoffen, den sogenannten Phytofaktoren, die selbst eine Vitalstoffwirkung haben. Flavonoide steigern z. B. die Aufnahme von Vitamin C.
- Naturprodukte enthalten zudem pflanzliche Enzyme zur Ausbildung der Vitamine. Diese verbessern die Verträglichkeit, verlängern die Wirkdauer und erhöhen wahrscheinlich ebenfalls die Aufnahme in den menschlichen Körper.
- Ob die sogenannte Drehrichtung der Atome eines Vitalstoffes im Raum eine Bedeutung hat, wird immer wieder angezweifelt. Fakt ist, dass nur linksdrehendes Vitamin C mit ebenfalls linksdrehenden Aminosäuren kollagenes Bindegewebe aufbauen kann. Der Chemiker Linus Pauling sprach von der sogenannten Händigkeit: Zwei Hände können gleichgeartet sein, dreht man aber die eine nach links und die andere nach rechts, so passen sie nicht mehr ineinander.

Vitalstofftipp: Natürliche und synthetische Vitamine sind oft chemisch gleich, doch fehlen beim synthetischen Vitamin sämtliche Vor- und Zwischenstufen.

Vitamin-E-Konzentrationen im Blut nach 11-tägiger Einnahme von 225 IE (Internationale Einheit) natürliches Vitamin E bzw. synthetisches Vitamin E im Vergleich:

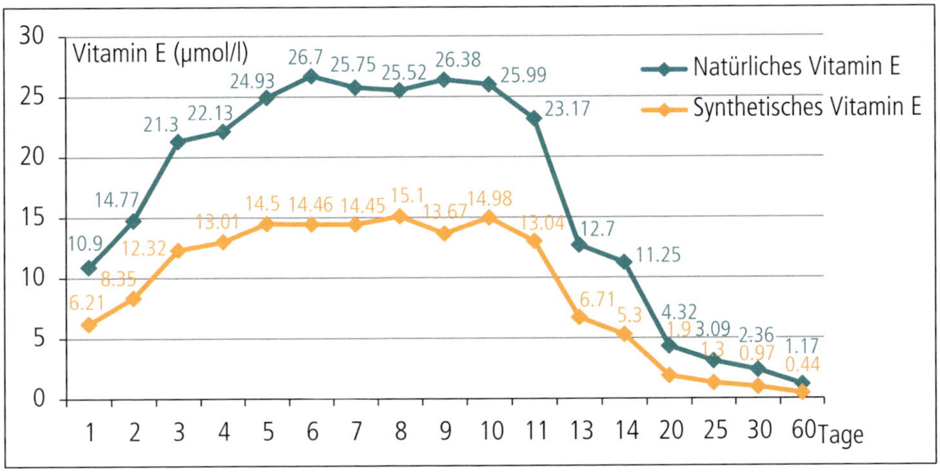

[Acuff, S. et al : Das makrobiotische Gesundheitsbuch. 8. Aufl. Goldmann München 2000.]

Die Vorteile einer natürlichen Vitalstoffzufuhr

Nährstoffe entfalten ihre biologische Wirkung im Körper immer im Zusammenspiel mit und in Abhängigkeit von anderen Nährstoffen. Daher ist auch die Empfehlung einer einseitigen Ernährung (z. B. bei Diäten) nicht sinnvoll, da korrespondierende Vitalstoffe fehlen würden. In der Natur haben diese Nährstoffe immer das optimale Verhältnis zueinander. Ein gutes Beispiel für die enorme Bedeutung des natürlichen Umfeldes ist das Vitamin C. Im biologischen Nährstoffumfeld wird es besser resorbiert und langsamer verbraucht. Dieser Umstand ist besonders wichtig, da Vitamin C einem Konzentrationsgefälle unterliegt, d. h. bis zu einer Zufuhr von ca. 200–250 mg wird Vitamin C als Naturprodukt zu 95 % resorbiert, steigert man die Vitamin-C-Zufuhr z. B. auf die von Pauling empfohlenen 10 g pro Tag, werden nur ca. 500 mg aktiv resorbiert.

Viele Gegner einer Coenzym-Q_{10}-Ergänzung führen auf, dass jenes Coenzym Q_{10} im Körper selbst produziert werden kann. Nicht beachtet wird hierbei, dass diese Leistung ab dem 40. Lebensjahr nachlässt. Zudem ist die Eigensynthese von Coenzym Q_{10} stark abhängig von einer ausreichenden L-Methionin-, Vitamin-B_{12}-, Folsäure-, Niacin-, Pyridoxin- und Pantothensäurezufuhr, speziell die Versorgung mit dem Vitamin-B-Komplex ist jedoch in unseren Breiten ein Problem. Deswegen sollte die

Substitution von B-Komplex-Vitaminen und Coenzym Q_{10} im höheren Alter gefördert werden. Ähnlich verhält es sich mit Karnitin. Auch dieses kann vom Körper selbst produziert werden, allerdings nur in Gegenwart von L-Lysin, L-Methionin, Vitamin C, Eisen, Niacin und Vitamin B_6.

Auch für Mineralstoffe und Spurenelemente gilt, dass das biologische Umfeld und die chemische Struktur des Bindungspartners in pflanzlichen Lebensmitteln wesentlich die Qualität, Verträglichkeit und Verwertbarkeit der mineralischen Nährstoffe bestimmt. Mineralstoffe und Spurenelemente sollten in alkalische Nährstoffe eingebettet sein, da hierdurch eine bessere Aufnahme in die Knochenzellen erfolgt. Für die Gesundheit des Menschen sind sie lediglich in metallischer Form von Bedeutung. Organisch sind sie gekoppelt in Gestein, Erde, Mineralwasser z. B. als Nitrate, Sulfate, Phosphate und Chloride. Bei der Koppelung an einen organischen Bindungspartner nach Aufnahme in pflanzlichen Lebensmitteln sind Mineralstoffe und Spurenelemente verbunden als Gluconate, Orotate, Lactate, Aspartate und Chelate. Sie werden meist nur als positiv geladene Ionen an gegenteilig geladene Bindungspartner verwertet. Beispiele für Bindungspartner sind Nitrat, Sulfat, Orotat und Chelat. Der Bindungspartner und das Nährstoffumfeld spielen daher eine extrem große Rolle.

Die Nachteile einer synthetischen Vitaminzufuhr

Unkalkulierbare Nebenwirkungen

Auf synthetische Produkte reagiert jeder Mensch unterschiedlich. Während die einen wenige Mikronährstoffe unbedenklich aufnehmen können, kann dies bei anderen schon zu Überdosierungen führen. Besonders bedenklich sind synthetische Hochdosispräparate, bei denen es zu Überdosierungen um bis zu 500 % kommen kann. Zudem haben sie erhebliche Nebenwirkungen und können zu unkalkulierbaren Arzneimittelinteraktionen führen. Aber auch die in vielen Lebensmittelläden erhältlichen ACE-Säfte können bedenklich sein. Durch eine hohe Zufuhr dieses Saftes kann es zu einer massiven Überdosierung von Vitamin A kommen, was bei Schwangeren zu einer Beeinträchtigung der Entwicklung des Fötus führen kann. Weitere Beispiele für Nebenwirkungen sind:

- Durchfall (Wahrscheinlichkeit: 15–20 %) bei der Zufuhr von synthetischem Vitamin C,
- allergische Reaktionen (ca. 15 %) bei der Zufuhr von synthetischen Mikronährstoffen,
- Übelkeit, Durchfall und Hautausschlag bei Kindern (30 %) generell bei der Zufuhr eines synthetischen Produktes.

In der Medizin gibt es bereits dokumentierte Schädigungen durch Überdosierungen bei der Einnahme von Vitamin A und Vitamin B_6. Hoch dosierte einzelne Antioxidantien (Radikalenfänger) können ihre Wirkung umkehren und oxidativ wirken (siehe Seite 57). Aus diesem Grund sollte Vitamin E nicht über 500 IE pro Tag gegeben werden.

Fachkundige Beratung

Nahrungsergänzung im Sinne der Vitalstofftherapie bedeutet das richtige Zusammenwirken verschiedener Mikronährstoffe in physiologischen Dosen. Dies entspricht etwa dem Dreifachen der DGE-Empfehlung. Die von ihren Pflanzenbegleitstoffen und Vorstufen befreiten »nackten« Vitaminklone in Megadosen sind hingegen unnatürlich und nicht physiologisch. Da Nahrungsergänzungen dem Lebensmittelrecht unterliegen, müssen die einzelnen Produkte keine Wirkung nachweisen. Selbst über mögliche Nebenwirkungen muss der Käufer nicht aufgeklärt werden. Daher ist es sehr wichtig, dass der Laie eine fachkundige Anleitung durch einen gut ausgebildeten Vitalstoffberater erhält.

Nutraceuticals (funktionelle Lebensmittel)

Ein sogenanntes Nutraceutical ist ein Lebensmittel, das zugleich auch ein Arzneimittel ist, also sowohl eine gesundheitliche als auch eine medizinische Wirkung haben soll. Doch laut der DGE reichen die Nutraceuticals für eine ausreichende Versorgung mit Vitalstoffen nicht aus. So sagt der Ernährungswissenschaftler Prof. Dr. med. Gunter Wolfram: »Einzelsubstanzen in Pulver- und Tablettenform haben nicht den gleichen schützenden Effekt, den man in natürlichen Nahrungsmitteln mit anderen wertvollen Stoffen kombiniert hat.« Dafür hat man 34 486 Frauen nach den Wechseljahren untersucht und deren tägliche Vitamin-E-Aufnahme über die Zufuhr an natürlichen Lebensmitteln oder an künstlich hergestellten Vitaminen bestimmt. Es fand sich folgendes interessante Ergebnis:

- Täglich eine Zufuhr von 10 mg Vitamin E über die Nahrung führt zu einem deutlich geringeren Risiko für Herz-Kreislauf-Erkrankungen.
- Täglich eine Zufuhr von 250 mg Vitamin-E-Nutraceuticals hat den gleichen Effekt, als wenn man täglich nur 5 mg oder weniger Vitamin E mit der Nahrung aufnehmen würde: keinen. In beiden Fällen kommt es zu keinem wesentlichen Schutz vor kardiovaskulären Erkrankungen.

Zusammenfassung

Der vermeintliche preisliche Vorteil der meist sehr kostengünstigen synthetischen Produkte wird mit einer stark eingeschränkten Wirkung bezahlt. Um annähernd an die Wirkung natürlicher Produkte heranzukommen, müssen hohe und höchste Dosierungen verabreicht werden. Doch der Grundsatz »Viel hilft viel« trifft in der Vitalstofftherapie nicht zu. Wichtig sind harmonische Mengenverhältnisse. Bei unregelmäßig überhöhten Einnahmen kann es zu einer Schwächung des Immunsystems kommen. Zudem sollte entsprechend dem Grundsatz »Lebendiges aus Lebendigem« die Vitalstoffergänzung nur mit naturbelassenen Produkten erfolgen, da diese den meisten Nutzen für den Konsumenten bringen. Unser Körper ist ein Stück Natur und bevorzugt natürliche Vitamine. Einzelne Vitamine sind aber auch hier weniger empfehlenswert, da sonst eine Ausgewogenheit im Körper fehlen würde. Einzelne Nährstoffe sind auf ihre »Kollegen« angewiesen, um ihre Wirkung entfalten zu können. Zudem sind die Inhaltsstoffe aus natürlichen Präparaten für den Organismus leichter verwertbar. Die Vorteile von natürlichen Produkten wusste auch schon der Chemiker Pauling zu schätzen, als er sagte: *»Wenn Vitamine aus der Fabrik besser wären als ihre Geschwister, die in der Pflanzenzelle heranreifen, dann würde die Natur Tabletten auf Bäumen und Sträuchern wachsen lassen.«*

Ernährungstipp: In unserer natürlichen Nahrung sind sämtliche Vitalstoffe in der optimalen Kombination zu finden. Unser Organismus hat sich im Lauf der Evolution diesem Gesundheitsangebot angepasst. Keine Chemie wird jemals an dieses perfekte Chaos der Zusammenarbeit einzelner Vitalstoffe herankommen. Daher profitieren Sie am meisten, wenn Ihre Nahrungsmittel von hoher Qualität sind und schonend zubereitet werden. Als Ergänzung hierfür empfiehlt sich die Zufuhr natürlicher Nahrungsergänzungsmittel mit einem hohen Vitalstoffanteil.

Körper, Geist und Seele

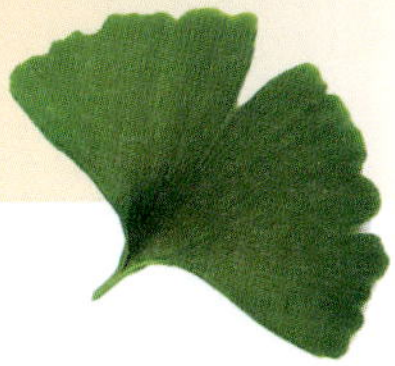

Wir alle haben einen Körper, einen Geist und eine Seele – und alle drei sind wichtig für ein gesundes Leben. Jeder Bereich hat seine Berechtigung, und nur, wenn alle drei Bereiche im Einklang miteinander sind, geht es uns gut. Wie Waagschalen stehen sie miteinander in Verbindung: Legen wir mehr Wert auf einen der drei Bereiche, geschieht dies auf Kosten eines der beiden anderen. Das Zusammenspiel dieser drei Lebenskerne spielt auf allen Ebenen unseres Daseins eine Rolle, und es ist wichtig, alle drei zu spüren, zu erfahren und ganz und gar zu leben.

Unser Leben im Einklang

Körper

Wenn wir unser menschliches Dasein beginnen, dann schlüpfen wir in einen neuen Körper. Wir ziehen ihn an wie eine wundersame Hülle, die ein scheinbares Eigenleben hat. Viele Funktionen passieren automatisch, ohne dass wir uns ihrer bewusst sind – ob dies unser Atem oder unser Herzschlag ist. Jeden Tag werden in unserem Körper neue Zellen geboren, andere hingegen sterben ab. Blut fließt in verzweigten Bahnen durch alle Körperbereiche, und mit diesem Lebenssaft gelangen Nährstoffe von einem Bereich in den anderen. Mikroorganismen hausen in unserem Darm, zersetzen alles, was mit ihnen in Berührung kommt, und regen so unsere inneren Prozesse an. Hormone werden gebildet, die wiederum andere Hormone anstoßen – eine Kettenreaktion, die nur funktioniert, solange kein Baustein fehlt. Unser Körper ist ein faszinierendes, perfektes Gebilde, ein Wunderwerk der Natur, das aus zwei miteinander verschmolzenen Zellen entstanden ist.

Durch das Leben auf Erden verändern wir uns, wir wachsen, entwickeln uns vom Säugling zum Kind, dann kommen die Geschlechtshormone ins Spiel, und unser Körper reift vom Jugendlichen zum Erwachsenen. Die Jahre vergehen, wir altern, und unser Körper trägt immer mehr Zeichen des täglichen Lebens – wie ein Gegenstand, den wir tagtäglich verwenden, nutzt er ab und bekommt Schrammen. Im Alter gilt es dann, ganz besonders gut auf ihn zu achten. Die Körperfunktionen werden langsamer, die Stoffwechselleistungen träger, alles dauert länger und gelingt nicht mehr auf Anhieb perfekt. Bis dahin hat uns unser Körper viele Jahre gedient, uns viele Schritte durch unser menschliches Leben getragen, viele Gewichte gestemmt, viele Nahrungsmittel in Energie umgewandelt und viele Höchstleistungen vollbracht. Doch haben wir uns auch bei ihm bedankt? Haben wir ihm unsere liebevolle Aufmerksamkeit geschenkt und seine wertvolle tägliche Arbeit geschätzt? Dies machen wir meist erst, wenn es gesundheitlich nicht mehr geht, wenn unsere sonst perfekten Körperprozesse ins Stocken geraten. Dann erst wissen wir die vielen körperlichen Prozesse zu schätzen. Doch wir können es anders machen. Wir können gleich heute damit beginnen, an unseren Körper zu denken. Gleich heute können wir unserem Körper die Achtung, den Respekt und die Wertschätzung entgegenbringen, die er verdient.

Gesundheitstipp: Danken Sie Ihrem Körper für sein Sein und seine vielen Dienste, die Ihr Leben erst ermöglichen. Werden Sie sich bewusst, wie wichtig Ihr Körper für Sie ist. Senden Sie ihm Liebe, und werden Sie sich seiner Liebe jeden Tag aufs Neue bewusst.

Doch wie können wir unserem Körper danken? Indem wir ihn von innen und außen pflegen. Von außen können wir ihn liebevoll berühren, ihn waschen, massieren, cremen und durch die richtige Kleidung schützen. Wir können durch körperliche Bewegung und sportliche Aktivitäten die Muskeln, Sehnen und Knochen kräftigen, sie dehnen und beweglich halten. Von innen können wir ihn stärken, indem wir ihm die optimale Nahrung zukommen lassen und ihn mit allen wichtigen Nährstoffen versorgen. Damit diese zu ihren Zielorten gelangen und unser Stoffwechsel gut funktioniert, sollten wir immer genügend Wasser trinken. Wir erhalten ihn länger gesund, wenn wir darauf achten, ihn möglichst selten Giften wie Nikotin, Alkohol, Drogen und Giftstoffen in der Nahrung auszusetzen. Auch Medikamente sollten nur genommen werden, wenn es wirklich notwendig ist. Und noch etwas ist wichtig: Wir sollten unserem Körper auch seine Ruhepausen gönnen und für gesunden Schlaf sorgen, damit wir kraftvoll durch jeden Tag gelangen.

Gesundheitstipp: Achten Sie auf eine gesunde Ernährung, vitalstoffreiches Essen, genügend Flüssigkeit, körperliche Bewegung, und schützen Sie sich vor Gift- und Schadstoffen. Je mehr Sie täglich leisten, desto mehr Ruhepausen benötigt Ihr Körper.

Geist

Auch wenn wir sehr auf einen gesunden Körper achten, können wir nur mit einem ebenso gesunden Geist gut leben. Unser Geist ist unser Spirit, er ist das, was wir denken und aus unserem Leben machen. Wenn unser Geist krank ist, vernachlässigen wir unseren Körper, denn es fehlt das Bewusstsein dafür, wie wichtig er für uns ist. Wir benötigen Menschen, die uns führen, helfen und den Weg weisen. Deswegen ist unsere geistige Gesundheit so wichtig. Erst durch unseren Geist sind wir in der Lage, Zusammenhänge zu verstehen. Erst durch ihn können wir uns selbst als Lebewesen begreifen. Wir erfahren durch ihn, wer wir sind und wohin es uns im Leben zieht. Durch unseren Geist bekommen wir einen eigenen Willen, eine eigene Anschauung und werden ein eigenständiges Individuum. Jeder von uns ist einzigartig. Unser Geist hebt uns von der großen Masse ab. Er gehört zu uns, genau so, wie unser Körper zu uns gehört. Geist und Körper bilden eine Einheit.

Der Geist sitzt in unserem Kopf, in unserem Gehirn, und ist unsere Zentrale. Wir können unseren Geist trainieren, wir können ihn schulen, lenken und erweitern. Durch ihn steht uns die gesamte Welt offen und erschließen sich uns immer neue Bereiche. Erst durch den Geist sind Entwicklung und Fortschritt möglich, denn wenn wir Menschen unseren Geist miteinander verbinden, entwickeln sich neue Anschauungen. Manchmal steht ein Einzelner vor einer Wand, und erst ein anderer erkennt die Tür, die in dieser verborgen liegt. Wir alle leben vom geistigen Austausch. Zunächst sind es unsere Eltern oder andere Bezugspersonen, die unseren Geist anregen und vorwärtsbringen. Später sind es Lehrer, Freunde und Menschen, die uns begegnen. Sie alle bewegen unseren Geist, fordern ihn heraus, formen und fördern ihn. Nichts ist ersprießlicher als ein guter und tiefer geistiger Austausch.

Doch sind wir uns bewusst, wie wichtig unser Geist für uns ist? Machen wir uns Gedanken über unser Denken? Über das, was täglich in unserem Kopf vor sich geht? Fragen wir uns doch einmal, was sich in unserem Kopf abspielt: Denken wir eher Gutes oder eher Belastendes? Das Gute hebt unsere Stimmung, das Belastende hingegen ist eine Bürde, die uns in die Tiefe zieht. Unser Leben hängt sehr stark von unserem Geist und Denken ab. Doch wir entscheiden selbst, auf welcher energetischen Ebene wir stehen, ob wir uns gedanklich in einer Art eigenen Hölle befinden oder uns in die lichtvolle Welt hinaufbegeben. Das eine drückt uns nieder, das andere gibt uns Schwung. Es ist daher wichtig, dass wir uns nicht in negativen Gedanken verfangen, denn dann wird das Leben anstrengend. Dann ist es notwendig, unseren Geist, unser Denken zu ändern und uns dem Lichtvollen und Schönen im Leben zuzuwenden.

Gesundheitstipp: Es liegt an Ihnen, Ihren Geist in die richtige Richtung zu bewegen. Das Licht des Lebens scheint in jedem Augenblick, doch Sie müssen es in Ihr Leben lassen, damit Ihr Herz erstrahlen kann.

Nur wenn unser Geist lichtvoll ist, werden die Vitalstoffe in unserem Körper belebt – denn erst durch den Funken des positiven Lebens können Vitamine, Mineralstoffe und Spurenelemente das Licht und damit die Gesundheit in jede Zelle unseres Körpers tragen. Ohne gesunden Geist ist daher körperliche Gesundheit nur schwer möglich, denn beides bedingt sich gegenseitig. Nur wenn beide heil und ausgeglichen sind, kann Gesundheit entstehen.

Gesundheitstipp: Schulen Sie Ihren Geist, und öffnen Sie sich neuen Wegen, denn nur geistiger Fortschritt bringt Sie und die Menschheit voran.

Der japanische Wissenschaftler Dr. Masaru Emoto konnte den enormen Einfluss von Gedanken zeigen – anhand von Wasser, denn auch dieses reagiert auf geistige Einflüsse. So richteten sich je nach Beschriftung der jeweiligen Flasche, in der sich das Wasser befand, nach dem Gefrieren die Eiskristalle unterschiedlich aus. Emoto stellte fest, dass mit positiven Botschaften beschriftetes Wasser stets vollkommene Eiskristalle ausbildete, während Wasser mit negativen Botschaften unvollkommene Kristalle formte. Zahlreiche Fotografien von Emoto belegen dies. Der Geist verfügt also über einen enormen Einfluss, und man kann davon ausgehen, dass nicht nur die 70 % Wasser, aus denen unser Körper besteht, von ihm beeinflusst werden, sondern sich jede Körperlichkeit und alle Formen des Lebens nach dem Geist ausrichten.

Gesundheitstipp: Beleben Sie Ihren Körper durch einen positiven Geist.

Seele

Wir sind Menschen, die einen gesunden Geist und einen vitalen Körper brauchen, doch in uns gibt es noch etwas Drittes, das einen entscheidenden Einfluss auf unser Leben hat: unsere Seele. Die Seele ist unser unsterblicher Anteil. Sie ist die Summe all unserer bisheriger und zukünftiger Leben. In ihr liegen unser Ursprung, unser Ziel und unsere Vollkommenheit. Die Seele ist unsere Essenz, unser wahres Ich. In unserer Seele liegt das Wissen unseres Geistes, das wir uns im Laufe der Inkarnationen angeeignet haben. In ihr liegt aber auch das gesamte Wissen der Erde, der Menschheit und des Himmels. Unsere Seele ist der Hüter dieses Schatzes.

Unser Leben ist der Spiegel unserer Seele. Wir erkennen unsere Seele in unserem Leben – denn alles ist im Außen so wie im Innen. Alles ist ein Teil von uns, so, wie auch wir ein Teil von allem sind. Ohne Seele gäbe es kein Leben. Erst die Seele verbindet den Geist mit unserem Körper und macht alles zu einer Einheit. Unser Geist mag etwas denken, unser Körper mag etwas tun, doch nur, wenn dies auch unserer Seele entspricht, wird alles richtig sein. Leider ist nur den wenigsten Menschen bewusst, wie wichtig unsere Seele für unser Leben ist. Unsere Seele ist die Möglichkeit, die seelische Göttlichkeit in einem menschlichen Körper zu erfahren und den Himmel auf Erden zu erleben. Wir alle sind Seelen und sollten uns diese

Tatsache stets bewusst machen: Alles, was wir im Leben tun und denken, bewirkt etwas auf unserer seelischen Ebene. Es beeinflusst den ewig lebenden Teil in uns.

Genau so, wie wir unseren Körper und unseren Geist pflegen, sollten wir uns auch des Wohlergehens unserer Seele annehmen. Unsere Seele führt uns, wenn wir uns ihr anvertrauen, und sie zeigt uns den richtigen Weg. Hören wir ihr zu! Sie ist mit allem verbunden und besitzt alles Wissen.

Gesundheitstipp: Unsere Seele führt uns sicher durch unser menschliches Leben. Durch unseren seelischen Anteil sind wir mit jedem Lebewesen und jeder Materie auf dieser Welt verbunden. Wir sind eins.

Unser menschliches Leben ist zwar vergänglich, doch unsere Erfahrungen bleiben erhalten. Wir werden sie immer in uns tragen: jedes einzelne Leben für sich und die Summe all unserer Leben. Es ist am Ende nicht wichtig, was körperlich oder geistig mit uns passiert, wichtig ist, was wir seelisch mitnehmen, wenn wir in unser seelisches Zuhause übergehen. Unsere Erfahrungen, unsere Lektionen und die Qualität unseres Lebens sind das, was wir auf ewig mit uns nehmen.

Gesundheitstipp: Leben Sie authentisch. Leben Sie das, was Sie innerlich wirklich sind. Leben Sie jeden Tag so intensiv, als wäre es Ihr letzter Tag auf Erden.

Unsere Nahrung im Einklang

Nahrung ist eine Form von Leben, auch sie unterliegt dem Aufbau des Lebens. So wie wir, besitzen all unsere Lebensmittel einen Körper, einen Geist und eine Seele – und genau so, wie wir anderen Menschen mit Respekt begegnen, sollten wir uns auch unserer Nahrung gegenüber verhalten. Es ist wichtig, die richtige Einstellung zu haben, denn alles im Leben beeinflussen wir durch unsere Haltung. Jeder Mensch geht anders mit seinem Leben und den Dingen, die ihm begegnen, um. Für jeden bedeutet Nahrung etwas anderes, obwohl sie allen Menschen gleich dient.

Nahrung ist aber nicht nur eine Form von Leben, für uns *bedeutet* sie auch Leben. Wir brauchen sie, um gesund zu sein und körperlich aktiv werden zu können. Unser Organismus ist ein ausgeklügeltes System, das täglich bedient werden will. Die Qualität unseres Körpers ist dabei sehr stark von unserer Nahrung abhängig – und wir sind es, die die Qualität unserer Nahrung beeinflussen können. Als Menschen stehen wir am Ende der Nahrungskette, und es liegt in unserem eigenen Interesse, dass die Pflanzen und Tiere dieser Erde ihren Körper, ihren Geist und ihre Seele frei entfalten können. Nur so können sie uns gesundheitlich dienlich sein.

Der Körper des Nahrungsmittels

Jedes Nahrungsmittel besteht aus einem Körper. Auch Wasser besitzt diese Körperlichkeit. Es sind die materiellen Bestandteile, die wir zu uns führen und die uns mit Nährstoffen versorgen. Doch nur, wenn unsere Nahrungsmittel gesund und qualitativ hochwertig sind, bieten sie uns gesunde Grundstoffe für unseren Körper. Um dies zu erreichen, müssen wir Menschen jedoch verantwortungsbewusst denken. Eine gute Körperlichkeit braucht Pflege und Zeit, Liebe und Fürsorge. Und sie kostet ihren Preis.

Ernährungstipp: Dem Körper eines Nahrungsmittels entsprechen die Qualität, der Inhalt, die Menge und die Substanz.

Der Geist des Nahrungsmittels

Jedes Lebewesen braucht Fürsorge, egal, ob es sich dabei um Pflanzen, Tiere oder Menschen handelt. Es sind Lebewesen, die uns unsere Nahrung liefern, denn wir ernähren uns von Pflanzen, Tieren und von ihren Produkten. Je mehr Aufmerksamkeit wir unseren Nahrungsmitteln schenken, desto besser wird ihre Qualität. Daher sind der Umgang und die Pflege in der Aufzucht von entscheidender Bedeutung. Zimmerpflanzen, die viel Liebe bekommen, blühen reicher und öfter. Haustiere, die liebevoll umsorgt werden, sind glücklicher. Und genau so ist es auch bei den Pflanzen, die wir anbauen, und den Tieren, die wir halten oder züchten. Je mehr Liebe und Fürsorge wir ihnen geben, desto mehr bekommen wir von ihnen zurück – und das in Form von guter Nahrung.

Und auch, wenn das Nahrungsmittel bereits auf unserem Teller liegt, können wir ihm immer noch Liebe und Dankbarkeit entgegenbringen – denn das verbessert die Verwertung durch unseren Körper. Früher war man dankbar, wenn man einmal in der Woche Fleisch zu essen bekam. Heute ist es normal, täglich Fleisch auf dem Tisch zu haben. Früher sprachen die Menschen oft ein Tischgebet und bedankten sich für die gute Ernte. In der schnelllebigen und naturentfremdeten Gesellschaft ist dafür nur selten Zeit. Doch am Ende schaden wir uns mit dieser Unachtsamkeit nur selbst. Wir sollten uns daher immer wieder bewusst machen, dass genügend und nährstoffreiche Nahrung nicht überall auf der Welt eine Selbstverständlichkeit ist. Seien wir daher dankbar für die Vielfalt und Reichhaltigkeit der Nahrung auf unseren Tellern.

Ernährungstipp: Dem Geist des Nahrungsmittels entsprechen die Aufzucht, die Pflege, der Umgang mit dem Tier oder der Pflanze und der Umgang mit dem Nahrungsmittel selbst.

Die Seele eines Nahrungsmittels

Jede unserer menschlichen Körperzellen trägt die Informationen des Lebens und die Summe all unserer Erfahrungen in sich – und genauso ist es bei den Pflanzen- und Tierzellen. Jedes Nahrungsmittel wird durch das Leben beeinflusst. Alles, was mit dem Leben in Kontakt kommt, verändert es. So, wie Bäume jeden Windstoß oder Regenguss, jede Berührungen durch Menschenhand oder jedes Streifen einer Pflanze oder eines Tieres in sich speichern, so ist es auch mit ihren Früchten. Alles, was geschieht, prägt sie, berührt das Herz und formt die Seele. Die Summe von allem liegt als Seele in jedem kleinsten Bereich und überdauert Zeit und Raum bis in alle Ewigkeit.

Ernährungstipp: Der Seele des Nahrungsmittels entspricht die Summe aller Erfahrungen, jede einzelne Prägung, Berührung und jeder Kontakt, die Essenz des Lebens.

Gesundheitstipp: Verbinden Sie sich auf seelischer Ebene mit allem Leben, und geben Sie ihm gute Energie.

Körper, Geist und Seele in der Vitalstofftherapie

Auch Vitalstoffe unterliegen dem Gesetz des Lebens, schließlich sind auch sie ein Teil von diesem. Wenn Vitalstoffe zugeführt werden, muss man sich immer bewusst machen, dass sie ihre optimale Wirkung nur in einem guten Zusammenspiel von Körper, Geist und Seele entfalten können. Für die eigene Gesundheit gilt es daher, den Körper mit seinem Geist und seiner Seele in Einklang zu bringen. Alle stehen miteinander in Verbindung, so können sich z. B. seelische Probleme irgendwann körperlich äußern, und ein belasteter Geist belastet den Körper nach einiger Zeit. In der Therapie muss der Mensch deswegen mit all seinen Bereichen gesehen werden – sich nur einem der drei Bereiche zu widmen oder nur an der Oberfläche zu therapieren, hilft meist nichts.

Beim einzelnen Mikronährstoff spielt dieser Ansatz ebenfalls eine entscheidende Rolle, denn jeder Vitalstoff besteht aus einem Körper, einem Geist und einer Seele.

Körper: Der Mikronährstoff selbst, die Substanz.

Geist: Die Absicht, mit der man den Mikronährstoff einsetzt, und der Glaube an dessen Wirksamkeit.

Seele: Die Summe aller Erfahrungen, Berührungen und Prägungen, mit denen der Mikronährstoff in Kontakt gekommen ist.

Vitalstofftipp: Ein Vitalstoff kann nur optimal im Körper wirken, wenn Sie seiner Entfaltung Raum geben, die richtige Substanz für das jeweilige Problem verwenden und sich auf seelischer Ebene ebenfalls des Problems annehmen.

Vitalstoffe aus Pflanzen tragen neben dem Körper auch den Geist und die Seele der Pflanze in sich, aus der sie gewonnen wurden. Bei natürlichen Vitalstoffen wird somit der Spirit, die Essenz der Pflanze, mit aufgenommen. Bei synthetisch hergestellten Vitalstoffen fehlen hingegen diese Informationen, denn sie enthalten nur die Information der körperlichen Struktur. Natürlich hergestellte Vitalstoffe besitzen daher weit mehr gesundheitsförderndes Potenzial als synthetisch hergestellte.

Die Bedeutung von Lebensmitteln für unsere Gesundheit

Lebensmittelqualität aus elektrochemischer Sicht

Erklärt von Prof. Dr. Manfred Hoffmann, Dießen/Ammersee:

»Der Kunstgriff, mittels dessen ein Organismus sich stationär auf einer hohen Ordnungsstufe erhält, besteht in Wirklichkeit aus einem fortwährenden Aufsaugen von Ordnung aus seiner Umwelt…«, »Nahrungsmittel sind die Ordnungs- und Strukturelemente unseres Körpers.«

Ordnung in unserem Körper bedeutet Gesundheit, Unordnung verursacht Krankheit.

Lebensmittel sind die natürlichen täglichen Lieferanten von Ordnung. Heute weiß man, dass die Qualität der Lebensmittel nicht nur von ihren essenziellen (wesentlichen) Stoffen wie Eiweiß, Kohlenhydraten, Fetten, Vitaminen, Mineralstoffen, Wasser und »Ballaststoffen« abhängt, sondern ebenso von den zahlreichen bioaktiven Substanzen. Dazu zählen Polyphenole, Sulfide, Glukosinolate, Saponine und viele andere. Sie sind in besonderer Weise Elektronenlieferanten und damit »Ordnungshersteller« im Körper. Doch wie ist das zu verstehen?

Leben besteht nicht nur aus chemisch, sondern auch aus elektrochemisch darstellbaren Prozessen. Kein Herzschlag, kein Gedanke, kein Atemzug ist ohne elektrischen Impuls, ohne elektrischen Strom möglich. Damit aber die lebensnotwendigen elektrischen Ströme entstehen, müssen Elektronen »fließen« können. Unsere »Lebensbatterie« muss ständig gut geladen bleiben, ausreichend mit Elektronen versorgt werden, damit wir vital bleiben können. Diese Elektronen beziehen wir aus unserer täglichen Nahrung, aus den »Lebensmitteln« – also den »Mitteln zum Leben«. Das Elektronenangebot in unseren Lebensmitteln dient zum Auffüllen der »Elektronenlöcher«, die beim täglichen Stoffwechsel oder beim Kontakt mit Umweltgiften entstehen. Wir müssen ständig die sogenannten Radikale neutralisieren, indem wir sie mit Elektronen sättigen. Radikale sind jene aggressiven chemischen Verbindungen, denen ein oder zwei Elektronen zu ihrer elektrischen Neutralität fehlen. Werden diese nicht schnell mit Elektronen versorgt, entreißen die Radikale gesundheitlich wichtigen Verbindungen Elektronen und schaffen so die Grundlage für gesundheitliche Schäden: sogenannte Radikalenkrankheiten. Beispiele hierfür sind grauer Star, Alzheimer, Parkinson, Allergien, Darmkrebs und vorzeitiges Altern. Sollen also diese Krankheiten verhindert werden, ist ein rasch verfügbares Überangebot von »Lebensmittel-Elektronen« ständig erforderlich, um einen dominoartigen »Elektronenraub« im Körper möglichst schon im Keim zu ersticken. Der elektrochemisch vorgezeichnete Weg zur Vermeidung von »Radikalenkrankheiten« geht also über zwei Vorbeugestufen:

- Möglichst häufige Verabreichung von »Elektronenduschen« über elektronenreiche Lebensmittel (»fünfmal am Tag Obst und Gemüse«).
- Vermeidung von unnötiger Radikalenbildung durch Stressabbau (kein übertriebener Sport, kein Schlafentzug, keine Mangelernährung) und Meiden von Umweltgiften wie z. B. Rauchen.

Elektronen aus der Nahrung sind also die »Ordnungs- und Strukturelemente«, die der Körper fortwährend aus seiner Umgebung »aufsaugt«, wie sich der Physiker Erwin Schrödinger ausdrückt, um uns auf einer »hohen Ordnungsstufe« oder, anders formuliert, gesund zu erhalten. Eine Anhäufung von Radikalen im Körper bedeutet Unordnung und dies wiederum Erkrankung. Die schnelle Neutralisation von Radikalen durch Elektronen stellt somit die wirksamste Gesundheitsvorsorge dar, und die tägliche Nahrung ist das natürlichste und wichtigste Mittel, über das der Mensch Ordnung aus seiner Umwelt aufnimmt. Je mehr Elektronen also die Nahrung enthält, mit denen der »Elektronenhunger« der Radikale gestillt werden kann, desto wertvoller ist sie. Ganz wichtige Nahrungssubstanzen mit einem hohen Elektronen- und damit Ordnungsangebot für den Körper sind die schon erwähnten bioaktiven Substanzen oder »sekundären Pflanzenwirkstoffe«, die weltweit auf 100 000 Verbindungen geschätzt werden und die besonders in der natürlichen Kombination im Körper wirksam sind.

Ernährungstipp: Essen Sie viele bioaktive und pflanzenwirkstoffreiche Nahrungsmittel über den Tag verteilt.

Die Menge des jeweiligen Elektronenangebots in einem Lebensmittel kann man elektrochemisch über das Redoxpotenzial bestimmen. Viele Messergebnisse weisen eindeutig auf einen großen Einfluss der Produktions- und Küchentechnik auf das nutzbare Elektronenangebot unserer täglichen Nahrung hin. Aufgrund einer Vielzahl von Messungen kann heute gesagt werden:

- Je stressärmer, d. h. je artgerechter ein Lebensmittel erzeugt wurde,
- je kürzer es zwischengelagert und
- je sauerstofffreier es industriell oder küchentechnisch aufbereitet wurde,

desto wertvoller ist es elektrochemisch für den Körper.

Damit eröffnen sich elektrochemisch gesehen für den Ökolandbau und die Direktvermarktung regional erzeugter Produkte völlig neue messtechnisch feststellbare, naturwissenschaftlich nachvollziehbare und ernährungsmedizinisch nutzbare Chancen für eine zukunftsträchtige regionale, handwerklich orientierte oder gartenbauliche und landwirtschaftliche Produktion.

Wie recht hatte in diesem Zusammenhang Benedikt von Nursia, Begründer des Benediktinerordens, als er bereits ca. 430 n. Chr. seinen Ordensbrüdern empfahl:

»Brüder, lebt regelmäßig mäßig von den Produkten der Jahreszeit und der Region.«

Könnte es sein, dass der Physiker Schrödinger und der Spiritualist Benedikt modernste Wegweiser für eine verantwortungsbewusste Gesundheits- und Agrarpolitik der Zukunft sein werden?

Gesundes und langes Leben durch Elektronen

Den Verbrauchern war schon lange klar, dass Gemüse und Obst gesund sind. Doch während man diese Wirkung bisher vor allem den Vitaminen und Ballaststoffen zuschrieb, gibt es seit kurzer Zeit eine neue Dimension in deren gesundheitlicher Bewertung. Die Rede ist von dem positiven Einfluss der sekundären Pflanzenstoffe. Sie waren zwar früher schon als Farbstoffe, Geschmacksstoffe, ätherische Öle und Abwehrstoffe bekannt, wurden hinsichtlich ihrer gesundheitlichen Bedeutung für den Menschen aber als völlig belanglos oder sogar als schädlich angesehen.

Diese sekundären Pflanzenstoffe werden von den Pflanzen vorwiegend zur eigenen Überlebenssicherung, bei der Arterhaltung oder zum Schutz vor Krankheiten und Schädlingen genutzt. Groß angelegte Studien haben nun den eindeutigen Nachweis geliefert, dass diese Stoffe auch für die menschliche Gesunderhaltung und für den Schutz vor vorzeitigem Altern von großer Wichtigkeit sind.

Durch elektrochemische Messungen an Pflanzensäften kann man den Ursachen für diese Zusammenhänge näher kommen. Anhand der »Schoppen-Diskussion«, der Diskussion um die gesundheitliche Wirkung von Wein, lässt sich darstellen, dass auch für den Wein als Pflanzensaft die gleichen gesundheitsfördernden Mechanismen gelten. Selbst in naturheilkundlich orientierten Publikationen wird dem Gläschen Rotwein eine gesundheitsfördernde Wirkung zugeschrieben, auch wenn zur Freude der Alkoholverächter dem Traubensaft wissenschaftlich eine ähnliche Wirkung wie dem Wein zugeordnet werden kann. Zurückgeführt wird diese positive Wirkung auf eine Reihe von Stoffen, die eines gemeinsam haben: Sie alle wirken reduzierend. Was versteht man darunter aber genau?

Viele Verbindungen in unserem Körper sind in der Lage, Elektronen an andere Verbindungen zum Zwecke der Energiefreisetzung abzugeben. Verbindungen, die elektronen(energie)reich sind, also Elektronen abgeben können, nennt man reduzierend und jene, die diese Elektronen aufnehmen können, oxidierend.

Gesundheitstipp: Elektronenreiche Verbindungen sind reduzierend und haben Redoxpotenzial (eine gesundheitsfördernd Wirkung), elektronenarme Verbindungen sind oxidierend (daher gesundheitsschädlich).

Die ungestörte Elektronenwanderung von einer Verbindung zur anderen ist das Geheimnis eines gesunden und langen Lebens. Wodurch kann nun aber ein derartiger Elektronenenergieaustausch gestört werden?

Redoxpotenzial als Bewertungsmaßstab

Erstens, indem über die Nahrung mit ihren reduzierenden Verbindungen, vorwiegend den sekundären Pflanzenstoffen, nicht mehr die erforderliche Zahl von Elektronen zur Verfügung gestellt wird. Sekundäre Pflanzenstoffe sind Elektronenspender. Ihr Elekronengehalt kann mithilfe des sogenannten Redoxpotenzials gemessen werden. Im Stoffwechsel vollziehen sich viele Teilschritte als elektrochemische Redoxreaktionen mit einem Übergang von Elektronen:

- Ein Stoff kann Elektronen erhalten und wird dadurch reduziert.
- Ein Stoff kann Elektronen abgeben und wird dadurch oxidiert.
- Bei miteinander im Wechsel stehenden Redoxpaaren nennt man den einen Partner Elektronenspender und den anderen Elektronenempfänger.
- Die Elektronen wandern nur bei einem entsprechenden Potenzialunterschied (messbar in mV) vom Elektronenspender zum Elektronenempfänger.

Der menschliche Körper nimmt niedrige Systeme auf und scheidet nach deren elektronenenergetischem Abbau hohe Systeme wieder aus. Niedrige Systeme haben einen niedrigen Redoxmesswert (mV), hohe Systeme einen hohen Redoxmesswert. Das gesamte Spannungspotenzial zwischen aufgenommener Nahrung und Ausscheidung beträgt ca. 1,3 V.

Gesundheitstipp: Je größer die Spannungsdifferenzen zwischen den einzelnen Stoffwechselabbaustufen, desto größer ist die Reduktionskraft und damit der Nutzen für Ihren Körper.

Sekundäre Pflanzenstoffe sind nun jene Verbindungen, die die Pflanze zu ihrem eigenen Schutz gegen Krankheiten und Schädlinge angelegt hat und die meist unter den Sammelbegriffen »Polyphenole«, »Antioxidantien«, »Enzyme« und »ACE-Vitamine« geführt werden. Jede Pflanze entwickelt ein eigenes typisches Bouquet davon. Stresssituationen im Pflanzenleben (lange Trockenperioden, Hunger- und Überfütterungszeiten, Krankheiten, Pflanzenschutzmaßnahmen, falsche Sortenwahl) reduzieren jedoch diesen Vorrat an sekundären Pflanzenstoffen, sodass für uns als Nahrungsverbraucher jeweils nur der »Rest« übrig bleibt.

Eine artgerechte Pflanzenproduktion schafft somit die besten Voraussetzungen für eine elektronenreiche, also reduzierende Ernährung. Die aber ist wichtig, wie schon der Altmeister einer ganzheitlichen Ernährungslehre, Werner Kollath, erkannte: »Nahrung, die ihre Reduktionsfähigkeit verloren hat, ist tot.« Damit besitzt der Ökobauer die denkbar besten Voraussetzungen für eine optimale elektrochemische Produktqualität. So haben zahlreiche Messungen an Weinen gezeigt, dass die Öko-Proben im Vergleich zu konventionellen keineswegs schlecht abschneiden. Wenn einmal von witterungsbedingten Besonderheiten (Wasserversorgung) abgesehen wird, sind die Öko-Proben den konventionellen meist sogar überlegen. Das gilt ebenfalls für die untersuchten Biosaft-Proben, bei denen auch gesundheitlich bedeutsame Unterschiede zwischen den Sorten festgestellt werden, wie nachfolgende Aufstellung zeigt:

Saft	untersuchte Fabrikate Eh mV	Redoxpotenzial
Rote-Bete-Saft	4	211–257
Sauerkrautsaft	2	241–268
Tomatensaft	1	252
Breuss-Gemüsesaft	2	266–271
Möhrensaft	3	293–323
Birnensaft	2	323–331
Orangensaft	2	339–349
Apfel-Holundersaft	2	325–379
Traubensaft rot	1	352
Traubensaft weiß	2	399–413
Apfelsaft	4	418–433

[Prof. Dr. Manfred Hoffmann, Weidenbach]

Dabei ist zu beachten, dass die Proben mit den jeweils niedrigeren Millivolt-Angaben diejenigen mit dem höheren Reduktionspotenzial und damit die gesundheitlich wertvolleren sind.

Gesundheitstipp: Je niedriger das Redoxpotenzial, desto gesünder die Nahrung.

Geht man von den Forderungen des Umweltmediziners Rainer Kuklinski aus, so haben Redoxpotenziale über 420 mV elektrochemisch keine besondere therapeutische Wirkung mehr, was in diesem Fall bereits auf die Apfelsäfte zutrifft. Aber auch nicht alle Weine erfüllen diese Voraussetzungen. Andererseits gibt es aber ebenso Weißweine, die den Rotweinen elektrochemisch ebenbürtig sind.

Elektronendefizit der freien Radikale

Zweitens kann ein Elektronenenergieaustausch durch einen überhöhten Bedarf an Elektronen im Konsumentenorganismus entstehen. Durch Luftverschmutzung, Pflanzenschutzmittelrückstände, industrielle Chemikalien und Lösungsmittel in Haushalt und Beruf, Konservierungsmittel und Farbstoffe, übertriebenes Sonnenbaden und Zigarettenkonsum wird unser Körper immer stärker mit sogenannten freien Radikalen konfrontiert. Dabei handelt es sich um Verbindungen, denen ein oder zwei Elektronen für ein neutrales Verhalten fehlen. Sie entreißen begierig intakten Verbindungen diese Elektronen, um sich selbst zu neutralisieren. Die entstandenen Lücken in den so geschädigten Verbindungen sollten aber möglichst rasch wieder geschlossen werden, um keine gesundheitlichen Schäden zu verursachen. Am unproblematischsten geschieht dies über ein sofortiges Elektronenangebot aus einem reduzierenden Nahrungsmittelbestandteil, vorzugsweise aus sekundären Pflanzenstoffen.

Ernährungstipp: Ein qualitätsbewusster Einkauf wird sich immer für Sie lohnen.

Tipps für den Einkauf und die Zubereitung

Ein gewisses warenkundliches Wissen ist für den Einkauf entscheidend. So finden sich die elektrochemisch besonders aktiven sekundären Pflanzenstoffe vor allem in Farb- und Aromastoffen. Daher können Aussehen und Geruch der Lebensmittel (bei Früchten auch die tastbare Reife) wichtige Hinweise auf einen hohen Anteil an sekundären Pflanzenstoffen geben. Bei Äpfeln schwankt z. B. der Vitamin-C-Gehalt je nach Sorte zwischen 5 mg und 40 mg pro 100 g Frucht. Sorten mit hohem Vitamin-C-Anteil sind Boskoop, Bohnapfel, Berlepsch und Ontario. Da sich in den Farbstoffen einer Frucht, wie z. B. in Heidelbeeren, Preiselbeeren, Erdbeeren, Pflaumen, Rosinen und Himbeeren, besonders viele sekundäre Pflanzenstoffe befinden, sollte man immer die farbigere Variante wählen.

Ernährungstipp: Bevorzugen Sie farbiges Obst, da es besonders reich an sekundären Pflanzenstoffen ist.

Da Lebensmittel lebendige Produkte sind, sind Frischwaren zu bevorzugen. Nach der Ernte betreiben Lebensmittel noch lange einen Atmungsstoffwechsel und verbrauchen dabei viele bioaktive Substanzen, die dem Menschen dadurch verloren gehen. Deswegen ist eine kurze und kühle Lagerung zu bevorzugen. Biowaren werden zudem stressärmer erzeugt und sind damit elektrochemisch wertvoller, so wirkt sich z. B. bei Eiern die Käfighaltung negativ auf die elektrochemische Aktivität aus.

Ernährungstipp: Wenn Sie eine Alternative zu Frischwaren suchen, wählen Sie Gefriergut.

Bei der Zubereitung des Essens gilt, Oxidationen zu vermeiden, da sie die elektrochemische Aktivität reduzieren und Pflanzenbegleitstoffe zerstören. Essen sollte schonend zubereitet und z. B. nicht verkocht werden. Auch die Standzeiten (die Zeit zwischen Zubereitung und Verzehr) sollten möglichst kurz sein. Das Aufwärmen eines Essens ist zwar oftmals praktisch und schont den Geldbeutel, entwertet aber ernährungsmedizinisch gesehen die Nahrung.

Ernährungstipp: Die Fruchtschale ist der Sitz der elektrochemischen Aktivität und der Pflanzenbegleitstoffe. Essen Sie diese, wenn möglich, immer mit.

Tomaten sollten lieber gekocht werden. Zwar ist Rohkost für den Menschen allgemein gut verträglich, das in Tomaten reichlich vorhandene Lykopin (Pflanzenbegleitstoff) ist für den Körper jedoch erst nach dem Kochen verfügbar. Tomatensuppen, Ketchup und Tomatensoßen sind daher besser als ihr Ruf.

Die Bedeutung der Elektrochemie in der Ernährungsszene

Einerseits weiß man, dass die »Radikalenkrankheiten« (vorzeitiges Altern, Allergien und Überempfindlichkeiten, arthritische Gewebeschäden, einige Herz-Kreislauf- und Krebserkrankungen, Immunschwäche und Umweltkrankheiten) zunehmen und durch reduzierend wirkende Nahrungsergänzungsmittel positiv beeinflusst werden können, andererseits kann nachgewiesen werden, dass sich jede Stressbelastung in der Lebensmittelerzeugung elektrochemisch negativ auswirkt. Wegen der grundsätzlich günstigeren Ausgangslage des Öko-Anbaues wäre es daher ein kluger Akt, neben den bereits anerkannten ökologischen Vorzügen dieser Anbauform auch deren elektrochemischen Vorteile zu nutzen.

Oxidative und antioxidative Systeme

Vor 3,5 Milliarden Jahren stellten die Organismen auf der Erde ihre Energiegewinnung von sauerstofffreier Gärung auf oxidative Atmung um. Hierdurch konnte die Energiegewinnung um den Faktor 19 gesteigert werden. Neben dem normalen Sauerstoff bildeten sich aber auch aktive Sauerstoffstufen (kurz ASS) heraus. Diese sind angeregte reaktive Sauerstoffabkömmlinge, auch »freie Radikale« genannt, die andere Moleküle oxidieren und so zerstörerische Mechanismen auslösen können, die dem Körper schaden.

Gesundheitstipp: Der Preis für eine hohe Energiegewinnung durch Sauerstoffatmung – die die Grundlage jeder höheren Lebensform ist – ist die Auseinandersetzung mit den entstehenden schädlichen freien Radikalen.

Damit die Biosysteme der Erde überleben können, hat die Natur wiederum Antioxidantien geschaffen, die die Wirkung reaktiver Sauerstoffverbindungen neutralisieren und so dem Prozess der Oxidation entgegenwirken. In der Natur hält sich das Verhältnis von Oxidantien und Antioxidantien die Waage. Entscheidend ist das Gleichgewicht der Kräfte, denn die biologische Oxidation ermöglicht erst Lebensprinzipien wie Zellteilung, Wachstum, Entwicklung, Differenzierung, Protein-Biosynthese usw. Das Phänomen der Überoxidation oder unsinnig ablaufender Oxidationsprozesse führt jedoch zu vorzeitigem Vitalitätsverlust, vorzeitigem Altern, Muskelschwund und reduzierter Organfunktion.

Gesundheitstipp: Oxidativer Stress ist definiert als Übermaß an radikalischen Reaktionen. Daher kann der Einsatz von Antioxidantien für ein gesundes Leben und eine bis ins hohe Alter anhaltende Vitalität sorgen.

Pro Tag baut ein Mensch in den Zellen 40–70 kg ATP (Adenosintriphosphat, das »Benzin« der Zellen) auf und ab. In einem Alter von 70 Jahren hat er 17 Tonnen Sauerstoff veratmet, davon wird 1 Tonne in reaktive Sauerstoffverbindungen (ASS) umgewandelt. An jedem Tag erleiden die Nukleinsäuren eines Zellkerngensatzes, die Bestandteil der gentragenden DNA sind, 10 000 oxidative Degenerationsschäden. Dies bedeutet 10^{14}–10^{18} unerwünschte Veränderungen des Genoms (Erbgut des Menschen) pro Tag. Eine unerwünschte Änderung des Genoms führt beispielsweise zur Entstehung von Krebszellen.

Zerstörerische radikalische Reaktionen können bei zunehmendem oxidativen Stress bis um den Faktor 100 ansteigen.

Wirkungen der Oxidantien auf organische Strukturen

Die Ursachen für die Aktivierung des Sauerstoffes und die Bildung freier Radikale sind vielschichtig und individuell. Generell sind alle biologischen Strukturen verletzlich und können verändert bzw. zerstört werden.

Gesundheitstipp: Alles, was unnatürlich ist, sollten Sie weitestgehend meiden, da es zur Ausbildung von freien Radikalen führt.

Dies scheint in der modernen Welt mit all seinen technischen Geräten nahezu undenkbar (schließlich kann sich die junge Generation ein Leben ohne Begleiter wie Smartphones gar nicht mehr vorstellen). Doch auch hier gilt der Grundsatz »Weniger ist mehr« und damit gesünder.

Gerade Aminosäuren sind besonders empfindlich, da sie durch Oxidantien deaktiviert werden können. Hierzu zählen:

- L-Methionin (startet die Bildung aller komplexen Eiweiße)
- L-Cystein (ist verantwortlich für Aufbaustrukturen, Funktion aller Eiweiße und Enzyme, dient der Schwermetallentgiftung)
- L-Thyrosin (wichtig für den Aufbau vieler Proteine)
- L-Phenylalanin (Bausteine von Adrenalin, Noradrenalin, Schilddrüsenhormonen sowie Melanin)
- L-Tryptophan (und dessen Abbauprodukt Serotonin als Nervenaktivator und Entzündungsvermittler)
- L-Histidin (Bindung von Übergangsmetallen wie Eisen und Kupfer)

Die Zerstörung von Tripeptiden (speziellen Eiweißen) ist besonders gefährlich, da diese die Zellatmung aller Zellen garantieren. Kohlenhydrate können grundsätzlich durch radikalische Reaktionen verändert oder zerstört werden. Hochempfindlich gegenüber oxidativem Stress ist bei höher differenzierten Lebewesen auch das Thymin, ein Bestandteil der DNA. Thymin ist von seiner energetischen Verletzlichkeit her die Achillesferse des Erbgutes. Freie Radikale und oxidativer Stress sind also die Grundlagen fast aller Krankheiten, Leiden, Abnutzungsprozesse und eines zu früh einsetzenden Altersverschleißes.

Übersicht der reaktivierten Sauerstoffstufen

Quellen innerhalb des menschlichen Körpers

Im menschlichen Körper kommt es in den verschiedensten Zellsystemen zur Ausbildung freier, schädlicher Radikale. Dazu gehören die Zellatmung, das Immunsystem (wenn krankmachende Viren und Bakterien abgewehrt werden müssen) und natürliche Entgiftungsreaktionen (daher haben Raucher und Suchtkranke einen deutlich erhöhten Antioxidantienbedarf).

Ernährungstipp: Beachten Sie, dass sich die Risiken einer ungesunden Lebensweise nicht durch Antioxidantien aufheben lassen. Dennoch profitiert jeder von einer erhöhten Zufuhr an Antioxidantien.

Bei der Gabe von Medikamenteninfusionen – vor allem bei der Chemotherapie – entsteht häufig eine große Menge an freien Radikalen. Auch diese Menschen sollten ihren Antioxidantienstatus hoch halten.

Gesundheitstipp: Bei einer Chemo- oder Strahlentherapie ist eine erhöhte Zufuhr an Antioxidantien sehr sinnvoll. Natürliche Nahrungsergänzungsprodukte behindern die Wirkung der Chemo- oder Strahlentherapie nicht.

Quellen außerhalb des menschlichen Körpers

Hier ist vor allem der fotochemische Smog zu nennen, der in Großstädten häufig vorkommt, sowie die Stickoxide, die ein Hauptbestandteil der »verpesteten« Luft in Großstädten und Ballungsräumen sind. Hochgefährlich bezüglich der Bildung freier Radikale ist das (zunehmend durch Umweltschäden) in der Atemluft vorhandene Ozon. Auch der in der modernen Welt übliche »Elektrosmog« führt zur Ausbildung von reaktiven Sauerstoffverbindungen. Giftige Schwermetalle in der Umwelt und Umweltchemikalien, aber auch jede radioaktive Strahlung erhöhen die Menge von Oxidantien. Jede körperfremde Verbindung belastet den Körper ebenso mit freien Radikalen wie häufig verwendete organische Lösungsmittel, z. B. Reinigungsmittel, Farben, Kleber, Lacke und Nagellacke.

Gesundheitstipp: Die elektronische Strahlung von Mobiltelefonen, Fernsehern und Computern im Schlafzimmer führt zu vermehrtem oxidativen Stress.

Die Überoxidation

Eine Überoxidation sollte auf jeden Fall verhindert werden, da sie zu zahlreichen schädlichen Folgen im menschlichen Körper führt.

Primäre Folgen einer Überoxidation sind:

- Veränderung des Erbgutes,
- Übersetzungsfehler der Gene,
- Membranschädigung (z. B. Zellwandschäden),
- Eiweißschädigung.

Sekundäre Folgen einer Überoxidation im Körper sind:

- vorzeitiges Altern,
- Gefäßverkalkung,
- Tumorneigung,
- verminderte Reaktionsfähigkeit der Zellen,
- Zunahme von Immunschwäche und Autoimmunreaktionen.

Gesundheitstipp: Autoimmunerkrankungen sind Fehlsteuerungen des Immunsystems (Morbus Hashimoto der Schilddrüse, Morbus Crohn und Colitis ulcerosa als chronische Autoimmunerkrankungen des Darms, Lupus erythematodes als entzündliche Autoimmunerkrankung der Haut) und treten immer häufiger auf.

Scavenger-Radikalenfänger-Antioxidantien

Eine übermäßige Zufuhr von Oxidantien wird verhindert durch:

- enzymatische Radikalenfänger (Scavenger genannt), zumeist selenabhängige Enzymsysteme,
- nicht-enzymatische Radikalenfänger (Substanzen, die Radikale direkt eliminieren können).

Enzymatische Radikalenfänger

- Sie sind abhängig von der Qualität der Erbmasse und der Synthesekapazität der einzelnen Organe.
- Sie haben eine hohe Reaktionsgeschwindigkeit, die im Bereich radikalischer Reaktionen liegt (sonst könnten diese gar nicht neutralisiert werden, da die Radikalenfänger »zu spät« kämen).

- Sie führen eine Entgiftung von Radikalen herbei (selbst werden diese Radikalenfänger nicht radikalisch, sondern es wird eine Kettenreaktion vermieden, was zu einer Beendigung der radikalischen Reaktion führt).
- Sie stehen nicht unbegrenzt zur Verfügung.

Vitalstofftipp: Selen ist ein sehr wichtiges Spurenelement, das in Deutschland mit der Nahrung zu wenig zugeführt wird. Es ist für die meisten Enzymsysteme, die in der Radikalenabwehr nötig sind, aber eine wichtige Grundsubstanz.

Nicht-enzymatische Radikalenfänger

- Sie sind abhängig von der ausreichenden Zufuhr unbelasteter, stressfrei produzierter Lebensmittel oder von einer dosisgerechten Zufuhr von Vitalstoffen.
- Eine rechtzeitige Ergänzung zur Versorgung aller Organe ist mit ihnen immer möglich.
- Sie sind selbst radikalisch und müssen von anderen Antioxidantien entschärft werden.
- Sie stehen bei entsprechender Zufuhr immer in ausreichender Menge zur Verfügung.

Die wichtigsten Vertreter für uns Menschen sind Vitamin A, Vitamin E, Vitamin C, Beta-Karotin, Glutathion, die Schwefelwasserstoff-Gruppe, Harnsäure und Flavonoide.

Gesundheitstipp: Radikalenfänger sind definiert als unterschiedlich strukturelle Stoffe, die radikalische Reaktionen verhindern, verlangsamen oder bremsen.

Radikalische Reaktionen laufen in sämtlichen Organen lebender Systeme ab. Auf molekularer Ebene sind alle vier Gruppen von Biomolekülen betroffen:

- Proteine (Aminosäuren, Oligo- und Polypeptide),
- Fette (Glyzerine, Cholesterine, Phosphorlipide und ungesättigte Fettsäuren),
- Nukleinsäuren (DNA, RNA, Nukleotide, Purine und Pyrimidinbasen),
- Kohlenhydrate (Mono-, Di- und Polysaccharide),
- zusammengesetzte Kohlenhydrate.

Grundsätzlich sollten Radikalenfänger am richtigen Ort zur richtigen Zeit in ausreichender Menge vorhanden sein. Da radikalische Reaktionen wie aus heiterem Himmel geschehen, müssen Radikalenfänger immer direkt zur Verfügung stehen. Sie müssen also im unmittelbaren, kleinsten und nächsten Raumbereich (0,5–2,0 nm) mit einem Radikal reagieren können. Daher ist es für die Gesunderhaltung wichtig, jederzeit genügend antioxidative Substanzen im Körper zu haben. Antioxidativer Schutz ist daher ein Orts- und Raumproblem. Aus diesem Grund sind Bereiche, in denen gehäuft radikalische Reaktionen ablaufen, durch antioxidative Enzyme geschützt. Schutz vor Radikalen durch Scavenger ist immer auch eine Zeitfrage, da die Radikale unterschiedliche Reaktionszeiten haben.

Anforderungen an Radikalenfänger

- Sie sollten schneller mit Radikalen reagieren als andere, biologisch wichtige Moleküle im Umfeld von radikalischen Reaktionen, damit sie jene so vor Radikalen schützen.
- Sie sollten möglichst viel radikalische Energie unschädlich in Wärme umwandeln, um so mögliche Radikalenkettenreaktionen zu verlangsamen und schließlich zu beenden.
- Sie sollten bei einer großen therapeutischen Breite in wirksamen Dosierungen für den menschlichen Organismus unschädlich abbaubar und gut ausschaltbar sein.
- Sie sollten mit möglichst allen oder den meisten der gängigen Radikalen und/oder reaktiven toxischen (giftigen) Substanzen reagieren können.

Übersicht der Antioxidantien

Dem hohen Aufkommen an freien Radikalen stehen eine Menge körpereigener und körperfremder Antioxidantien gegenüber. Diese verhindern die Entstehung freier Radikale, hemmen sie oder entgiften die Zelle und ermöglichen dadurch deren Überleben.

Die körperfremden Antioxidantien ergänzen und verstärken die zellulären Schutzfunktionen unseres menschlichen Körpers. Diese über die Ernährung verfügbaren Schutzstoffe ergänzen auch zum Teil die im Körper nur begrenzt vorhandenen Stoffe, wie z. B. das Ubichinon (Coenzym Q_{10}). Außerdem liefern sie Bausteine für den Aufbau körpereigener Antioxidantien (wie beispielsweise Cystein für Glutathion) oder sie erweitern das Angebot an Antioxidantien durch lebensnotwendige Zusatzfaktoren (Vitamin E, Vitamin C).

Körpereigene Antioxidantien	Wünschenswerte Wirkung
Kupfer, Zink, Superoxiddismutase	Entgiftung im Zytoplasma und außerhalb der Zellen (dabei entsteht Wasserstoffperoxid), Sauerstoffradikale
Mangan, Superoxiddismutase	Entgiftung in den Mitochondrien, freie Radikale des Sauerstoffs
Glutathionperoxidase	Abbau von Wasserstoffperoxid zu Wasser und Sauerstoff (d. h. zu unschädlichen Verbindungen), selenabhängig, eines der wichtigsten körpereigenen Schutzsysteme

Körpereigene Antioxidantien	Wünschenswerte Wirkung
Katalase	Förderung des Umbaus von Wasserstoffperoxid zu Wasser
Glutathionreduktase	Überführung des radikalen Glutathions zurück in seine unschädliche Form
Harnsäure	mengenmäßig wichtigstes Antioxidans außerhalb der Zellen und im Blutplasma
Bilirubin	bedeutendstes fettlösliches Antioxidans der Zelle
Glutathion	bedeutendstes wasserlösliches Antioxidans der Zelle
Cystein	begrenzt umwandlungsfähige Vorstufe von Glutathion
Metallothioneine	Bindung und Elimination von Schwermetallen, sehr cysteinreiche Molekülfamilie (kommt in fast allen Zellen vor)
Histidin	halb lebensnotwendige Aminosäure
Coenzym Q_{10} (Ubichinon)	limitierte Umwandlung in der Zelle, lebensnotwendiger Bestandteil der Zellatmung, hochwirksamer Radikalenfänger, fettlöslich, reaktiver als Vitamin E
α-Liponsäure	limitierte Umwandlung in vielen Zellen, bindet Schwermetalle (um sie unschädlich zu machen), hocheffektiver Radikalenenfänger, fett- und wasserlöslich
Melatonin	Hormon der Epiphyse (Zirbeldrüse des Gehirns), v. a. im zentralen Nervensystem ein wertvolles Antioxidans
Transferrin	Hemmung von eisenabhängigen radikalischen Reaktionen, Eisentransportprotein
Haptoglobin, Hämopexin	Hemmung der durch die betreffenden Eisenproteine gesteuerten Radikalisierung von Fettzellen, Bindungsproteine für freies Hämoglobin (roter Blutfarbstoff)
Albumin	Hemmung der Radikalisierung von Fettzellen durch Bindung des freien Eisens und Kupfer

[Schmidt, E., Schmidt, N., Leitfaden Mikronährstoffe, Elsevier, München 2004.]

Vitalstofftipp: So hilfreich Eisen zur Beseitigung von freien Radikalen ist, so schädigend ist ein Eisenüberschuss für Ihre Leber. Ein chronischer Überschuss kann unter bestimmten Voraussetzungen zur Leberzirrhose führen.

Körperfremde Antioxidantien	Wünschenswerte Wirkung
Vitamin B_2	Begleitenzym bei der Atmungskette (diese liefert Energie für den Organismus)
Vitamin B_3	Beteiligung an zahlreichen radikalischen Entgiftungsreaktionen, Steuerung der Glutathionreduktase
Vitamin E	Hemmung der LDL-Oxidation (die schädlichste ihrer Art), der Oxidation ungesättigter Fettsäuren, der Oxidation von Membranfetten (Regenerierung des dabei entstehenden Vitamin-E-Radikals durch Vitamin C, α-Liponsäure oder Karotinoide), wichtigstes exogenes Antioxidans der Fettphase (α-Tocopherol hat unter den natürlichen Vitamin-E-Abkömmlingen das höchste antioxidative Potenzial)
Vitamin C	Deaktivierung freier Radikale, Entfernung des Radikals vom Vitamin-E-Radikal an der Lipid/Wasser-Grenzfläche (Befreiung der oxidierten Form durch andere Antioxidantien wie Glutathion, α-Liponsäure, Karotinoide etc.), wertvolles Antioxidans im wässrigen Milieu
Karotinoide	Deaktivierung des Sauerstoffradikals (Ableitung der Aktivierungsenergie als Wärme ohne eigene Radikalisierung), Hemmung der Kettenreaktion von Fettradikalen, Regeneration der radikalisierten Vitamine E und C
Coenzym Q_{10}	limitierte Umwandlung in der Zelle, lebensnotwendiger Bestandteil der Zellatmung, hochwirksamer Radikalenfänger, fettlöslich, reaktiver als Vitamin E
α-Liponsäure	limitierte Umwandlung in vielen Zellen, Chelatbildner für Schwermetalle, hocheffektiver Radikalenfänger, fett- und wasserlöslich
Selen	Grundsubstanz vieler enzymatischer Radikalenfänger, Gegenspieler von Schwermetallen, Bindung von Schwermetallen und unschädlichen Komplexen
Zink	Bestandteil von mehr als 300 Enzymsystemen, Bestandteil eines kupfer-und zinkabhängigen enzymatischen Radikalenfängers, Bestandteil von Reparaturenzymen
Mangan	Bestandteil der in der Zellatmung auffindbaren enzymatischen Radikalenfänger und sekundärer Pflanzenstoffe (wie Anthocyanidine)
Polyphenole	wirksamer als antioxidative Vitamine (sind z. B. hundertfach effektiver als Vitamin E)

[Schmidt, E., Schmidt, N., Leitfaden Mikronährstoffe, Elsevier, München 2004.]

Gesundheitstipp: Sehr viele antioxidative Substanzen sind von anderen Antioxidantien abhängig. Durch dieses Zusammenspiel sind mehrere zugeführte Radikalenfänger wirksamer als einzeln zugeführte.

Bioaktive Substanzen (BAS)

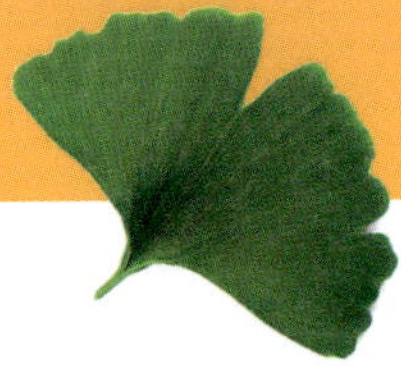

Einführung

Bioaktive Substanzen, auch Phytofaktoren oder Pflanzenbegleitstoffe, sind Inhaltsstoffe von Pflanzen, die für den Menschen keinen Nährstoffcharakter haben, jedoch pharmakologische Effekte ausüben und damit gesundheitsfördernd wirken können. Aus ernährungsphysiologischer Sicht sind bioaktive Substanzen neben nährenden Substanzen (Eiweiß, Fette, Kohlenhydrate) und lebensnotwendigen Substanzen (Vitamine, Mineralstoffe, Spurenelemente) wichtige Bestandteile der Pflanzen. Sie werden in sekundäre Pflanzenstoffe, Ballaststoffe und Substanzen in fermentierten Lebensmitteln (z. B. Milchsäure) unterteilt.

Ernährungstipp: Die gesundheitsfördernden Effekte der Pflanzenbegleitstoffe sollten Sie so oft wie möglich nutzen, da sie zum Teil medikamentenähnlich wirken, aber keine Nebenwirkungen verursachen.

Gesundheitliche Relevanz bioaktiver Substanzen

Lange Zeit wurden Lebensmittel ausschließlich nach ihren Inhaltsstoffen beurteilt. Erst Ende der 1960er-Jahre erkannte man, dass Ballaststoffe Darmkrebs vermeiden können. Seither wurden viele bioaktive Substanzen in Pflanzen isoliert und ihre Bedeutung entschlüsselt. Auch die sekundären Pflanzenstoffe haben einen Nutzen für den menschlichen Körper, sie wirken gesundheitsfördernd. Allerdings stehen diese Substanzen dem Menschen nur zur Verfügung, wenn die Pflanze nicht gezwungen ist, diese sekundären Pflanzenstoffe für sich selbst zu benutzen. Stressfreier Anbau und kurze Lagerung maximieren den Gehalt an sekundären Pflanzenstoffen in Obst und Gemüse (siehe Seite 64).

Die Kenntnisse über die bioaktiven Substanzen befinden sich noch im Stadium der Grundlagenforschung. Viele Einzelheiten sind heute noch nicht bekannt. Die bioaktiven Substanzen gelten aber als *die* Vitamine des 21. Jahrhunderts, weswegen man davon ausgehen kann, dass viele neue Erkenntnisse in der nächsten Zeit gewonnen werden. Eines ist jedoch jetzt schon sicher: Bioaktive Substanzen weisen ein breites vorbeugendes und gesundheitsförderndes Potenzial auf. Aktuell lässt sich folgender Wissensstand festhalten:

Bioaktive Substanzen	Wirkungen											
	A	B	C	D	E	F	G	H	I	J	K	L
Sekundäre Pflanzenstoffe												
Karotinoide	X				X		X			X		
Phytosterine	X									X		
Saponine	X	X					X			X		
Glukosinolate	X	X	X							X		
Polyphenole 1. Phenolsäuren 2. Flavonoide	X	X	X	X	X	X	X	X	X		X	
Terpene	X	X	X									
Phytoöstrogene 1. Isoflavonoide 2. Lignane	X			X	X							
Sulfide	X	X	X		X	X	X	X	X	X		X
Protease-Inhibitoren	X				X							
Ballaststoffe	X						X			X	X	X
Substanzen in fermentierten Lebensmitteln: Milchsäure, probiotischer Joghurt und ähnliche Produkte	X	X	X				X			X		

[Watzl, Leitzmann: Bioaktive Substanzen in Lebensmitteln, Tab 3, S. 23.]

A: antikanzerogen (Schutz vor Tumoren)
B: antibakteriell
C: antimikrobiell
D: antiviral
E: antioxidativ
F: antithrombotisch
G: immunfördernd
H: entzündungshemmend
I: blutdrucksenkend
J: cholesterinsenkend
K: blutzuckerregulierend (und so Zuckerkrankheit vermeidend)
L: verdauungsfördernd

Gesundheitstipp: Eine verstärkte Aufnahme bioaktiver Substanzen stellt selbstverständlich keinen absoluten Schutz vor Krebs dar, trägt aber nach heutigen Kenntnissen zu einer nachhaltigen Risikominderung bei.

Zur Verbesserung der Gesundheit wird eine ausreichende Zufuhr bioaktiver Substanzen empfohlen. Deswegen fordern verschiedenste internationale Institutionen übereinstimmend eine Erhöhung des Anteils von Obst, Gemüse, Vollkornprodukten und fermentierten Milchprodukten im täglichen Ernährungsplan (z. B. die Kampagne »5 am Tag«).

Ernährungstipp: Die DGE empfiehlt, täglich 5 Portionen Gemüse und Obst zu verzehren, und zwar insgesamt 400 g Gemüse und 250–300 g Obst.

Zwischen dieser Empfehlung und den tatsächlichen Verzehrmengen besteht allerdings noch eine erhebliche Diskrepanz. Jeder Bundesbürger verzehrt im Durchschnitt nur 140 g Gemüse pro Tag. Auch beim Obst werden die empfohlenen Tagesmengen nicht erreicht: Frauen nehmen täglich etwa 112 g und Männer etwa 96 g Obst zu sich. Zur Nutzung der bioaktiven Substanzen sollte neben einer steten Ermahnung zur »gesunden Ernährung« durch Ärzte, Institutionen und die Presse auch immer die Bedeutung einer ausgewogenen naturnahen Ergänzung von Mikronährstoffen betont werden.

Vitalstofftipp: Vitamine, Mineralstoffe, Spurenelemente, Ballaststoffe und sekundäre Pflanzenstoffe wirken zusammen. Sorgen Sie daher für eine Vielfalt an Inhaltsstoffen im natürlichen Verbund, um die positiven Gesundheitseffekte voll auszuschöpfen.

Sekundäre Pflanzenstoffe (SPS)

Der menschliche Körper kann sekundäre Pflanzenstoffe nicht selbst herstellen und ist somit auf eine Zufuhr von außen angewiesen. Gegenwärtig wird von 60 000 bis 100 000 verschiedenen sekundären Pflanzenstoffen ausgegangen. Bisher sind jedoch erst ca. 30 000 genauer bekannt.

Ernährungstipp: Ihr Kochwasser ist oft reich an sekundären Pflanzenstoffen, weswegen Sie es z. B. für die Zubereitung von Soßen weiterverwenden sollten.

Ernährungstipp: Wenn Sie rauchen, sollten Sie viele Sojaprodukte, Zitrusfrüchte, Tomaten und Paprika essen.

Karotinoide

Karotinoide sind in Pflanzen vorkommende fettlösliche Farbpigmente. Die zwei wichtigsten Gruppen sind die Karotine und die Xanthophylle. Sie sorgen für die gelbe, orange, rote oder violette Farbe vieler Früchte. Der bekannteste Vertreter der Karotinoide ist das Beta-Karotin (oder auch β-Karotin). Beta-Karotin ist fettlöslich und kann daher nur durch einen Zusatzstoff, z. B. mithilfe von Öl, vom Körper aufgenommen werden. Etwa 10 % der Karotinoide haben eine Provitamin-A-Funktion. Dies bedeutet, dass sie eine Vorstufe des Vitamin A sind, jedoch mit ihnen keine Überdosierung droht, da der Körper nur so viele Karotinoide in Vitamin A umwandelt, wie er benötigt. Aus einem Beta-Karotinmolekül können 2 Moleküle Vitamin A aufgebaut werden.

Vitalstofftipp: Nicht erhitztes grünes Gemüse kann eine hohe Antikrebswirkung haben, was vor allem an den hitzelabilen Xanthophyllen im grünblättrigen Gemüse liegt.

Vorkommen in der Nahrung

Karotinoide kommen in Tomaten, Karotten, Grünkohl, Aprikosen, Kürbis, Spinat, Kopfsalat, roten Grapefruits und Brokkoli vor. Gelbes, rotes und orangefarbenes Gemüse enthält viel Beta-Karotin, Tomaten sind besonders lykopinreich, und grünes Gemüse enthält viele sauerstoffhaltige Karotinoide.

Ernährungstipp: Wenn Sie sich vegan oder vegetarisch ernähren, können Sie durch eine Ergänzung mit Beta-Karotin einem Mangel an Vitamin A vorbeugen, das Sie sonst nur durch tierische Produkte aufnehmen könnten.

Effekte

- **Antikanzerogen:** Karotinoide haben in zahlreichen Studien schützende Eigenschaften vor verschiedenen Krebserkrankungen gezeigt, z. B. Hautkrebs, Lungenkrebs, Brustkrebs, Gebärmutterhalskrebs, Speiseröhrenkrebs, Magenkrebs, Dickdarmkrebs. Vor allem Lykopin wirkt als Schutz vor Prostatakrebs.
- **Antioxidativ:** Karotinoide wirken stark gegen freie Radikale und haben so einen positiven Einfluss bei oxidativem Stress.
- **Immunfördernd:** Beta-Karotin wirkt stärkend auf das Immunsystem.

- **Cholesterinsenkend:** Speziell Lykopin ist in der Lage, das unerwünschte LDL-Cholesterin um bis zu 14 % zu reduzieren.
- **Herzschützend:** Karotinoide schützen vor Herz-Kreislauf-Erkrankungen, Lykopin verhindert die Verkalkung der Herzarterien.
- **Hornhautschützend:** Karotinoide reduzieren das Risiko einer Netzhauterkrankung bzw. einer Hornhautdegeneration des Auges wie z. B. Glaukom oder Veränderungen des Auges bei Diabetes.
- **Haut- und schleimhautschützend:** Karotinoide wirken einer Pigmentstörung bzw. einem Sonnenbrand der Haut entgegen.
- **Verdauungsfördernd:** Regt die Darmtätigkeit an.

Gesundheitstipp: Haben Sie eine sonnenempfindliche Haut, sollten Sie bereits im Frühjahr mit der täglichen Zufuhr von Beta-Karotin beginnen, um im Sommer zusammen mit einer guten Sonnenschutzcreme Ihre Haut optimal zu schützen.

Ernährungstipp: Essen Sie Tomaten gekocht, da so das Lykopin für Ihren Körper verwertbar wird.

Täglicher Bedarf

Der genaue Bedarf an Karotinoiden ist nicht geklärt. Die DGE empfiehlt für Männer 6 mg und für Frauen 5 mg Beta-Karotin pro Tag.

Versorgungssituation

Die tatsächliche Aufnahme in Deutschland und den USA beträgt täglich nur 1,5–2 mg Beta-Karotin und 5,3 mg Gesamtkarotinoide pro Tag.

Phytosterine

Phytosterine sind Substanzen mit cholesterinähnlicher Struktur. Nur etwa 5–10 % der aufgenommenen Phytosterine werden im Körper wirksam, der Rest wird über den Stuhlgang ausgeschieden und dient dem Schutz vor Darmkrebs.

Vorkommen in der Nahrung

Phytosterine sind hauptsächlich in fettreichen Pflanzenteilen enthalten, vor allem in Pflanzensamen (Nüssen, Sojabohnen, Hülsenfrüchten) und naturbelassenen Pflanzenölen. Bei der Raffination von Speiseölen werden die Phytosterine weitgehend zerstört, weswegen kalt gepresste Öle bevorzugt werden sollten.

Lebensmittel	Phytosteringehalt (mg/100 g)
Maiskeime, Maiskeimöl	800–2200
Saaten und Nüsse	22–714
Sonnenblumenkerne	534
Sojaöl (kalt gepresst)	494
Sonnenblumenöl	240–460
Sesam	417
Getreide	1–200
Gemüse (auch Keimlinge)	1–100
Obst	2–30

[Weihrauch, J. L., Gardner, J. M.: Sterol content of foods of plant origin. J Am Diet Assoc 73 (1978): 39–47.]

Effekte

- **Cholesterinsenkend:** Dieser Effekt der Phytosterine ist bereits seit den 1950er-Jahren bekannt und gilt als gesichert. Phytosterine senken das schädliche oxidierte LDL-Cholesterin, das die Gefäßverkalkung begünstigt, ohne dabei das schützende HDL-Cholesterin zu verändern, das der Gefäßverkalkung entgegenwirkt.
- **Antikanzerogen:** Epidemiologische Studien belegen die Verbindung zwischen einer hohen Phytosterinaufnahme und einem niedrigen Risiko für Darmkrebs. Phytosterine können sowohl der Entwicklung einer gutartigen Prostatavergrößerung als auch der eines Prostatakarzinoms vorbeugen, Beta-Sitosterin ist der Wirkstoff einiger Prostata-Phytopharmaka.
- **Herzschützend:** Phytosterine senken das Herzinfarktrisiko.

Täglicher Bedarf

Der genaue Bedarf an Phytosterinen ist nicht definitiv geklärt. Allerdings stellte man in Studien fest, dass eine tägliche Zufuhr von mehr als 3 g pro Tag keine weitere Senkung des Cholesterinspiegels im Blutserum herbeiführt.

Vitalstofftipp: In mehreren Studien konnte das Serumcholesterin mit bis zu 3 g Phytosterinen pro Tag um 10 bis 30 % gesenkt werden.

Versorgungssituation

Die Phytosterinzufuhr bei einer gemischten Kost beträgt in Deutschland 100–500 mg.

Gesundheitstipp: Vegetarier und Veganer, die einen hohen täglichen Verzehr an Nüssen, Saaten und Hülsenfrüchten haben, sind im Vergleich zur Allgemeinbevölkerung deutlich besser versorgt.

Saponine

Saponine, die Bitterstoffe in Pflanzen, zeigen beim Kochen in Wasser eine typische Schaumbildung (lat. Sapo = Seife). Wegen ihrer blutzerstörenden Teilwirkung wurden sie bis vor Kurzem ausschließlich als gesundheitsschädlich angesehen. Heute weiß man, dass sie in einer geringen Menge, in der sie bei üblicher Kost in Nahrungsmitteln vorkommen, gesundheitsfördernd sind. Sie entfalten ihre Wirkung hauptsächlich im Magen-Darm-Trakt. Saponine sind zwar relativ stabil gegen Hitzeeinwirkungen, sie gehen aber zum Teil in das Kochwasser über.

Gesundheitstipp: Vegetarier und Veganer führen eventuell zu viele Saponine mit der Nahrung zu sich, wodurch die Gefahr einer Blutarmut besteht.

Vorkommen

Saponine sind in pflanzlichen Lebensmitteln weitverbreitet, besonders reichlich kommen sie in Hülsenfrüchten (Leguminosen) vor.

Lebensmittel (verzehrfertig)	Saponingehalt (mg/kg)
Kichererbsen	50
Sojabohnen (5 verschiedene)	39
Bohnen	18
grüne Bohnen	16
Linsen	4
Spinat	6
Knoblauch	1
Haferflocken	1

[Oakenfull, D., Potter, J. D.: Determination oft he Saponon Content of foods.
In: Spiller GA, Handbook of dietary fever in human nutrition,
CRC Press, Boca Raton 1986: 459–460.]

Effekte

- **Antikanzerogen:** Saponine reduzieren das Darmkrebsrisiko.
- **Antibakteriell:** Saponine können gegen Mikroben aller Art wirken.

- **Immunfördernd:** Bei häufigen Infekten können Saponine helfen.
- **Cholesterinsenkend:** Saponine binden Cholesterin unlösbar im Darm (Saponin-Cholesterin-Komplex). Sie binden zudem primäre Gallensäuren, die die Cholesterinaufnahme fördern, und reduzieren so zusätzlich den Cholesterinspiegel.
- **Entzündungshemmend:** Saponine beugen Entzündungen vor.

Täglicher Bedarf

Der tägliche Bedarf ist noch nicht geklärt.

Versorgungssituation

Die tägliche Aufnahme liegt bei ca. 10–15 mg und ist bei Vegetariern und Veganern mit 110–240 mg deutlich höher.

Vitalstofftipp: Die Rinde des Panama- oder Seifenrindenbaumes (Quillaia saponaria) enthält bis zu 5 % Saponine. Ihr Extrakt ist in der EU als Lebensmittelzusatzstoff zugelassen (E 999) und wird u. a. als Schaumbildner für Bier eingesetzt.

Vitalstofftipp: Saponine wirken vorrangig gegen Pilze und Viren. Auch gegenüber HIV zeigen sie eine Wirkung.

Glukosinolate

Glukosinolate haben die beiden Hauptbestandteile Glukose (Zucker) und Schwefel gemeinsam. Derzeit sind etwa 100 verschiedene Glukosinolate bekannt. Pflanzen setzen sie zur Abwehr von Mikroorganismen (Bakterien, Viren, Schimmelpilzen) ein. Sie bauen sich unter Einwirkung von Sauerstoff rasch zu den eigentlichen Wirksubstanzen ab, den scharfwürzigen Senfölen, deren wichtigste Vertreter Thiozyanat, Isothiozyanat, Nitrile und Indole sind. Heute wird die gesundheitsfördernde Wirkung der Glukosinolate höher als ihre kropffördernde Wirkung bewertet, die nur bei viel zu hohen Dosierungen auftritt. Sie sind sehr hitzeempfindlich: Erhitzte Verbindungen zeigen eine geringere Anti-Krebs-Wirkung als nicht erhitzte, weswegen Gemüsesorten, die Glukosinolate enthalten, vorwiegend roh gegessen werden sollten, wie z. B. Lauchzwiebeln oder Radieschen.

Ernährungstipp: Essen Sie Gemüsesorten, die Glukosinolate enthalten, vorwiegend roh, oder erhitzen Sie sie nur kurz.

Vorkommen

Glukosinolate kommen vor allem im Gemüse der Kreuzblütlergruppe (Kruziferen) vor. Sie sind verantwortlich für den typischen Geschmack von Kohlgemüse wie

Rosenkohl, Rotkohl, Kohlrabi oder Brokkoli und den Geschmack scharfschmeckender Pflanzen wie Kresse, Rettich und Knoblauch.

Gehalt in Kruziferen	Glukosinolatgehalt (mg/100 g Frischgewicht)	
	nicht erhitzt	erhitzt
Gartenkresse	121	0
Kohlrabi	109	73
Rosenkohl (gefroren)	91	61
Rotkohl	67	55
Brokkoli	61	37
Brokkoli (gefroren)	51	21
Blumenkohl (gefroren)	41	28
Rettich	13	0

[Sones, K., Heaney, R. K., Fenwick, G. R.: An estimate of the mean daily intake of glucosinolates from cruciferous vegetables in the UK. J Sci Food Agric 35 (1984): 712–720.]

Effekte

- **Antikanzerogen:** Indole haben antikanzerogene Effekte gegenüber Brustkrebs und Gebärmutterschleimhautkrebs. Zahlreiche tierexperimentelle Studien belegen auch eine antikanzerogene Wirkung gegenüber Karzinomen an Magen, Brust, Leber und Lunge.
- **Antimikrobiell:** Als natürliche Antibiotika gegen Bakterien und Pilze werden Senföle beim Menschen seit Langem verwendet. Senföle werden in der Leber aufgenommen und über Atem- und Harnwege ausgeschieden. Daher sind Glukosinolate u. a. sehr wirksam bei Harnwegsinfektionen.

Täglicher Bedarf

Der tägliche Bedarf ist noch nicht definitiv geklärt. Durch den täglichen Verzehr von zwei Portionen Kohlgemüse pro Tag soll sich das Risiko für bestimmte Tumorarten halbieren.

Versorgungssituation

Die geschätzte tägliche Gesamtzufuhr liegt bei einer durchschnittlichen Aufnahme von 32 g Kohlgemüse (v. a. Weißkohl) bei 43 mg pro Person. Bei Vegetariern und Veganern mit einem hohen Verzehr von Kohlgemüse soll die tägliche Gesamtaufnahme bei ca. 110 mg pro Person liegen. Allerdings ist die Höhe der Aufnahme jahreszeitabhängig und schwankt je nach untersuchter Bevölkerungsgruppe.

Ernährungstipp: Bereits eine Aufnahme von 10–40 g Kresseblättern oder Meerrettichwurzeln führt zu einer antimikrobiellen Wirkung in den Harnwegen.

Phenolsäure

Phenolsäuren gehören zu den Polyphenolen, die chemisch auf der Struktur des Phenolrings basieren. Polyphenole zählen zu den am weitesten verbreiteten sekundären Inhaltsstoffen in Obst und Gemüse. Sie kommen besonders in den Randschichten der Pflanzen vor, wo sie als Antioxidantien zum Schutz der Pflanze vor Sauerstoffradikalen wirken. Sie prägen die Farbe und das Aroma des Gemüses. Unter dem Begriff »Phenolsäuren« werden zusammengefasst:

- Phenolsäure im eigentlichen Sinn,
- Hydroxyzimtsäuren (Gallussäure, Kaffeesäure, Ferulasäure),
- Ellagsäure.

Vitalstofftipp: Polyphenole interagieren mit anderen Mikronährstoffen: Phenole (z. B. in Tee, Kaffee, bestimmten Getreidesorten) vermindern die Eisenaufnahme, Polyphenole (z. B. in Tee, Kaffee) deaktivieren das Vitamin B_1 im Darm, Kaffee- und Chlorogensäure beeinträchtigen die Zinkaufnahme.

Vorkommen

Phenolsäuren sind reichlich enthalten in verschiedenen Kohlsorten, in Radieschen und Weizenprodukten. Aber auch Walnüsse, grüner und schwarzer Tee, Trauben, Rotwein und Weißwein sind reich an Phenolverbindungen.

Pflanze	Phenolsäuregehalt (mg/100 g Frischgewicht)
Grünkohl	970–1555
Weizenvollkorn	500
Radieschen	75–100
Weißkohl	105
Weizenmehl (Type 405)	71
grüne Bohnen	70

Pflanze	Phenolsäuregehalt (mg/100 g Frischgewicht)
Paprika	29
Walnüsse	7,4
Kaffee	7 mg / Tasse

[Hermann, K.: Übersicht über nicht essentielle Inhaltsstoffe der Gemüsearten. Z Lebensm unters Vorsch 165 (1977): 151-164, Senter, S.D., Horvath, R.J., Forbus, W.R.: Comparative GLC-MS Analysis of phenolic acids of selected tree nots. J Food Sci 48 (1983): 798-799, 824.]

Effekte

- **Antikanzerogen:** In Tierversuchen wurden krebshemmende Effekte gegenüber Speiseröhrenkrebs, Magenkrebs, Hautkrebs und Lungenkrebs nachgewiesen.
- **Antioxidativ:** Die Phenolsäuren weisen bereits in geringen Konzentrationen eindrucksvolle antioxidative Effekte auf und wirken positiv bei jedem oxidativen Stress, z.B. beim Sport oder bei der Vorbeugung und Therapie vieler Erkrankungen.
- **Herzschützend:** Phenolsäuren verhindern die Oxidation von LDL. Oxidiertes LDL wird als Startgeber für Herzerkrankungen eingeschätzt.
- **Entzündungshemmend:** Sowohl in Olivenöl als auch in Wein konnten Tyrosol und Kaffeesäure nachgewiesen werden. Bei Untersuchungen zeigten beide Substanzen bereits in geringen Konzentrationen eine deutliche Hemmung von Entzündungsreaktionen.

Täglicher Bedarf

Der tägliche Bedarf ist noch nicht definitiv geklärt.

Versorgungssituation

In der Nationalen Verzehrstudie betrug die durchschnittliche Zufuhr an Phenolsäure 222 mg pro Tag mit einer erheblichen Schwankungsbreite (8,7–989 mg pro Tag). Die Hauptmenge wird dabei über die Kaffeesäure mit 205,5 mg zugeführt.

Ernährungstipp: Wegen der hohen Konzentration an Kaffeesäure im Kaffee ist sie bei Kaffeetrinkern vermutlich der häufigste sekundäre Pflanzenstoff in der Nahrung. Pro Tasse führen Sie 25–75 mg Kaffeesäure bzw. 50–150 mg Chlorogensäure zu. Manche Kaffeetrinker nehmen bis zu 1 g pro Tag auf.

Flavonoide

Flavonoide gehören ebenfalls zu den Polyphenolen. Als Pflanzenfarbstoffe sind Flavonoide weitverbreitet (lat. flavus = gelb), sie sind aber auch für die rote, violette und blaue Farbe von Kirschen, Rotkohl und Trauben verantwortlich. Sie sorgen u.a. für die Schärfe der Chilis und den bitteren Geschmack von Pampelmusen. Derzeit sind rund 5 000 verschiedene Flavonoide bekannt. Unter dem Begriff »Flavonoide« werden zusammengefasst:

- Flavone,
- Isoflavonoide (Genistein, Daidzein),
- Flavonole (Quercetin),
- Flavanole,
- Flavanone,
- Anthozyane,
- Proanthozyane.

Im Gegensatz zu den Phenolsäuren sind sie hitzestabil und entfalten ihre Wirkung erst nach dem Kochen, da sie durch diesen Prozess aus der Zellwand gelöst werden.

Ernährungstipp: Bei der Herstellung von klarem Apfelsaft verbleiben über 80 % der Flavonoide im Pressrückstand (Trester), nur ca. 10 % im Saft. Bevorzugen Sie aus diesem Grund trüben Apfelsaft, da er gesünder ist.

Vorkommen

Die wichtigsten Vorkommen je nach Verbindungsklassen sind:

Verbindung	Substanzen	Vorkommen	Eigenschaft
Anthozyane	Malvidin Cyanidin	blaue Trauben Kirschen	rote und blaue Farbpigmente
Flavanole	Epicatechingallate Epigallocatechin	Rotwein schwarzer, grüner Tee	verengende Wirkung
Flavanone	Naringin Hesperidin	Grapefruit Orangen	Bitterstoffe
Flavone	Apigenin Chrysin	Sellerie Fruchtschalen	hellgelbe Pigmente
Flavonole	Quercetin Kaempferol	Zwiebeln Endivien	hellgelbe Pigmente
Isoflavonoide	Genistein Daidzein	Sojabohnen Sojabohnen	Phytoöstrogene

[Watzl, B., Rechkemmer, G.: Flavonoide. Ernährungsumschau 48 (2001), Heft 12: 498.]

Vitalstofftipp: Quercetin ist das am häufigsten vorkommende Flavonoid. Anthozyanine sind zur Färbung von Lebensmitteln zugelassen (E 163).

Effekte

- **Antikanzerogen:** Es gibt zahlreiche Hinweise auf antikanzerogene Wirkungen der Flavonoide beim Tier, aber auch einzelne Ergebnisse über eine derartige Wirkung beim Menschen. Bei ihm bewirkt eine hohe Aufnahme ein geringeres Risiko für Magenkrebs, Dickdarmkrebs und Brustkrebs.
- **Antioxidativ:** Die antioxidative Aktivität vieler Polyphenole wird teilweise höher eingeschätzt als die der Vitamine E und C. Sie besitzen durch ihren stabilisierenden Einfluss auf die Ascorbinsäure aber einen »Vitamin-C-sparenden« Effekt. Außerdem steigern sie die Wirkung von Vitamin C und Coenzym Q_{10} um den Faktor 10 und verzögern den Verbrauch von Vitamin E. Sie wirken daher positiv bei jedem oxidativen Stress, z. B. beim Sport, bei der Vorbeugung und Therapie vieler Erkrankungen.
- **Antithrombotisch:** Flavonoide hemmen die Thrombenbildung ebenso stark wie Aspirin in niedriger Dosierung (100–300 mg).
- **Entzündungshemmend:** Quercetin hemmt u. a. das Wachstum von Entzündungszellen, weswegen Flavonoide zur Vorbeugung und Therapie von chronischen und wiederkehrenden Entzündungen eingesetzt werden.
- **Antimikrobiell:** Flavonoide im Zitrusöl (z. B. Nobiletin, Tangeretin) wirken bereits in niedrigen Konzentrationen antimikrobiell. Der Konsum von Moosbeerensaft, der Tannine aus der Gruppe der Proanthozyane enthält, unterdrückt nachweisbar die bakterielle Anheftung von Darmbakterien am Harnleiter. So hatte in einer Studie[6] die Gruppe, die regelmäßig Moosbeerensaft trank, nach 6 Monaten ein um 58 % geringeres Risiko für Harnwegsinfektionen als die Kontrollgruppe. Auch bei Heidelbeeren konnte eine antibakterielle Wirkung nachgewiesen werden.
- **Antiviral:** Bei Tanninen aus Fruchtextrakten von Beeren ist eine antivirale Wirkung nachgewiesen worden. Quercetin aus Äpfeln sowie Tangeretin und Nobiletin wirken ebenfalls antiviral.
- **Herzschützend:** Flavonoide reduzieren das Risiko einer Gefäßverkalkung und wirken cholesterinsenkend.

---

6 Meta-Analyse in den Archives of Internal Medicine (2012; 172: 988–996).

Flavonoid-Aufnahme und Sterblichkeit an koronaren Herzerkrankungen (KHK).

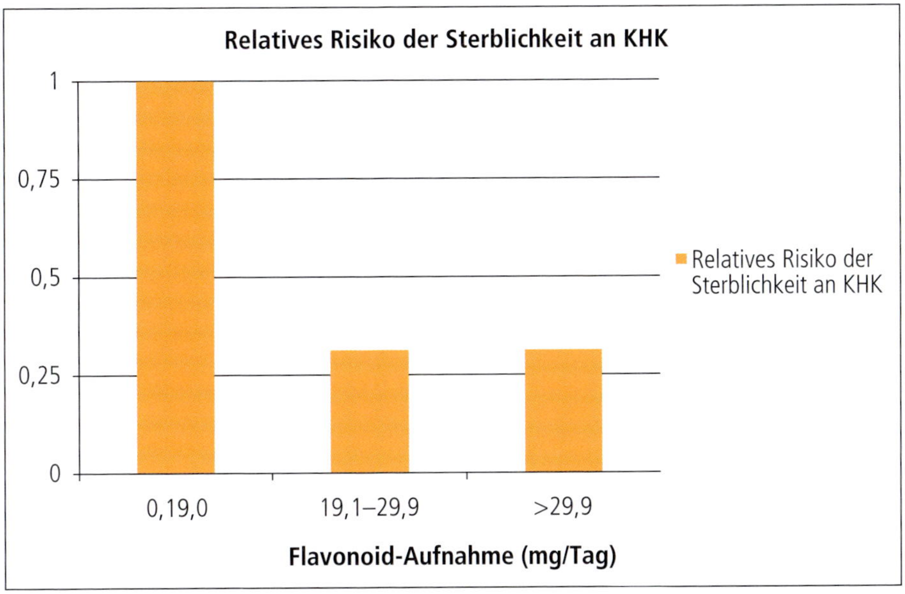

[Dietary Antioxidant Flavonoids and Risk of Coronary Heart-Disease – the Zutphen Elderly Study. In: Lancet 342 (1993), Nr. 8878, S. 1007–1011 [Hertog et al.]]

Täglicher Bedarf

Der tägliche Bedarf ist noch nicht definitiv geklärt.

Versorgungssituation

In der Nationalen Verzehrstudie in Deutschland betrug die durchschnittliche Zufuhr 54 mg Flavonoide pro Tag (mit einer Schwankungsbreite von 7 bis 202 mg). Die durchschnittliche Aufnahme von Flavonol betrug in Deutschland 12 mg pro Tag und Person. Die wichtigsten Lieferanten waren dabei schwarzer Tee (48 %), Zwiebeln (28 %) und Äpfel (7 %). Die tägliche Aufnahme von Anthozyanen wird in Deutschland auf 2,7 mg geschätzt. Sie unterliegt aber einer starken Schwankungsbreite (0–76 mg) und ist stark saisonabhängig, was auf den Verzehr von Beeren, Trauben und Steinobst zurückzuführen ist.

Ernährungstipp: Mit einem Glas Rotwein (ca. 100 ml) nehmen Sie bereits 24–35 mg Anthozyanen auf. Die Grenze zum »ungesunden Alkoholkonsum« wird bei Männern derzeit bei ca. 30–40 g reinem Alkohol pro Tag gezogen. Dies entspricht etwa 2–3 Gläsern Wein.

Gesundheitstipp: Männliche Vegetarier haben eine um 36 % höhere Aufnahme an Flavonoiden als Nichtvegetarier, weibliche Vegetarier eine um 43 % höhere.

Ernährungstipp: In Rotwein sind zwar mehr Polyphenole enthalten, in Weißwein aber effektiver wirkende.

Terpene

Bisher geht man von rund 4500 verschiedenen Terpenen aus, aber nur einige 100 verschiedene Monoterpene sind genauer bekannt. Terpene haben verschiedenartige Wirkungen und eine besondere Bedeutung als pflanzliche Aromastoffe. Sie sind Hauptbestandteil ätherischer Öle und werden in der Lebensmittelindustrie eingesetzt. So wird z. B. das Menthol aus der Pfefferminze aus dem Naturstoff D-Limonen zur Aromatisierung von Getränken, Backwaren und Desserts verwendet. Monoterpene sind licht- und oxidationsempfindlich.

Vorkommen

Terpene sind in praktisch allen Pflanzen mit spezifischem Aroma enthalten: in ätherischen Ölen, Pfefferminze (Hauptbestandteil: Menthol), Kümmel (Hauptbestandteil: Carvon), Muskat, Anis, Pfeffer und Sellerie. Sie kommen auch in Zitrusfrüchten vor, in denen sie in Form von Limonoiden für den bitteren Geschmack der Zitrusfrüchte verantwortlich sind.

Effekte

- **Antikanzerogen:** Den Terpenen wird insgesamt eine große Bedeutung bei der Krebsvorbeugung zugesprochen. In Tierversuchen hemmten Carvon und Limonen die Bildung von Krebs an Magen, Brust, Lunge und Haut.
- **Cholesterinsenkend:** Terpene hemmen die Synthese von Cholesterin und verringern so das Risiko von Herz-Kreislauf-Erkrankungen.
- **Antimikrobiell:** Terpene wirken bakterienabtötend.
- **Schleimlösend:** Die im Thymian enthaltenen Terpene wirken schleimlösend.

Täglicher Bedarf

Der tägliche Bedarf ist noch nicht definitiv geklärt.

Versorgungssituation

Üblicherweise wird eine tägliche Aufnahme an D-Limonen über die Ernährung auf 0,27 mg pro kg Körpergewicht geschätzt. Es gibt aber auch Quellen, die von insgesamt 170 mg unabhängig vom Körpergewicht ausgehen.

Ernährungstipp: Bei erhöhtem Konsum von Zitrusfrüchten kann die tägliche Aufnahme an Terpenen auf bis zu 2 mg pro kg Körpergewicht ansteigen.

Phytoöstrogene

Bei den Phytoöstrogenen handelt es sich um Pflanzenstoffe, die ähnlich strukturiert sind und wirken wie das im menschlichen Körper gebildete Östrogen, wobei sie nur ca. 0,1 % seiner Wirkung haben. Diese Pflanzenstoffe können sowohl östrogen als auch antiöstrogen wirken. Zu den wichtigsten Vertretern der Phytoöstrogene zählen Lignane und Isoflavonoide (z. B. Genistein, Daidzein).

Vorkommen

Lignane sind in Pflanzen (besonders in Getreide) weit verbreitet, sie kommen reichlich in Vollkornprodukten, Leinsamen (370 mg pro 100 g), Weizen, Gerste, Sesam, aber auch in Walnüssen, Gemüse (15,5 mg pro kg) und Obst vor. Isoflavonoide dagegen sind ausschließlich in tropischen Hülsenfrüchten wie Sojabohnen enthalten.

Gehalt in Lebensmitteln	Isoflavonidgehalt (mg pro kg Frischgewicht)	
	Genistein	Daidzein
Sojabohnen	729	546
Misopaste	376	266
Tempeh	320	190
Sojabohnenkeimlinge	230	138
Sojabohnenpaste	171	159
Tofu	166	76
Sojawürstchen	139	49
Sojamilch	26	18
Sojasoße	5	8

[Reinli, K., Block, G.: Phytoöstrogen content of foods – a compendium of literature values. Nutr Cancer (1996) 26: 123–148.]

Effekte

- **Antikanzerogen:** Asiatinnen erkranken fünfmal seltener an Brustkrebs als Amerikanerinnen oder Europäerinnen, asiatische Männer sterben seltener an Prostatakrebs. Beide Fakten werden im Wesentlichen auf die für die Länder Asiens charakteristische Ernährung mit einem hohen Anteil an Sojaprodukten zurückgeführt. Bei Brustkrebs wurde für keinen anderen Ernährungsfaktor bisher eine ähnliche Risikominderung nachgewiesen. Genistein wird zudem ein Schutz vor Hirntumoren zugeschrieben.

- **Antioxidativ:** Phytoöstrogene schützen als Antioxidantien die Zellen gegenüber freien Radikalen.
- **Antibakteriell, antiviral, pilztötend:** Phytoöstrogene werden zur Behandlung und Vorbeugung von Infektionskrankheiten eingesetzt.

Vitalstofftipp: Isoflavonoide hemmen ein Enzym, das zum Wachstum der Prostata beiträgt, in vitro um bis zu 80 %.

Täglicher Bedarf

Der tägliche Bedarf ist noch nicht definitiv geklärt. Einige Untersuchungen empfehlen eine Zufuhr wie in asiatischen Ländern, wo durchschnittlich 20–80 mg Phytoöstrogene pro Tag aufgenommen werden. Durch den hohen Konsum von Sojaprodukten liegt die tägliche Aufnahme von Genistein in Japan bei 7,8–12,4 mg pro Person.

Versorgungssituation

In den westlichen Ländern ist der Sojaverbrauch viel niedriger und liegt in den USA und Europa bei ca. 2–3 mg. Aus diesem Grund muss hier von einem latenten Mangel ausgegangen und eventuell eine Supplementierung erwogen werden.

Gesundheitstipp: Ernähren Sie sich vegan oder vegetarisch mit einem hohen Verzehr an Sojaprodukten, haben Sie eine bessere Versorgung an Phytoöstrogenen.

Sulfide

Sulfide sind flüchtige schwefelhaltige Substanzen. Der typische Geruch und anhaltende Geschmack von Knoblauch kommt von den enthaltenen Sulfiden. Alliin und Allicin sind die wichtigsten Vertreter der Sulfide und die wichtigsten Wirkstoffe aus dem Knoblauch.

Vorkommen

Sulfide finden sich vor allem in Knoblauch (4 g pro kg Frischgewicht), aber auch in Zwiebeln, Lauchzwiebeln, Schnittlauch, Lauch, Spargel und Schalotten.

Effekte

- **Antikanzerogen:** Studien beim Menschen zeigten Zusammenhänge zwischen dem Verzehr von sulfidreichen Lebensmitteln, speziell von Zwiebeln, und einem selteneren Auftreten von Magenkrebs. Im Tierversuch wurden krebshemmende

Wirkungen für verschiedene Organe wie Dickdarm, Speiseröhre, Magen, Lunge, Blase und Brust festgestellt.

- **Antimikrobiell:** Die antibakteriellen Eigenschaften von Knoblauch sind seit langer Zeit bekannt. Eine besonders ausgeprägte antimikrobielle Wirkung haben sie auf krankmachende Darmkeime.
- **Antioxidativ:** Allicin verhindert, dass LDL-Cholesterin zum Radikal wird und so zur Gefäßverkalkung beiträgt. Daher wird dem Knoblauch auch ein Schutz vor Atherosklerose (Arterienverkalkung) zugesprochen.
- **Antithrombotisch:** Die antithrombotische Wirkung ist bei Allicin und Ajoen aus Knoblauch am stärksten. Beide hemmen die Verklumpung von Blutplättchen. Ajoen ist zudem ebenso wirksam wie Acetylsalicylsäure (bekannt als Aspirin). Allerdings ist die Zufuhr nur durch frischen Knoblauch effektiv, in Knoblauchpräparaten liegt kein Ajoen vor.
- **Cholesterinsenkend:** Alliin verringert durch die Hemmung von cholesterinaufbauenden Enzymen die Cholesterinsynthese in der Leber.
- **Immunfördernd:** Sulfide stimulieren das Immunsystem.
- **Entzündungshemmend:** Überschießende Entzündungsreaktionen wie z. B. bei Rheuma, wo sich die Entzündung gegen den Körper richtet, können gegebenenfalls beeinflusst werden.
- **Blutdrucksenkend:** Durch die gefäßerweiternde Wirkung der Sulfide kann der Blutdruck gesenkt werden.
- **Verdauungsfördernd:** Sulfide vermehren die für die Verdauung erforderlichen Darmbakterien.

Gesundheitstipp: In Regionen, in denen viel Knoblauch verzehrt wird, herrscht mit die höchste Lebenserwartung. Leider wird in unseren Breiten der typische Knoblauchgeruch nicht immer toleriert.

Täglicher Bedarf

Der tägliche Bedarf ist noch nicht definitiv geklärt.

Versorgungssituation

Hierzu gibt es keine verlässlichen Informationen, allerdings ist die Versorgung in südeuropäischen Ländern besser.

Vitalstofftipp: Sulfide wirken besonders stark auf krankmachende (selbst antibiotikaresistente) Darmkeime, erhalten dabei aber die wichtige physiologische Darmflora. 1 mg Allicin entspricht der antimikrobiellen Aktivität von 15 IE Penicillin!

Protease-Inhibitoren

Protease-Inhibitoren werden zum Teil vom Körper selbst gebildet, um z. B. die Reaktionen bei Entzündungen zu steuern. Sie werden nur zu ca. 10 % aufgenommen und wirken hauptsächlich im Magen-Darm-Trakt. Proteasen, wie z. B. Trypsin und Chymotrypsin, sind eiweißspaltende Verdauungsenzyme und helfen beim Abbau von Eiweiß in Aminosäuren. Sie werden durch spezifische Protease-Inhibitoren gehemmt.

Ernährungstipp: Durch Erhitzen von Pflanzen und Auskeimen von Sprossen reduziert sich die Aktivität der Trypsin-Inhibitoren um bis zu 80 %.

Vorkommen

Protease-Inhibitoren kommen reichlich in Pflanzensamen wie Hülsenfrüchten, insbesondere in Sojabohnen und Erbsen, Getreide, Kartoffeln und Erdnüssen vor.

Effekte

- **Antikanzerogen:** Durch die antikanzerogene Wirkung von Protease-Inhibitoren wurden niedrigere Krebsraten für Brust, Dickdarm und Prostata beobachtet.
- **Antioxidativ:** Für bestimmte Protease-Inhibitoren konnten antioxidative Wirkungen nachgewiesen werden.

Gesundheitstipp: Bei Tierversuchen wurde festgestellt, in welcher Menge Protease-Inhibitoren beim Menschen gegen Krebs wirken: Ein 70 kg schwerer Mann müsste täglich 216 mg Protease-Inhibitoren aus Sojabohnen zu sich nehmen.

Täglicher Bedarf

Der tägliche Bedarf ist noch nicht definitiv geklärt.

Versorgungssituation

Bei gemischter Kost stammen ca. 1/3 der Protease-Inhibitoren aus tierischen Nahrungsmitteln. Es werden täglich durchschnittlich etwa 295 mg Trypsin-Inhibitoren pro Person aufgenommen. Bei Vegetariern und Veganern ist die Aufnahme von Protease-Inhibitoren deutlich höher als bei der übrigen Bevölkerung.

Weitere sekundäre Pflanzenstoffe

Neben den bereits erwähnten sekundären Pflanzenstoffen gibt es zahlreiche weitere Arten. Dies sind u. a.:

Phytinsäure: Kommt konzentriert in Randschichten von Getreide vor, bilden Komplexe mit Eisen und Zink. Blutzuckerregulierend, antikanzerogen, antioxidativ, immunfördernd.

Lektine: Kommen in Pflanzensamen vor. Blutzuckerregulierend, darmflorastabilisierend.

Tocotrienole: Kommen in Pflanzensamen vor und sind eng mit dem Vitamin E verwandt. Cholesterinsenkend.

Capsaicin: Kommen in Chilis vor. Magenschleimhautschützend.

Reuterin: Kommen in Joghurt vor. Antimikrobiell.

Sedanolide: Kommen in Sellerie vor. Beruhigend.

Theanine: Kommen in Tee vor. Beruhigend.

Chlorophyll: Kommen in Blattfarbstoffen vor. Antikanzerogen.

Ballaststoffe

Bei Ballaststoffen handelt es sich um Kohlenhydrate pflanzlicher Herkunft, die von den Verdauungssekreten im Dünndarm nicht gespalten werden können und deshalb in den Dickdarm gelangen. Unlösliche Ballaststoffe wie z. B. Zellulose besitzen durch ihre Wasserbindungskapazität eine hohe Quellfähigkeit. Lösliche Ballaststoffe wie z. B. Pektine oder Pflanzengummis bilden zähflüssige Lösungen und besitzen gegenüber den unlöslichen Ballaststoffen eine noch höhere Wasserbindungskapazität, also Quellfähigkeit.

Ballaststoffe beeinflussen vor allem die Darmtätigkeit: Sie vergrößern das Volumen aufgenommener Lebensmittel, wodurch die Resorptionsrate für die Vitalstoffe steigt, erhöhen das Stuhlgewicht, beschleunigen die Darmbeweglichkeit, verkürzen die Transitzeit des Stuhls im Darm und steigern die Bildung der Verdauungsenzyme. Je nach Art der zugeführten Ballaststoffe werden zudem die Wachstumsrate und Stoffwechselaktivität unterschiedlicher Bakterienstämme verbessert.

Ernährungstipp: Wenn Sie Ihre Ballaststoffzufuhr erhöhen, müssen Sie parallel immer die Flüssigkeitszufuhr erhöhen, da Ballaststoffe Flüssigkeit zum Quellen benötigen – sonst besteht Verstopfungsgefahr.

Vorkommen

Die wichtigsten Lieferanten für Ballaststoffe sind Getreideprodukte, vor allem Vollkornprodukte, Hülsenfrüchte, Gemüse wie z.B. Salate und Sprossen, Obst und Nüsse.

Lebensmittel	Ballaststoffe (g pro 100 g)
Weizenkleie	48–50
Leinsamen	25,6
Weizenkeime	24,7
Hülsenfrüchte	17
Ballaststoff-Müsli	15
Knäckebrot	14
Weizenvollkornmehl	12,9
Pumpernickel	9,8
Vollkornhaferflocken	9,5
Vollkornnudeln	8
Roggenvollkornbrot	7,7
grüne Erbsen	5,2
Sellerieknollen	4,2
Möhren	3,4
Naturreis	2,9–4

[Schmidt, E., Schmidt, N., Leitfaden Mikronährstoffe, Elsevier, München 2004.]

Effekte

- **Antikanzerogen:** Personengruppen, die sich ballaststoffreich ernähren, weisen ein bis zu 40 % geringeres Risiko für Dickdarmkrebs auf. So könnte laut einer Meta-Analyse eine generelle Erhöhung der Ballaststoffzufuhr auf 39 g pro Tag das Risiko für Dickdarmkrebs in der amerikanischen Bevölkerung um 31 % senken. Epidemiologische Daten zeigen außerdem, dass auch die Sterblichkeit infolge von Brustkrebs mit steigender Ballaststoffzufuhr sinkt.
- **Herzschützend:** Personen mit einer hohen Ballaststoffzufuhr (knapp 30 g pro Tag) weisen ein fast um die Hälfte niedrigeres Herzinfarktrisiko auf als Personen mit der niedrigsten Ballaststoffzufuhr (12,4 g pro Tag).

- **Cholesterinsenkend:** Die Mehrzahl der klinischen Studien belegt, dass Ballaststoffe das Serumcholesterin um bis zu 25 % senken. Dies betrifft vor allem das sogenannte »schlechte« LDL-Cholesterin, während das »gute« HDL-Cholesterin nicht beeinflusst wird.
- **Immunstärkend:** Für einige Ballaststoffe wie z. B. Hemizellulosen oder Pektine wird über eine positive Wirkung auf das Immunsystem diskutiert.
- **Blutzuckerregulierend:** Ballaststoffreiche Lebensmittel sorgen für eine Verbesserung des Glukosestoffwechsels bei Diabetikern. Aufgrund ihres niedrigeren Zuckerindexes verbessern sie aber sowohl bei gesunden Menschen als auch bei Diabetikern die Kohlenhydratverträglichkeit.

Gesundheitstipp: Der Begriff »Ballaststoffe« ist irreführend. Diese Pflanzenbegleitstoffe sind nicht etwa reiner Ballast, sondern äußerst gesundheitsfördernd.

Täglicher Bedarf

Empfohlen wird eine tägliche Mindestaufnahme von ca. 30–40 g Ballaststoffen.

Versorgungssituation

Die tägliche Zufuhr an Ballaststoffen liegt in Deutschland bei durchschnittlich 10–20 g.

Substanzen in fermentierten Lebensmitteln (hier Milchsäure)

Milchsäure ist die wichtigste bioaktive Substanz in fermentierten Milchprodukten. Sie entsteht als Endprodukt der Milchsäuregärung, der sogenannten Fermentation. Diese vollzieht sich durch den Zusatz von bestimmten Enzymen, Bakterien-, Pilz- oder bestimmten biologischen Zellkulturen. Die Bakterienstämme stabilisieren unsere Darmflora und sorgen so für ein gutes Immunsystem. Man unterscheidet linksdrehende oder D(–)-Milchsäure und rechtsdrehende oder L(+)-Milchsäure. Im Körper wird fast ausschließlich rechtsdrehende Milchsäure gebildet. Linksdrehende Milchsäure wird hauptsächlich mit der Nahrung aufgenommen und im Körper durch unspezifische Enzyme langsamer abgebaut.

Vorkommen

Die Fermentation ist wegen der Reduktion des pH-Wertes eine der ältesten Konservierungsmethoden. In Mitteleuropa wird die Fermentierung heute praktisch ausschließlich zur Herstellung von Milchprodukten, z. B. von Joghurt, Buttermilch oder Kefir eingesetzt. Bei den pflanzlichen Lebensmitteln ist Sauerkraut zu nennen.

Effekte

Sowohl die im menschlichen Körper gebildete Milchsäure als auch die in fermentierten Lebensmitteln vorkommende Milchsäure hat gesundheitliche Effekte. Da es hier aber um Letztere geht, wird von »Produkten in fermentierten Lebensmitteln« gesprochen.

- **Antikanzerogen:** Der gesteigerte Konsum fermentierter Milchprodukte mit bestimmten Milchsäurebakterien kann für eine Senkung des Darmkrebsrisikos sorgen. Auch das Risiko, an einem Harnblasentumor zu erkranken, sinkt mit erhöhter Aufnahme fermentierter Milchprodukte.
- **Immunfördernd:** Durch die in unerhitztem Joghurt enthaltenen Milchsäurebakterien kann es beim Menschen zu einer Anregung des Immunsystems kommen.
- **Cholesterinsenkend:** Fermentierte Milchprodukte können den Cholesterinspiegel über diverse Mechanismen senken.
- **Verdauungsfördernd:** Fermentierte Milchprodukte mit ausgewählten Milchsäurebakterienstämmen begünstigen eine Zunahme der für den Menschen zur Verdauung notwendigen Darmkeime im Stuhl und eine Abnahme potenziell krankmachender Erreger. Darminfektionen können durch fermentierte Milchprodukte positiv beeinflusst werden.
- **Antimikrobiell:** In Tierversuchen konnten durch Darmbakterien verursachte Blasen- und Genitalinfektionen verhindert und Candida-(Pilz-)Infektionen der Scheide reduziert werden.

Täglicher Bedarf

Der tägliche Bedarf ist noch nicht definitiv geklärt.

Versorgungssituation

Für die Versorgung sind keine verlässlichen Daten verfügbar.

Ernährungstipp: Kuhmilch für sich hat wenig Bedeutung für die Gesundheit. Das enthaltene Kalzium können Sie nur in Verbindung mit Vitamin D aufnehmen. Männer, die viel Milch trinken, scheinen zudem häufiger an Prostatakrebs zu leiden.

Fettlösliche Vitamine

Unter Vitaminen wurden vitale Mikronährstoffe verstanden, die ursprünglich immer eine Aminverbindung aufweisen mussten. Mittlerweile werden aber auch Verbindungen ohne Amin zu den Vitaminen gezählt wie z. B. das Vitamin D. Sie werden in fett- und wasserlösliche Vitamine unterteilt.

Vitamin A

Vitamin A ist ein Obergriff für eine Reihe natürlicher und synthetischer Verbindungen mit ähnlicher chemischer Struktur, jedoch unterschiedlicher Wirkungsweise. Nach der internationalen chemischen Nomenklatur IUPAC (International Union of Pure and Applied Chemistry) werden Vitamin A und seine Abkömmlinge unter dem Begriff »Retinoide« zusammengefasst. Dieser Begriff ist jedoch irreführend, da er sowohl die natürlich vorkommenden Verbindungen mit Vitamin-A-Aktivität als auch die synthetischen Abkömmlinge des Retinols, d. h. Retinsäure mit und ohne Vitamin-A-Aktivität, umfasst. Retinsäure kann als Endprodukt der Stoffwechselkette nicht mehr zur Ausgangssubstanz Retinol umgebaut werden, wodurch ihr die Wirkungen des Retinols verloren geht. Aufgrund dessen hat sie keinen Einfluss auf die Samenbildung des Mannes und das Immunsystem und deckt nur einen Teil der biologischen Vitamin-A-Wirkung ab. Eine begriffliche Trennung ist daher aus ernährungsphysiologischer und biochemischer Sicht erforderlich, da nur so die unterschiedlichen erwünschten bzw. schädlichen Wirkungen der einzelnen Verbindungen berücksichtigt werden können. Eine Unterteilung sollte deshalb unterscheiden in einerseits biologisch aktives Retinol und Retinoide für natürliche Vitamin-A-Verbindungen und andererseits in synthetische Retinsäure-Abkömmlinge, die als Endprodukt der Vitamin-A-Stoffwechselkette nicht alle Wirkungen von Vitamin A besitzen.

Vitalstofftipp: Nur natürliches Retinol (Vitamin A) entfaltet die volle Vitamin-A-Aktivität.

Die Angabe der biologischen Vitamin-A-Wirkung erfolgt in Internationaler Einheit (IE) bzw. in Retinoläquivalenten, d. h., die Wirksamkeit einer Vorstufe des Vitamin A kann in Vergleich gesetzt werden mit der des natürlichen Vitamin A.

Vitalstofftipp: Eine IE Vitamin A entspricht 0,3 µg Retinol.

Aufgrund seiner Struktur ist Vitamin A sehr empfindlich gegenüber Sauerstoff, Licht und Wärme. Die Zugabe von Vitamin E schützt das Vitamin A vor Oxidation und damit vor der Zerstörung. Vitamin A ist auch sehr empfindlich gegenüber Säuren, aber gleichzeitig sehr stabil gegenüber Basen. Retinol ist ein fettlösliches Vitamin, in Wasser ist es unlöslich.

Vitalstofftipp: Damit Sie Vitamin A besser aufnehmen können, ist der Zusatz von Fetten notwendig, weswegen Sie es zu den Mahlzeiten einnehmen sollten.

Vorkommen

Vitamin A kommt nur in tierischen Lebensmitteln vor, in der Pflanzenwelt gibt es die Karotinoide, die von höheren Pflanzen und Mikroorganismen gebildet werden (siehe Seite 65). Für den Menschen haben Karotinoide die Funktion von Provitaminen, also von Vitamin-A-Vorstufen, und werden nach dem Verzehr vor allem in den Zellen des Darms mittels Enzymen in Vitamin A umgewandelt.

Natürliche Vitamin-A-Quellen für den Menschen sind dementsprechend tierische Produkte. Den höchsten Gehalt haben Leber, Butter und Eigelb. Milch, Käse, Sahne und einige Seefische, wie z.B. Heilbutt und Makrele, sind ebenfalls gute Vitamin-A-Lieferanten. In manchen tierischen Produkten ist der Vitamin-A-Gehalt teilweise so hoch, dass es bei einseitigem Verzehr zu Vergiftungserscheinungen kommen kann. So verfügen fischfressende Säugetiere wie der Eisbär über so hohe Vitamin-A-Speicher in der Leber, dass bei Inuits, die die Eisbärenleber in rohem Zustand verzehrten, unerwünschte Wirkungen aufgetreten sind. Veganer können sich durch eine karotinreiche Nahrung mit Vitamin A versorgen. Säuglinge decken ihren Bedarf direkt über die Muttermilch ab.

Ernährungstipp: Da ein Minimum an Vitamin A nicht durch Karotinoide ersetzt werden kann, sollten Sie bei einer veganen Ernährung mit Vitamin A angereicherte Säfte konsumieren.

Aufgrund der ausgewogenen Ernährung in Mitteleuropa ist eine überhöhte Vitamin-A-Zufuhr durch Lebensmittel auszuschließen. In den 1960er- und 1970er-Jahren wurden jedoch aufgrund relativ hoher Vitamin-A-Gehalte im Tierfutter, insbesondere bei Innereien, unnatürlich hohe Vitamin-A-Spiegel beobachtet. Infolgedessen warnte das Bundesgesundheitsamt Schwangere vor dem Verzehr von Schweineleber. Mittlerweile hat die Futtermittelindustrie die Vitamin-A-Zugaben in Fertigfutter aber reduziert.

Vitalstofftipp: Beta-Karotin ist das wichtigste Provitamin A, weil es in der Natur sehr weit verbreitet ist und unter den Karotinoiden die höchste (Pro-)Vitamin-A-Wirksamkeit besitzt.

Ca. 20 % des aufgenommenen Vitamin A wird nicht im Körper gespeichert und innerhalb von 1 bis 2 Tagen über den Stuhl ausgeschieden. Bei gesunden Erwachsenen beträgt die durchschnittliche Konzentration des Vitamin A in der Leber 100–300 µg pro g Leber, bei Kindern 20–100 µg pro g Leber. Vitamin E verhindert den oxidativen Abbau von Vitamin A im Magen-Darm-Trakt und steigert dadurch dessen Speicherung im Gewebe und in der Leber.

Anwendungsgebiete

Eine einheitliche Wirkungsweise kann dem Vitamin A nicht zugeordnet werden. Die verschiedenen, im Organismus vorkommenden Abkömmlinge zeigen unterschiedliche funktionelle Wirkungen:

Anti-Krebs-Wirkung: Vitamin A greift regulierend in die Start- und Wachstumsvorgänge von Tumoren ein.

Gefäßverkalkung: Beta-Karotin verringert als Radikalenfänger die Oxidation und damit die Bildung des – eigentlich zur Gefäßverkalkung führende – LDL-Cholesterin.

Augen: Retinol und Retinal wirken positiv bei Nachtblindheit, Bindehautentzündung und grauem Star.

Haut und Haare: Eine optimale Vitamin-A-Versorgung schützt vor trockener Haut, Schuppenflechte, Hautausschlag, trockenen und brüchigen Haaren und Schuppenbildung. Retinol und Retinsäure wirken besonders auf das Wachstum und die Entwicklung von Hautgewebe.

Kinderkrankheiten: Vitamin A lindert die Beschwerden einer Maserninfektion.

Harnwege: Durch Vitamin A können die Beschwerden bei einer Blasenentzündung reduziert werden.

Knochen: Retinol und Retinsäure wirken besonders auf das Wachstum und die Entwicklung von Knochengewebe und fördern die Heilung von Knochenbrüchen.

Atemwege: Vitamin A lindert die Beschwerden bei einer Infektion der oberen Atemwege, einer Entzündung der Bronchien und der Lunge.

Gesundheitstipp: Vitamin A oder Beta-Karotin helfen Ihnen zusammen mit Zink und Vitamin C bei einer beginnenden Erkältung.

Reproduktion: Bei der Spermienbildung, Eizellen-, Plazenta- und Embryonalentwicklung ist nur Retinol wirksam und kann nicht durch Retinsäure ersetzt werden. In den Hoden und Eierstöcken wird Retinsäure zur Testosteronsynthese und Retinol zur Aufrechterhaltung des Samenleitergewebes benötigt.

Medikamenteneinnahme: Medikamente zur Cholesterinsenkung, Abführmittel und orale Kontrazeptiva (Antibabypille) führen zu einem erhöhten Bedarf an Vitamin A.

Weitere Anwendungsgebiete: Vitamin A wird empfohlen bei Magenentzündungen und Durchfall, Störungen des Eisenstoffwechsels, Bildung von Erythrozyten (rote Blutkörperchen), Myelinbildung[7].

Gesundheitstipp: Ein Vitamin-A-Defizit führt bei Frauen zu Störungen des Gebärmutterschleimhautaufbaus und der Plazentaentwicklung, sodass es schneller zu Fehlgeburten und Unfruchtbarkeit kommen kann.

Täglicher Bedarf

Bisher gibt es einschlägige Untersuchungen über den Vitamin-A-Bedarf nur für Erwachsene. Aus diesen lässt sich ableiten, dass der Bedarf für männliche Erwachsene mit 1 mg Vitamin A pro Tag gedeckt wird (DGE 1991), der Mindestbedarf wird bei 0,6 mg pro Tag angesetzt. Alle anderen Angaben für Kinder, Jugendliche und Frauen sind geschätzt, d. h. diesen Angaben liegen keine experimentellen Untersuchungen zugrunde.

DGE-Empfehlungen für den täglichen Bedarf an Vitamin A	
Erwachsene	1,0 mg
Schwangere	1,1 mg
Stillende	1,5 mg
Kinder	0,6–0,8 mg

Man nimmt an, dass der Bedarf bei Frauen niedriger ist, jedoch unter physiologischen Sonderbedingungen wie Schwangerschaft und Stillzeit ein Mehrbedarf besteht. Dies ist darauf zurückzuführen, dass Vitamin A als fettlösliches Substrat in die Muttermilch übergeht und so während der Stillphase ca. 0,4–0,5 mg Retinoläquivalente über die Milch abgegeben werden. Da es bei längeren Stillphasen zu einem Absinken des Vitamin-A-Spiegels im Blutplasma kommt, empfiehlt die DGE für diesen Zeitraum eine relativ hohe Zufuhr von 1,5 mg.

7 Myelin ist die fettreiche Substanz, die die Nervenfasern umhüllt.

Besondere Bedeutung der Beta-Karotinzufuhr

In verschiedenen Studien wurde beobachtet, dass niedrige Karotinoidwerte häufiger bei Personen beobachtet wurden, die später an Krebs erkrankten. Obwohl noch keine eindeutigen Schlussfolgerungen möglich sind, weisen epidemiologische Studien, Tierexperimente und erste Interventionsstudien am Menschen darauf hin, dass es sich beim Beta-Karotin und anderen Karotinoiden um potenzielle Teilfaktoren in der Krebsvorbeugung handeln könnte. Ebenso aktuell sind Untersuchungen, die dem Beta-Karotin neben anderen antioxidativen Vitaminen wie z. B. Vitamin E und C vorbeugende Effekte bei Herz-Kreislauf-Krankheiten zusprechen. Erfahrungen aus Entwicklungsländern haben zudem gezeigt, dass eine Deckung des Vitamin-A-Bedarfs ausschließlich über Provitamin-A-Karotinen nicht möglich ist. Nur bei einer Basisversorgung mit minimal 30 µg Retinol kann der Rest durch Beta-Karotin substituiert werden.

Bezüglich der Karotinzufuhr zeigen Erhebungen des U.S. Department of Agriculture (USA), dass die Aufnahme von Beta-Karotin über den Verzehr von Lebensmitteln bei ca. 1,5 mg täglich liegt. Daten der VERA-Studie[8] belegen für die alte Bundesrepublik, dass der Beta-Karotinwert bei Männern mit 10,7 % dreimal niedriger war als bei Frauen (3,4 %). Besonders Männer profitieren also von einer verbesserten Karotinzufuhr. Genauso wie Personen mit hohem Alkohol- oder Zigarettenkonsum, die sehr häufig niedrige Beta-Karotinwerte haben.

Gesundheitstipp: Achten Sie bei einem hohen Alkohol- oder Nikotinkonsum auf eine ausreichende Zufuhr an Beta-Karotin.

Für die eigentliche Vitamin-A-Bedarfsdeckung ist Beta-Karotin zwar nicht unbedingt erforderlich, aufgrund seiner potenziellen Schutzwirkung als Radikalenfänger sollte jedoch überlegt werden, bei den Empfehlungen zur Vitamin-A-Zufuhr auch einen gesonderten Anteil für Beta-Karotin auszuweisen. Dies wird in den Niederlanden bereits umgesetzt, indem für Erwachsene eine tägliche Aufnahme von 0,45 mg Retinol und 2,4 mg Beta-Karotin als wünschenswert angesehen wird. Weltweit nehmen nur noch Bulgarien und Indien eine ähnliche Differenzierung vor. Diese Zusammenhänge haben das National Cancer Institut (USA) veranlasst, eine karotinoidreiche Ernährung zu empfehlen, und auch die DGE weist 1991 in ihren Empfehlungen auf die positive Wirkung einer reichlichen Karotinoidzufuhr hin, ohne jedoch konkrete Mengenangaben zu machen.

---

[8] Die VERA-Studie (»Verbundstudie Ernährungserhebung und Risikofaktorenanalytik«) untersuchte im Zusammenhang mit der Nationalen Verzehrstudie (NVS) in den Jahren 1987–1989 stichprobenartig 2000 Erwachsene.

Versorgungssituation

Unter den Vitaminmangelzuständen rangiert der Vitamin-A-Mangel weltweit an erster Stelle. Besonders in den Ländern der Dritten Welt ist er weitverbreitet, wobei schätzungsweise über 124 Mio. Kinder betroffen sind. Nach dem Ernährungsbericht der DGE von 2008 liegt in den Industrienationen dagegen eine Unterversorgung bei nur 0,1 % der Bevölkerung vor.

Wichtig zu beachten ist, dass Provitamin-A-Karotinoide je nach Zubereitungsart des jeweiligen Lebensmittels einen deutlichen Unterschied in der Bioverfügbarkeit aufweisen. So ist z. B. die Annahme richtig, dass mit Karotten zwar relativ viel Beta-Karotin aufgenommen wird, jedoch ist die tatsächliche Wirkung von vielen Faktoren abhängig: Aus rohen Möhren werden nur etwa 1 % der Beta-Karotine vom Körper aufgenommen, da die Wurzelzellen aus unverdaulichen Zellulosehüllen bestehen, wodurch die Karotinkristalle im Inneren von den Verdauungssäften nicht erreicht und unverändert ausgeschieden werden. Mit zunehmendem mechanischem Aufschluss zum Öffnen der Zellwände, wie z. B. Reiben der Karotten, erhöht sich die Ausnutzung, die bei einer küchentechnischen Zubereitung, bei der gleichzeitig noch Fett eingesetzt wird, zusätzlich verbessert werden kann. So ist ein mit Vollmilch zubereitetes Karottenpüree bestens für den Körper verwertbar. Im Gegensatz dazu haben grüne Gemüse zwar keinen so hohen Provitamin-A-Gehalt wie Karotten, aber das darin enthaltene Karotin ist besser verfügbar, da die Zellwände leichter durch die Verdauungssäfte aufzuschließen sind. Schließlich wird das Ausmaß der Aufnahme von der Höhe der aufgenommenen Karotinmenge beeinflusst: Da bei höherer Beta-Karotinzufuhr ebenfalls die nicht verwertbare Menge ansteigt, ist die Zufuhr über mehrere Einzeldosen verteilt effektiver.

Ernährungstipp: Rohe Karotten im Ganzen kann Ihr Organismus nicht als optimalen Karotinspender verwerten.

Vitamin-A-Mangel

Ein Vitamin-A-Mangel kann bereits vorliegen, bevor typische klinische Symptome auftreten oder er im Labor bestimmt werden kann. Symptome des Vitamin-A-Mangels sind:

- Müdigkeit und Appetitverlust,
- erhöhte Gefahr von Nierensteinbildung,
- herabgesetzte Geruchsempfindlichkeit,

- Augen: Trockenheit, Jucken, Rötung, gestörtes Sehen in der Nacht bis Nachtblindheit, Bitot-Flecken, Bindehautverkalkung, Verhornung der Augenhornhaut, Hornhautrisse, Hornhautvernarbung, Erblindung,
- hypochrome Anämie, d. h. vermindertes Hämoglobin im Blut,
- Haut und Schleimhäute: Trockenheit, Juckreiz, raue Stellen, Ausschlag wie z. B. Akne, Eintrocknung bis Verhornung der Schleimhäute, Gewebsschwund von Speicheldrüsen und Kehlkopf, Entzündungen des Zahnfleisches, Aphtenbildung im Mund, Bronchitis und Lungenentzündungen, Gewebsschwund im Darmtrakt mit Resorptionsstörungen weiterer Vitalstoffe und wichtiger Nahrungsbestandteile, trockene, spröde Haare und Nägel, erhöhtes Tumorrisiko z. B. an der Lunge, Blase, Gebärmutterschleimhaut, Prostata, Kehlkopf, Speiseröhre, Magen- und Darm,
- Störung der Spermienbildung,
- Knochen und Zähne: Zahnbildungsstörung, Wachstumsstörung der Röhrenknochen,
- erhöhte Verletzlichkeit der Ohren,
- Fehlbildungen, v. a. im Bereich des Hörorgans, im Magen-Darm-Trakt und im Harn- und Genitaltrakt,
- Nervensystem: Erhöhung des Hirndrucks, Hydrozephalus (Wasserkopf) bei Neugeborenen.

Gesundheitstipp: Auch eine Vitamin-A-Überdosierung kann zu Veränderungen der Haut, Haarausfall, Wachstumsstörungen und Hirndruckproblemen führen.

Ernährungstipp: Mit gesteigerter Eiweißzufuhr erhöhen Sie Ihren Vitamin-A-Bedarf, weswegen Sie beim Muskelaufbau durch eiweißhaltige Präparate zusätzlich Vitamin A oder Beta-Karotin zuführen sollten.

Vitamin D

Eigentlich ist Vitamin D weder ein Vitamin noch ein Provitamin, sondern eine Hormonvorstufe. Dennoch hat sich der Begriff »Vitamin D« im heutigen Sprachgebrauch durchgesetzt, weshalb diese Bezeichnung weiterhin verwendet wird. Bei den D-Vitaminen sind für den Menschen neben einigen Vitamin-D-Vorstufen vor allem die Vitamine D_2 und D_3 von Bedeutung. Beide sind gleich wirksam, Vitamin D_3 entsteht im Rahmen der Cholesterolbildung, Vitamin D_2 wird über die Einwirkung von Sonnenlicht aus Ergosterol gebildet.

Vitalstofftipp: Vitamin D_3 ist eine Hormonvorstufe und 1,25-Dihydroxy-Vitamin-D_3 die hormonelle Wirkform. Beide sind im eigentlichen Sinn keine Vitamine und sehr unterschiedlich.

Die Vitamin-D-Konzentration im Blutserum ist wenig aussagekräftig, da sie nur die momentane Menge des durch die Nahrung aufgenommenen oder durch die Eigensynthese in der Haut gebildeten Vitamin D widerspiegelt. Zur Feststellung der Versorgungssituation ist es daher sinnvoller, den Wert des Vitamin-D-Metabolit $25(OH)D_3$, genannt Calcidiol, im Serum zu bestimmen, da dieser Stoff sehr schnell in Vitamin D_3 umgewandelt werden kann. Um Störungen im Vitamin-D-Stoffwechsel festzustellen, muss der zweite Metabolit bestimmt werden, das Vitamin-D-Hormon $1{,}25(OH)_2D_3$. Sein Serumwert ist bei Vitamin-D-Mangel aufgrund der Unterversorgung der Nebenschilddrüse stark erniedrigt. Leicht erniedrigt ist der Wert bei bestimmten Osteoporoseformen.

Gesundheitstipp: Ältere Frauen, vor allem, wenn sie sich vegetarisch ernähren, müssen sich in den sonnenarmen Monaten unbedingt ausreichend mit Vitamin D versorgen, da sie besonders osteoporosegefährdet sind.

Vorkommen

Vitamin D ist das einzige Vitamin, dessen Zufuhr über die Nahrung eine untergeordnete Rolle spielt, da das Provitamin, das beim Menschen im Rahmen der Cholesterolsynthese[9] in der Darmschleimhaut und Leber entsteht, unter dem Einfluss von Sonnenlicht in Vitamin D_3 umgewandelt werden kann.

Vitalstofftipp: Der Vorgang der Eigensynthese deckt über 50 % des täglichen Vitamin-D-Bedarfs und findet in der Haut statt.

Am wichtigsten ist eine mäßige UV-Licht-Zufuhr über das Sonnenlicht. UV-Strahlen aktivieren die Vorstufen des Vitamin D zum aktiven Vitamin D. Daher ist es nicht verwunderlich, dass es im Herbst und Winter öfters zu Vitamin-D-Mangelzuständen kommt.

Folgende Lebensmittel sind reich an Vitamin D:

Nahrungsmittel	Gehalt an Vitamin D_3 (µg/100 g)
Ei	1,75
Fleisch	0,2–1,3
Aal	90

9 Cholesterol ist ein Bestandteil des Cholesterin-Stoffwechsels.

Nahrungsmittel	Gehalt an Vitamin D_3 (µg/100 g)
Hering	30
Andere Fischsorten	< 30
Käse	< 1
Butter	0,76
Milch	0,03

[Biesalski, H. K., Grimm, P.: Taschenatlas der Ernährung. Thieme, Stuttgart 2001; Biesalski, H.K. et al.: Vitamine, Spurenelemente und Mineralstoffe. Thieme, Stuttgart 2002.]

Ernährungstipp: Eine ausschließliche Bedarfsdeckung an Vitamin D über die Nahrung erreichen Sie nur schwer. Erwägen Sie daher Nahrungsergänzungsprodukte.

Anwendungsgebiete

Anti-Krebs-Wirkung: Vitamin D hemmt bei verschiedenen Tumorzellen die Ausprägung und somit auch die Entstehung von Tumoren. Es eignet sich besonders zur Vorbeugung von Darm- und Brustkrebs.

Knochen: Aufgrund seiner positiven Wirkung auf den Knochenstoffwechsel und die Knochenmineralisation hat Vitamin D bei der Behandlung von Osteoporose Eingang in die Schulmedizin gefunden und ist in schwerwiegenden Fällen über gesetzliche und private Krankenkassen verordnungsfähig.

Darm und Niere: Das Vitamin-D-Hormon $1{,}25\,(OH)_2D_3$ steuert die Kalzium- und Phosphataufnahme im Dünndarm und so die Resorption dieser beiden Stoffe in die Nieren. Dies hat großen Einfluss auf die Knochenmineralisation. Vitamin D ist daher besonders wichtig für Menschen mit Fettverwertungsstörungen (chronische Darmerkrankungen) oder chronischen Nierenerkrankungen.

Bauchspeicheldrüse: Hier wird die Insulinausschüttung angeregt, was der Entstehung einer Zuckerkrankheit (Diabetes) entgegenwirken oder bei Bestehen einer Zuckerkrankheit die Therapie unterstützen kann.

Vitalstofftipp: Je niedriger der Vitamin-D-Spiegel, desto höher ist die Wahrscheinlichkeit, Diabetes zu bekommen.

Gehirn: Vitamin D kann die Gehirnfunktionen steigern.

Haut: Vitamin D hat Einfluss auf das Zellwachstum und die Ausprägung von Hautzellen. Vor allem ältere Menschen mit verminderter Sonnenaussetzung benötigen mehr Vitamin D, ebenso Menschen mit zu geringer oder zu hoher Lichtaussetzung. Vitamin D hat zudem positive Wirkungen auf Schuppenflechte (Psoriasis).

Muskeln: Vitamin D fördert die Leistungsfähigkeit von Muskelzellen.

Herz: In einer Studie[10] zeigte sich, dass die Vitamin-D-Werte bei Herzinsuffizienz-Kranken um bis zu 50 % niedriger waren als die der Kontrollgruppe. Der Schweregrad der Herzschwäche stand im engen Zusammenhang mit dem Ausmaß des Vitamin-D-Mangels.

Kinderkrankheiten: Kinder benötigen Vitamin D zur Rachitisvorbeugung.

Weitere Anwendungsgebiete: Vitamin D wird empfohlen bei Leberzirrhose, Ohrgeräuschen (Tinnitus), chronischer Müdigkeit, Immunschwäche.

Täglicher Bedarf

Der tägliche Bedarf ist altersabhängig und steigt ab dem 40. bis 50. Lebensjahr zunehmend an.

DGE-Empfehlungen für den täglichen Bedarf an Vitamin D	
Säuglinge und Kinder bis 1 Jahr	400 IE = 10 µg
Erwachsene bis 50 Jahre	200–400 IE = 5–10 µg
Erwachsene 50–70 Jahre	400–600 IE = 10–15 µg
Erwachsene ab 70 Jahren	600–800 IE = 15–20 µg

[Umrechnung: 5 µg entspricht 200 IE Vitamin D3.]

Versorgungssituation

Nach neuen Untersuchungen des Robert-Koch-Instituts sind in Deutschland 58 % der Frauen und 57 % der Männer von einem Vitamin-D-Mangel betroffen. Dies lässt sich auf die geringe UV-Licht-Zufuhr in den Monaten Oktober bis März zurückführen, in denen die Sonnenexposition für eine adäquate Vitaminbildung im Körper nicht ausreicht. Vitamin-D-Mangel wird als Faktor bei der Entstehung einer Herzmuskelschwäche gesehen. Bekannte Mangelkrankheiten sind Rachitis und Knochenerweichung.

Ernährungstipp: Gerade im Winter sind Sie auf eine vermehrte Vitamin-D-Zufuhr über die Nahrung angewiesen.

---

10 Zittermann, A. et al.: J Amer Coll Cardiol, zitiert in Ärztezeitung 6.3.2002.

Gesundheitstipp: Frauen, die sich aus religiösen Gründen verhüllen, und Menschen mit einer dunklen Hautfarbe sind aufgrund der reduzierten Vitamin-D_3-Synthese über die Haut besonders mangelgefährdet.

Vitamin-D-Mangel

Bei angeborenen Störungen des Vitamin-D-Haushalts kommt es zu Entwicklungsstörungen der Knochen. Bei erworbenen Störungen sinkt die Mineralisierung der Knochen, was zu Spontanbrüchen und Verformungen der Knochen führt. Bei Säuglingen und Kindern spricht man bei einem Vitamin-D-Mangel von Rachitis, bei Erwachsenen von Osteomalazie.

Gesundheitstipp: Besonders häufig sind Vegetarier und Veganer von einem Vitamin-D-Mangel betroffen, da sie nur etwa 50 % der Bedarfsempfehlung zuführen.

Wechselbeziehung zwischen Vitamin D und Kalzium und Magnesium

Vitamin D fördert die Kalziumaufnahme und Freisetzung aus dem Knochengerüst. Ein Kalziummangel findet sich daher häufig in Kombination mit einem Vitamin-D-Mangel. Vitamin D erhöht ebenfalls die Magnesiumaufnahme in den Körper. Ein Mangel an Magnesium würde den Vitamin-D-Einfluss auf das Knochensystem stören. Es ist daher sinnvoll, Kalzium und Magnesium zusammen mit Vitamin D zu ergänzen.

Ernährungstipp: Bei der Einnahme von sogenannten Fettaufnahmehemmern (z. B. Orlistat) sollten Sie unbedingt Vitamin D ergänzen.

Vitamin E (Tocopherol)

Die Bezeichnung Tocopherol weist auf die Bedeutung dieses Vitamins für den sich entwickelnden und wachsenden Organismus hin (griech. tocos = Geburt, griech. pherein = hervorbringen). Es gibt acht natürliche Vitamin-E-Verbindungen mit unterschiedlicher Wirkstärke. Das in der Natur vorkommende Tocopherol ist dabei die biologisch aktivste Form. Die vier Vitamin-E-Abkömmlinge, die sogenannten Tocotrienole mit ungesättigter Seitenkette, erreichen eine Wirksamkeit von ca. 30 %.

Die synthetischen oder halbsynthetischen Vitamin-E-Formen sind Mischungen der Abkömmlinge des α-Tocopherols. In dieser Mischung beträgt das natürliche α-Tocopherol 12,5 %. Dadurch liegt die biologische Wirksamkeit bei nur 36 % von der in der Natur vorkommendem Vitamin E. Am häufigsten findet sich in unserer Nahrung das RRR-α-Tocopherol.

Vitalstofftipp: Nur das natürliche Vitamin E hat eine 100 %ige Wirkung. Alle Vitamin-E-Abkömmlinge und vor allem synthetische Vitamin-E-Formen haben eine deutlich reduzierte Wirksamkeit.

Relative biologische Aktivität der acht Stereoisomere des synthetischen Tocopherolacetats im Vergleich zu natürlichem Tocopherol:

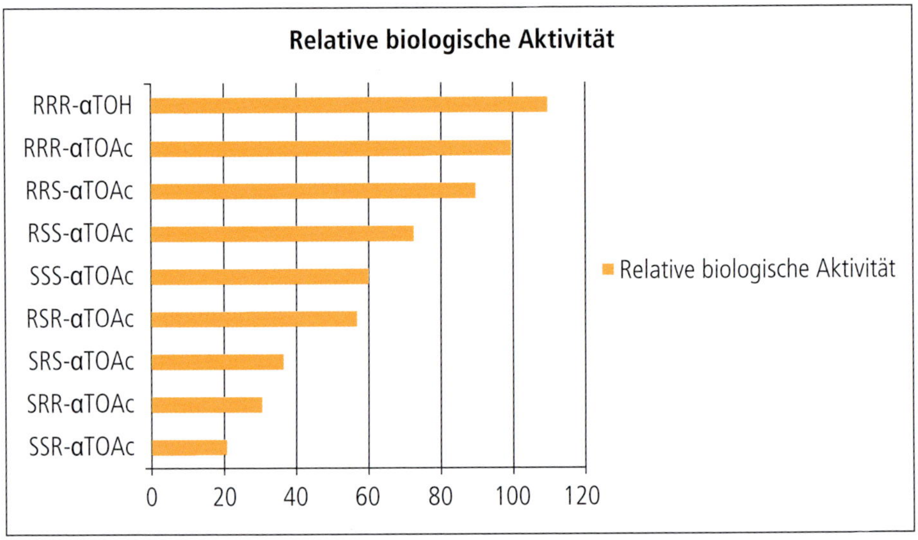

[Schmidt, K., Nikoleit, D. A.: Natürliches und synthetisches Vitamin E: Wo liegt der Unterschied? VitaMinSpur 6 98–111 (1991); Weiser, H.; Vecchi, M.: Stereoisomers of alpha-tocopheryl acetate. II. biopotencies of all eight stereoisomers,individually or in mixtures, as a determined by rat resorptions-gestation test. Int. J. Vitam. Nutr. Res. (1982) 52′: 351.]

Tocopherole sind hellgelbe, bei Raumtemperatur in Ölform vorliegende Substanzen und finden sich in verwertbarer Form ausschließlich in Pflanzen. Sie oxidieren an der Luft zwar nur langsam, die Oxidation wird jedoch durch Licht, Hitze, Alkalien sowie Kupfer- und Eisensalze beschleunigt.

Vitalstofftipp: Vitamin E kann durch Vitamin C, Coenzym Q_{10} und Glutathion regeneriert werden, weswegen Sie es immer zusammen mit Vitamin C einnehmen sollten. Da es fettlöslich ist, sollten Sie die Supplemente immer mit der Nahrung zuführen.

Die Aufnahme von Vitamin E erfolgt bei einer normalen Gallen- und Bauchspeicheldrüsenfunktion im Dünndarm. Der größte Teil wird anschließend über das Lymphsystem zur Leber transportiert, wo ein spezielles Protein mit hoher Spezifität das Vitamin E anreichert und weiterreicht. Im Blut besteht dann ein dynamisches

Gleichgewicht durch den Austausch von Vitamin E zwischen den Blutzellen und den verschiedenen Cholesterinen. Der Gesamtgehalt an Vitamin E im menschlichen Körper beträgt etwa 5 g, wobei sich der Hauptteil in der Leber, in der Muskulatur, in den Nebennieren und im Fettgewebe befindet – einen speziellen Vitamin-E-Speicher gibt es nicht. Bei Vitamin-E-Entzug bleiben die Vitamin-E-Spiegel in der Muskulatur und in der Leber noch lange Zeit konstant. Vitamin-E-reiche Organe sind zudem die Nebennierenrinde, die Hypophyse, die Keimdrüsen und die Thrombozyten. Die Ausscheidung erfolgt in erster Linie über den Stuhl.

Neugeborene haben einen niedrigen Vitamin-E-Spiegel, der jedoch durch die Muttermilch nach wenigen Wochen ausgeglichen wird. Zeichen eines Vitamin-E-Mangels bei Frühgeborenen sind Blutarmut mit stark erniedrigtem Hämoglobin-Wert, weitere Veränderungen des Blutbildes und Neigung zur Thrombose. Ohne Behandlung führt ein Vitamin-E-Mangel zu Nervenstörungen wie Krämpfen, fehlenden Reflexen und neurologischen Ausfällen.

Gesundheitstipp: Je früher ein Kind zur Welt kommt, desto niedriger ist sein Vitamin-E-Pool.

Vorkommen

Vitamin E kann nur von Pflanzen synthetisiert werden. Über die Nahrungskette enthalten jedoch auch tierische Produkte Tocopherole. Allgemein gilt, dass Obst, Gemüse, Getreide, Eier, Milch, Fleisch und Fisch relativ arm an Vitamin E sind (1,8–33 mg pro kg). Diese Gehalte sind allerdings stark abhängig von der jeweiligen Jahreszeit. So ist das Fleisch von Kühen im Sommer, wenn sie Gras fressen, reich an Vitamin E, während es im Winter nahezu frei davon ist, da sie hier nur Stroh und Heu zu sich nehmen. Das Gleiche gilt daher auch für die Kuhmilch.

Vitamin E findet sich in Weizenkeim-, Sonnenblumen- und Olivenöl, die einen 49–100 %igen α-Tocopherolgehalt aufweisen. In Soja-, Maiskeim- und Palmöl überwiegt hingegen das weniger wirksame γ-Tocopherol. Beim Weizenkeimöl zeigt sich aber, dass es zwar den höchsten Gesamt-Tocopherolgehalt hat, der Anteil des 100 %ig bioaktiven Tocopherols mit 49 % jedoch relativ gering ist. Dies heißt, dass Weizenkeimöl viel Vitamin E enthält, doch nur die Hälfte davon aus den am höchsten wirksamen Abkömmlingen besteht. Das Olivenöl schneidet hier mit seinem Anteil bis zu 99 %ig bioaktiven Tocopherols wesentlich besser ab. Aber nicht nur auf den Bestand des α-Tocopherols kommt es bei einem vorbeugend wirkenden Nahrungsmittel an, sondern auch auf die Anzahl der ungesättigten Bindungen. Diese sind stark oxidationsgefährdet und werden durch Vitamin E geschützt. Wenn also ein Öl zu wenig

Vitamin E hat, um alle ungesättigten Bindungen zu schützen, kehrt sich die vorbeugende Wirkung um. Zudem sind Sonnenblumen- und Sojaöl wegen ihres immundämpfenden hohen Linolsäureanteils im Vergleich zu den anderen Ölen weniger empfehlenswert.

Ernährungstipp: Fettbegleitstoffe produzieren bei über 150 °C in nicht raffinierten Ölen Rauch. Dabei kann Acrolein entstehen, das DNA-Schäden verursachen, DNA-Reparaturen verhindern und damit krebserregend wirken kann. Ein gutes Bratfett besteht daher aus einer kurzkettigen ungesättigten oder gesättigten Fettsäure, weswegen Sie Olivenöl, aber auch Rapsöl zum Braten und Frittieren wählen sollten.

Nahrungsmittel mit hohem Vitamin-E-Gehalt	Nahrungsmittel mit niedrigem Vitamin-E-Gehalt
Langsam wachsende Pflanzen und ausgewachsene dunkelgrüne Pflanzenanteile (Kopfsalat, Karotten, Grünkohl und gelbgrünes Gemüse)	Gemüse, Obst, Getreide, sowie junge rasch wachsende Pflanzen
Pflanzliche Öle (Oliven-, Sonnenblumen- und Weizenkeimöl)	Fleisch, Fisch, Milchprodukte und Eier

Die Verluste an Vitamin E durch Lagerung und Kochen sind zum Teil enorm: Bei einer Untersuchung von 80 Frittierbädern aus Soja- und Sonnenblumenöl (2:1) zur Herstellung von Kartoffelchips wurde festgestellt, dass 33 % des α-Tocopherols verloren gingen, nach 2 Wochen Lagerung bei Raumtemperatur noch einmal 48 % und nach 8 Wochen Lagerung bei 20–35 °C unter Licht- und Luftzufuhr sogar 100 %.

Anwendungsgebiete

Oxidation: Die Aufgabe der Vitamin-E-Moleküle besteht darin, fetthaltige Strukturen vor der Oxidation zu schützen: Wenn ein freies Radikal eine Fettsäure angreift und ihr ein Elektron stiehlt, wird die Fettsäure selbst radikalisiert und raubt wiederum vom Nachbarfettsäuremolekül ein Elektron. Dieser Dominoeffekt kann zu einem Zellschaden führen. Vitamin E kann den Effekt stoppen, indem es ein Elektron an die radikalisierte Fettsäure abgibt und so die Kettenreaktion auffängt.

Gesundheitstipp: Bluthochdruck wirkt sich negativ auf die Fließeigenschaften des Blutes aus und kann durch Schädigung der Gefäßwand den Gefäßumbau einleiten. Zusammen mit einem Vitamin-E-Mangel steigert sich das Risiko einer Gefäßverkalkung exponentiell.

Herz: Zahlreiche Studien belegen, dass die Ernährung einer der wichtigsten Faktoren in der Entstehung der Gefäßverkalkung darstellt. Vitamin E spielt dabei eine besondere Rolle:

- Epidemiologische Studien an 16 europäischen Bevölkerungsgruppen zeigten eine gegenläufige Beziehung zwischen der Häufigkeit von Gefäßveränderungen am Herzen und dem Vitamin-E-Spiegel im Blutplasma. Ähnliches trifft auch auf die Angina pectoris[11] zu.
- Grundlagenforschungen belegen den Oxidationsschutz von LDL durch Vitamin E: Jedes Tröpfchen LDL-Cholesterin enthält durchschnittlich 6 Vitamin-E-Moleküle als Oxidationsschutz, womit die Oxidation des LDL-Cholesterins so gut wie möglich verhindert wird. Das dadurch verbrauchte Vitamin E wird anschließend vom Vitamin C aus dem Serum wieder regeneriert. Dies zeigt die Zusammenarbeit dieser beiden Vitamine: Während Vitamin C nur wasserlösliche Radikale, nicht aber die fettlöslichen auffangen kann, gelingt dies dafür dem Vitamin E (und etwas problematischer auch dem Beta-Karotin).
- Zur Nachbehandlung eines Herzinfarktes wird eine Kombination aus Vitamin E und Aspirin empfohlen.
- In der Nurses-Health-Studie[12] wurden 87 000 Krankenschwestern im Alter von 34 bis 59 Jahren ohne bisherige gefäßbedingte Herzerkrankung für 8 Jahre beobachtet. Die Gruppe mit der höchsten Vitamin-E-Zufuhr (208 IE) hatte ein um 41 % reduziertes Risiko. Aber auch geringere Dosen zeigten deutlich positive Effekte.
- In der doppelblind placebokontrollierten randomisierten CHAOS-Studie[13] wurde durch 400 IE (266 mg) Vitamin E die Häufigkeit nichttödlicher Herzinfarkte gesenkt, die der tödlichen Infarkte stieg allerdings an. Dieses widersprüchliche Ergebnis wird aber verständlich, wenn man bedenkt, dass Vitamin E ohne die zusätzliche Gabe von Vitamin C nicht zielführend ist, da nur mithilfe von Vitamin C das entstandene Vitamin-E-Radikal neutralisiert werden kann.
- Zwischen 1992 und 1995 wurden in Berlin und Dresden 56 Patienten mit Herztransplantationen untersucht. Da bei diesen die krankhafte Veränderung der Herzkranzgefäße besonders schnell abläuft, konnten die Untersuchungen mithilfe der quantitativen Koronarangiografie quasi im Zeitraffer durchgeführt werden. Die Hälfte der Patienten erhielt jeweils zu den Mahlzeiten Vitamin-Präparate mit

---

[11] Brustenge mit Schmerzen, eine Vorstufe des Herzinfarktes.

[12] Diese US-Längsschnittstudie (kurz: NHS) brachte wichtige Erkenntnisse zur Ernährungskunde und zu Krebsrisiken bei Frauen.

[13] Randomised controlled trial of vitamin E in patients with coronary disease: Cambridge Heart Antioxidant Study (CHAOS) Nigel G Stephens, Ann Parsons, Peter M Schofield, Frank Kelly, Kevin Cheeseman, Malcolm J Mitchinson, Morris J Brown.

einer Kombination aus Vitamin C, E und Beta-Karotin, der Rest bekam Placebos. Bei den Vitaminpatienten wurden später deutlich weniger ausgeprägte Herzkranzverengungen gefunden als bei Patienten in der Placebo-Gruppe.

Gesundheitstipp: Gefährlich bei der Entstehung der Gefäßverkalkung ist das radikalische, also das oxidierte LDL-Cholesterin. Im üblichen Labortest wird aber in der Regel nicht zwischen dem radikalischen und dem ungefährlichen, nicht oxidierten LDL-Cholesterin unterschieden.

Bewegungsapparat: Vitamin E spielt eine wichtige Rolle im Arachidonsäurestoffwechsel. Arachidonsäure (lat. arachis = Erdnuss) ist eine vierfach ungesättigte Fettsäure, die Entzündungsreaktionen vor allem in Gelenken begünstigt. Vitamin E wirkt dem entgegen. 1990 konnte eine Besserung der Gelenkschmerzen bei chronischer Gelenkentzündung unter der Einnahme von Fischölkapseln und Vitamin E festgestellt werden. Des Weiteren fand man heraus, dass eine auffällige Beziehung zwischen dem Anstieg des Vitamin-E-Spiegels und dem Schmerzempfinden besteht: Je mehr Vitamin E eingenommen wurde, desto niedriger war die Angabe auf der Schmerzskala. Das therapeutische Potenzial von Vitamin E bei diesen Erkrankungen wird auf seine Radikalenfänger-Funktion zurückgeführt, da in einem entzündeten Gelenk eine überschießende Produktion von zellzerstörenden Sauerstoffradikalen besteht. Weitere Untersuchungen belegen einen erniedrigten Vitamin-E-Spiegel in der Gelenkflüssigkeit entzündeter Gelenke und einen erniedrigten Blutplasmawert bei rheumatoiden Patienten.

Gesundheitstipp: Durch die Zufuhr von Vitamin E können Sie nicht kortisonhaltige Schmerzmittel einsparen.

Gynäkologie und Schwangerschaft: Das deutlich erhöhte Thromboserisiko durch die Antibabypille wird durch die Gabe von Vitamin E und seinen Vitaminpartnern deutlich gesenkt. Frauen haben während der Menstruation einen um 12 % niedrigeren Vitamin-E-Spiegel als gewöhnlich, dabei kann Vitamin E die depressive Stimmungslage, das Spannungsgefühl oder die Schmerzen in den Brüsten, Heißhungerattacken sowie Schlaflosigkeit – wie sie beim Prämenstruellen Syndrom (kurz vor der Monatsblutung) vorkommen – reduzieren.

Anti-Krebs-Wirkung: Sicherlich kann man Vitamin E nicht als *das* Antikrebsmittel bezeichnen, doch konnte eine Auswertung von 170 epidemiologischen Studien zeigen, dass Personen mit einer unzureichenden Vitamin-E-Zufuhr ein erhöhtes Krebsrisiko haben. So stellten Untersuchungen an Zellkulturen, Tierversuchen, sowie epidemiologischen Datenauswertungen fest, dass hohe Vitamin-E-Spiegel das

Risiko vermindern, an Krebs in der Mundhöhle und im Rachenraum, an Brust- und Darmkrebs sowie an Lungen- und Magenkrebs zu erkranken.

Augen: Freie Radikale sind an der Entstehung des Katarakts (grauen Stars) beteiligt. Vitamin E plus Vitamin C führen zu einem verminderten Kataraktrisiko. Zudem verhindert Vitamin E durch Abwehr freier Radikale die Linsentrübung.

Immunsystem: Vitamin E nimmt Einfluss auf das Immunsystem und stärkt es. Es verbessert die Funktion der weißen Blutkörperchen als Träger der sogenannten zellvermittelten Immunität und stärkt dadurch die Abwehrkraft gegen Infektionskrankheiten und Krebserkrankungen. So fand sich bei älteren Patienten mit mehr als 1,35 mg pro dl Vitamin E im Blutplasma eine auffällig geringere Infektanfälligkeit. Zudem verringert Vitamin E die Produktion von entzündungsfördernden Eiweißen erheblich (empfohlene Dosis: 200 IE). Aber auch eine Einnahme von 88 IE Vitamin E kann bereits zu einer erheblichen Verbesserung der Reaktion des Immunsystems führen.

Gesundheitstipp: Von allen Körperzellen haben Lymphozyten und die mononukleären, also einkernigen Zellen Ihres Blutes den höchsten Vitamin-E-Gehalt.

Frühgeborene: Säuglinge, die zu früh zur Welt kommen, haben immer einen Vitamin-E-Mangel.

Haut: Vitamin E beschleunigt die Wundheilung, indem es z. B. durch seinen Oxidationsschutz die Hautregeneration nach Verbrennungen fördert. Des Weiteren verhindert es eine übermäßige Narbenbildung und kann den ungeliebten »Schwangerschaftsstreifen« auf der Bauchhaut entgegenwirken.

Leber: Vitamin E verbessert bei chronischen Lebererkrankungen den Zellschutz durch die Abwehr freier Radikale.

Sport: Vitamin E wirkt dem hohen Aufkommen von radikalen Sauerstoffverbindungen beim Sport entgegen und schützt vor Muskelschäden. Wenn Sportlern also Vitamin E zugeführt wird, kommt es zu einer Verminderung entzündungsfördernder Substanzen, die beim Sport vermehrt gebildet werden.

Gesundheitstipp: Wenn Sie Sport treiben, haben Sie unter der täglichen Einnahme von 400 mg Vitamin E weniger Muskelkater und beugen Muskelschäden wie Zerrungen vor.

Weitere Anwendungsgebiete: Vitamin E wird empfohlen bei Epilepsie, Chemo- und Strahlentherapie, Bindegewebsschwäche, Selenmangel.

Vitalstofftipp: Vitamin-E-Mangel erhöht Ihren Selenbedarf im Gewebe, während ein schlechter Selenstatus Ihren Vitamin-E-Bedarf erhöht. Sorgen Sie daher für eine Kombination aus beiden Vitalstoffen.

Täglicher Bedarf

DGE-Empfehlungen für den täglichen Bedarf an α-Tocopherol-Äquivalenten	
Säuglinge	3–4 mg
Kinder	6–14 mg
Erwachsene	12–15 mg
Schwangere	13 mg
Stillende	17 mg

Wie bei vielen Vitaminen, so gibt es auch beim Tocopherol eine Dosis-Wirkung-Beziehung: 10 mg Tocopherol helfen bei Vitamin-E-Mangelerscheinungen, 100 mg schützen die Lunge vor Umweltsmog, 200 mg halbieren das Herzinfarktrisikos und 400 mg optimieren das Immunsystem. Ab 400 mg wird ein Sättigungsgrad erreicht, da dann die Bindungskapazität in der Leber für α-Tocopherol erschöpft ist und die Vitamin-E-Ausscheidung einsetzt. Von Dosen über 400 mg bzw. 600 IE sollte daher abgesehen werden. Als Antioxidans zum Zell- und Gefäßschutz haben sich Dosen von ca. 400 mg als sinnvoll erwiesen. Auch zur Vorbeugung von Verletzungen und Entzündungsreaktionen im Leistungssport sowie zur Verbesserung der Regenerationsfähigkeit ist diese Dosierung zu empfehlen.

Vitamin E ist ein relativ sicheres Vitamin. Allerdings wurden bei höheren Dosierungen von Magen-Darm-Beschwerden, Bluthochdruck, Muskelschwäche, Müdigkeit, Kopfschmerzen und oberflächlichen Venenentzündungen berichtet. Bei längerer Einnahme von Dosen über 600 mg Vitamin E pro Tag kann es zu einer Senkung des Schilddrüsenhormonspiegels kommen.

Vitalstofftipp: Nehmen Sie Vitamin-E-Präparate am besten zu den Mahlzeiten zu sich.

Versorgungssituation

In Deutschland werden zwar zu wenig Vitamin-E-haltige Nahrungsmittel verzehrt, dennoch ist ein Vitamin-E-Mangel bei einer normalen, ausgewogenen Ernährung unwahrscheinlich, da bereits geringe Mengen Vitamin E vor einem Mangel schützen. Bei einer extrem einseitigen Ernährung wie z. B. zu hohem Fischkonsum oder Hypercholesterinämie-Diät droht ein Mangel. Auch können z. B. Säuglinge und Kleinkinder an einer Vitamin-E-Unterversorgung leiden, wenn sie über mehrere Monate mit selbst gefertigten Kuhmilchmischungen ernährt werden. Zudem gibt es verschiedene Bevölkerungsgruppen, die ein nicht messbares Defizit aufweisen, das wiederum langfristig schwerwiegende Konsequenzen haben kann. Klinisch auffällige Vitamin-E-Mangelzustände findet man z. B. bei Störungen der Aufnahme im Dünndarm. So können Bauchspeichel- und Leberentzündungen, Darmoperationen sowie chronisch entzündliche Darmerkrankungen zu Vitamin-E-Defiziten führen. Auch durch verschiedene Gifte wie z. B. Nikotin, Umweltbelastungen und Chemotherapeutika kann der Bedarf an Vitamin E steigen.

Vitalstofftipp: Wenn Sie Fischöl (Omega-3-Fettsäuren) einnehmen, sollten Sie immer für eine Vitamin-E-Substitution sorgen, da Fischöl als Monoprodukt zum Schutz vor Oxidation viel Vitamin E verbraucht.

Vitamin-E-Mangel

Mangelerscheinungen treten oft erst nach 1–2 Jahren auf. Symptome des Vitamin-E-Mangels sind:

- Blutungsneigung
- Ablagerung von Alterspigmenten
- neurologische Störungen als Spätfolge nach 10–20 Jahren beim Erwachsenen, nach 18–24 Monaten bei Kindern

Gesundheitstipp: Eine Vitamin-E-Unterversorgung wird in den seltensten Fällen erkannt.

Vitamin K

Unter dem Begriff »Vitamin K« werden mehrere Strukturvarianten des Vitamin K verstanden, die die Blutgerinnung fördern. Man unterscheidet dabei chemisch natürliches Vitamin K und synthetisches Vitamin K. Generell ist es lichtsensibel, empfindlich gegen ionisierende Strahlung und alkalische Lösungen, dafür aber hitze- und sauerstoffstabil.

Vorkommen

Vitamin K kommt in erster Linie in Pflanzen vor, die Fotosynthese aktiv sind, wie z. B. Spinat, Brokkoli, Kopfsalat, Rosen- und Blumenkohl. In Fleisch, Innereien und Obst findet man einen mittleren, in Milch und Käse einen geringen Vitamin-K-Gehalt. Durch die modernen Ernährungsgewohnheiten, bei denen viel Milch und

Käse konsumiert werden, decken dennoch viele Menschen ihren Vitamin-K-Gehalt über diese beiden Lebensmittel ab.

Anwendungsgebiete

Vitamin K ist an der Bildung verschiedener Gerinnungsfaktoren beteiligt. So hilft es bei einer zu niedrigen Blutgerinnung, wenn beispielsweise Marcumar[14] überdosiert wurde. In diesem Fall muss die Therapie mit Vitamin K von einem Arzt durchgeführt werden. Säuglinge haben immer einen Vitamin-K-Mangel, da die Plazenta kein Vitamin K durchlässt und die Muttermilch kein Vitamin K enthält. Sie bekommen in Deutschland direkt nach der Geburt und nach zwei Wochen eine vorbeugende Vitamin-K-Gabe oral verabreicht.

Täglicher Bedarf

Es gibt keine speziellen Empfehlungen für die Vitamin-K-Aufnahme.

Versorgungssituation

Die Versorgungslage in Deutschland ist gut. Mängel durch eine verminderte Vitamin-K-Synthese können auftreten bei:

- entzündlichen Darmerkrankungen, hier vor allem durch chronische Formen wie Morbus Crohn und Colitis ulcerosa,
- Darmschädigungen durch Antibiotika, wenn sie über längere Zeit eingenommen werden müssen,
- länger bestehende Entzündungen der Bauchspeicheldrüse.

Vitamin-K-Mangel

Da Vitamin K für die Blutgerinnung sehr wichtig ist, führt ein Mangel zu Störungen der Blutgerinnung und in der Folge zu Blutungen zum Teil auch ohne äußeren Anlass aus den Körperöffnungen und ins Gewebe. Darüber hinaus führt ein Vitamin-K-Mangel zu einer verminderten Aktivität der Knochenaufbauzellen, was zu schweren Knochendeformierungen führen kann.

---

14 Gerinnungshemmendes Medikament bei Vorhofflimmern und Thrombosen.

Wasserlösliche Vitamine

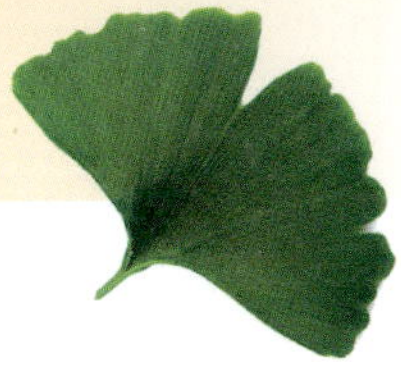

Zu den wasserlöslichen Vitaminen gehören alle Vitamine der B-Gruppe und das so wichtige Vitamin C.

Vitamin C

Vitamin C ist der Gruppenname für die L-Ascorbinsäure und deren Abkömmlinge mit biologischer Vitamin-C-Aktivität. L-Ascorbinsäure wirkt stark antioxidativ. Es wird von höheren Pflanzen aus Zucker synthetisiert. Dazu sind auch die meisten Tiere in der Lage, sodass sie nicht auf eine Aufnahme über die Nahrung angewiesen sind.

Gesundheitstipp: Unsere Haustiere bekommen selten eine Erkältung, da sie Vitamin C selbst im Körper herstellen und somit besser geschützt sind.

Allen anderen Lebewesen, denen das Enzym L-Gulonolacton-Oxidase zur Vitamin-C-Synthese fehlt, muss Vitamin C zugeführt werden. Dazu zählen alle Primaten, und somit auch der Mensch, Meerschweinchen, Flughunde, eine Fledermausart in Indien, einige Insekten und Vögel.

Vitamin C ist lebensnotwendig und einer der bedeutendsten Vitalstoffe. Vor Jahrmillionen stellten die gemeinsamen Vorfahren der Primaten die Ascorbinsäure noch selbst her. Dann kam es bei einigen Primaten, die in einem Gebiet mit reichlich Vitamin-C-haltiger Nahrung lebten, allerdings zu einer Genveränderung, und sie verloren die Fähigkeit, mithilfe des Enzyms L-Gulonolacton-Oxidase aus Glucose Vitamin C zu produzieren. Dieser Verlust brachte ihnen einen Selektionsvorteil ein, da bei ihnen Energie für andere Prozesse frei wurde. Dadurch verdrängten sie allmählich ihre Artgenossen. Dennoch blieb Vitamin C für den Organismus lebenswichtig, und so kommt es beim Menschen im Falle eines ungenügenden Angebots an Vitamin C schnell zu Mangelerscheinungen. Die wohl bekannteste Vitamin-C-Mangelerkrankung ist Skorbut.

Gesundheitstipp: Unsere Urahnen verzehrten 600 mg Vitamin C am Tag. Durch unsere heutige Ernährung erreichen wir im Durchschnitt nur noch 80 mg pro Tag.

Schon den alten Ägyptern, Römern und Griechen war Skorbut bekannt, und eine Vielzahl von Kriegern fiel nicht auf dem Schlachtfeld, sondern der Krankheit zum Opfer. Betroffen vom Vitamin-C-Mangel waren in erster Linie immer Soldaten,

Bewohner belagerter Städte, Gefängnisinsassen, von Hungersnöten Betroffene, Goldsucher in Alaska – also all jene, die nur eingeschränkt und Vitamin-C-arme Lebensmittel zur Verfügung hatten.

Die Wikinger wussten bereits, wie man dieser Erkrankung begegnen konnte: Sie bauten in großen Gärten Lauch, Zwiebeln und Knoblauch an, nahmen diese auf ihre Reisen mit und schützten sich damit vor Skorbut. Leider ging dieses Wissen verloren.

Vorkommen

Da viele pflanzliche und tierische Organismen zum biochemischen Aufbau von Vitamin C fähig sind, ist es weit verbreitet. Ein besonders hohes Vorkommen findet sich in frisch gepflücktem Obst und Gemüse wie z.B. in Acerolakirschen, Hagebutten, Sanddorn, schwarzen Johannisbeeren, Paprika, Petersilie, Grünkohl, Brokkoli, Kiwis, Blumenkohl, Kohlrabi, Zitronen, Spinat oder Apfelsinen. Obwohl der Gehalt an Vitamin C in Kartoffeln nicht besonders hoch ist, sind sie in unseren Breitengraden neben den Zitrusfrüchten dennoch einer der wichtigsten Vitamin-C-Lieferanten, da sie hierzulande ein Hauptnahrungsmittel sind.

Vitalstofftipp: Je nach Anbaumethode, Sorte und Lagerungsbedingungen kommt es bei der Kartoffel zu erheblichen Vitamin-C-Verlusten. Diese können bis zu 75 % ausmachen.

Ernährungstipp: Bei allen Obst- und Gemüsesorten ist der Vitamin-C-Gehalt direkt unter der Schale am höchsten, weswegen Sie diese, wenn möglich, mitessen sollten.

Durch Verarbeitung und anschließendes Kochen kann es zu Vitamin-C-Verlusten von bis zu 100 % kommen. Grüne Erbsen verlieren beispielsweise im Kühlschrank pro Tag 4 %, bei Zimmertemperatur 12 % ihres Vitamin C. Sachgerecht tiefgefrorene Lebensmittel haben daher unter Umständen einen höheren Vitamin-C-Gehalt als bei Zimmertemperatur gelagerte Ware. Bei Gemüse und Obst kann der Vitamin-C-Verlust allerdings durch Blanchieren verringert werden, da hierdurch Vitamin-C-abbauende Enzyme in den äußeren Schichten deaktiviert werden. Zudem sollte bei der Zubereitung kein gechlortes Wasser verwendet werden, da Schwermetalle, insbesondere Kupfer, und Chlor, selbst in Spuren den oxidativen Abbau des Vitamins fördern.

Ernährungstipp: Wenn Sie einen Salat anmachen und eine Stunde stehen lassen, besitzt er nur noch 60 % seiner ursprünglichen Vitamine.

Hitliste der Vitamin-C-reichsten Nahrungsmittel:

Lebensmittel	Vitamin-C-Gehalt (mg/100 g)
Acerola, roh	1500
Hagebutten, roh	1250
Sanddornsaft	266
Johannisbeeren, schwarz	189
Paprika, roh	140
Brokkoli, roh	110
Kiwi	100
Erdbeeren	62
Apfelsinen	50
Rotkohl, roh	50
Weißkohl, roh	47

[Biesalski, K. et al.: Vitamine, Spurenelement und Mineralstoffe. Thieme, Stuttgart 2002.]

Ernährungstipp: Da Vitamin C wasserlöslich ist, sollten Sie Gemüse wie z.B. Kartoffeln am besten dampfgaren oder das Kochwasser für die Zubereitung des Essens weiterverwenden und nicht wegschütten.

Anwendungsgebiete

Oxidation: Vitamin C stellt als wasserlösliches Antioxidans den stärksten antioxidativen Schutz außerhalb der Zellen dar, da es Elektronen abgeben und so Radikale neutralisieren kann. Ascorbinsäure hemmt die oxidative Schädigung der Zellwände durch wasserlösliche oxidative Substanzen und sorgt so für eine Aufrechterhaltung der Zellwände trotz des Angriffs freier Radikale. Zudem schützt es die Spermien vor Oxidation durch Peroxide, Hydroxylradikale oder Sauerstoffradikale.

Vitalstofftipp: Vitamin C, Vitamin E, Beta-Karotin, Selen und Coenzym Q_{10} stehen in Bezug auf den antioxidativen Schutz in einer engen biochemischen Wechselbeziehung und wirken synergistisch.

Vitalstofftipp: Ungeschälte Acerolafrüchte, mit Flavonoiden sowie natürlicher Ascorbinsäure kombiniert und innerhalb weniger Stunden nach der Ernte zu einem Pflanzenkonzentrat verarbeitet, haben in dieser Kombination den höchsten antioxidativen Effekt.

Entgiftung: Vitamin C ist an vielen Entgiftungsreaktionen beteiligt:

- In der Leber hilft es bei der Deaktivierung vieler Arzneistoffe, toxischer Abbauprodukte und Gifte. Es ist wichtig für die Entgiftung von Barbituraten, Medikamenten und von Benzpyren[15].
- Es verhindert die Nitrosaminbildung: Über die Nahrung aufgenommenes Nitrat, wie es z. B. in Grillgut, aber auch in Blattgemüse wie Salat, Spinat, Kohl und Roter Bete vorkommt, wird von den Darmbakterien in Nitrit umgewandelt und kann sich zu krebsfördernden und leberschädlichen Nitrosaminen verbinden.
- Es hemmt die Aufnahme, mindert die Giftigkeit und fördert die Ausscheidung der giftig wirkenden Schwermetalle Blei, Cadmium, Quecksilber und Strontium.

Bindegewebsaufbau: Die Bindegewebsbildung wird durch Vitamin C verbessert. Ascorbinsäure stimuliert die Bildung von Knorpelzellen und fördert die Ausbildung und Reifung des Knorpels. Dadurch unterstützt es die Wund- und Knochenbruchheilung. Es ist aber auch für die Zahnbildung sehr wichtig (Kariesvorbeugung).

Hormonsystem: Ascorbinsäure ist Ausgangsstoff des Tyrosins[16], das wiederum Ausgangssubstanz für die Biosynthese von Katecholaminen (Dopamin, Adrenalin und Noradrenalin), Melanin (Hautfarbstoff) und Thyroxin (Schilddrüsenhormon) ist. Auch viele andere Hormone sind Vitamin-C-abhängig:

- Gastrin (Peptidhormon[17] des Magens),
- Bombesin (Peptidhormon, das aus 14 Aminosäuren besteht),
- CRH (Polypeptid, das aus 41 Aminosäuren besteht),
- ACTH (Hormon der Hirnanhangsdrüse),
- TRH (Peptidhormon, das als Freisetzungshormon im Hypothalamus gebildet wird),
- Calcitonin (Gegenspieler zu dem in den Nebenschilddrüsen gebildeten Parathormon; beide Hormone regulieren den Kalzium- und Phosphathaushalt des Körpers), Cholecystokinin (Peptidhormon des Magen-Darm-Trakts),
- Melanotropin (Farbpigmente der Haut),
- Oxytozin (wichtig im Geburtsprozess, wird beim Stillen ausgeschüttet, beruhigt und hilft gegen Stress),
- Vasopressin (wirkt gefäßverengend).

---

[15] Krebserregende Substanz, die bei jeglichen Verbrennungsvorgängen entsteht.

[16] Nichtessenzielle α-Aminosäure, die in den meisten Eiweißen vorkommt.

[17] Mit dem Begriff »Peptid« bezeichnet man ein kleines Protein, also ein Molekül, das aus wenigen Aminosäuren aufgebaut ist, die über Peptidbindungen miteinander verknüpft sind.

Vitamin C ist beteiligt an der Bildung von anderen Vitalstoffen:

- Bei der Überführung von Folsäure, einem wichtigen B-Vitamin, in seine wirksame Form.
- Bei der Herstellung von Serotonin aus Tryptophan. Serotonin kommt in bestimmten Hirnabschnitten wie z. B. in der Zirbeldrüse und im Darm vor. Es sorgt für eine Verengung der Blutgefäße und steuert den menschlichen Gemütszustand, Schlafrhythmus, Sexualtrieb und die Körpertemperatur. Symptome eines Serotoninmangels sind: Migräne, Angstzustände, Depressionen und gesteigerte Schmerzempfindlichkeit.
- Bei der Karnitinsynthese aus Methionin und Lysin. Karnitin ist für die Einschleusung langkettiger Fettsäuren in die Mitochondrien[18] notwendig. Ein Karnitinmangel kann sich durch Müdigkeit äußern.

Allergien: Vitamin C reguliert den Histaminspiegel und senkt dadurch das Allergierisiko. So wiesen zum einen Patienten mit niedriger Ascorbinsäurekonzentration einen erhöhten Histamingehalt im Blut auf, zum anderen ließ sich in Studien die Histaminkonzentration von Asthmatikern durch hohe Gaben von Vitamin C (2 g) deutlich senken. In hohen Dosen wirkt Vitamin C daher als Antiallergikum. Da bei Allergikern außerdem eine erhöhte Produktion an freien Radikalen, ausgelöst durch die Entzündungsreaktion der Schleimhäute, stattfindet, können Vitamin-C-Gaben das Krankheitsgeschehen auf doppelte Weise positiv beeinflussen.

Eisenstoffwechsel: Vitamin C kann die Aufnahme von Eisen aus Nahrungsmitteln um das Fünffache erhöhen. Ascorbinsäure schwächt die Wirkung der Phytate (sekundäre Pflanzenstoffe) und anderer Liganden, die die Eisenaufnahme abschwächen. Dies ist wichtig für die Ernährung von Rohköstlern. Vitamin C spielt zudem eine wesentliche Rolle bei der Überführung der Eisenionen aus dem Speicherpool zum Zielorgan, wo sie ihre verschiedenen Wirkungen entfalten.

Gesundheitstipp: Bei einer leichten Blutarmut, besonders in der Schwangerschaft, sollten bei Ihnen die Vitamin-C-Ergänzung an erster Stelle stehen.

Fettstoffwechsel: Es gibt Studien, die für, und solche, die gegen eine Wirkung des Vitamin C auf den Fettstoffwechsel sprechen. Diese oft widersprüchlichen Aussagen könnten damit zusammenhängen, dass eine Monotherapie mit Ascorbinsäure nicht die gleichen positiven Effekte hat wie eine Kombination mit

[18] Zellorganellen, in denen Teilprozesse der Veratmung von Glukose statfinden.

Vitamin E, Beta-Karotin, Nikotinsäure und anderen Antioxidantien. Auch kann die Therapie von Patient zu Patient anders wirken. Generell lässt sich aber Folgendes festhalten:

- Vitamin C vermindert die Cholesterinaufnahme und Cholesterinproduktion. Die cholesterinsenkende Wirkung scheint aber bei hohen Cholesterinwerten eher aufzutreten als bei normalen.
- Erhöhte Vitamin-C-Dosen können zu einem Anstieg des herzschützenden HDL-Cholesterins verhelfen.
- Durch die Einnahme von 1 g Ascorbinsäure kann es zu einer Abnahme der Triglyceride um 40 % pro Tag kommen.

Herz und Gefäße: Epidemiologische Untersuchungen zeigen, dass zwischen der Sterblichkeit durch Herz-Kreislauf-Erkrankungen in verschiedenen europäischen Ländern und dem Organbestand an Vitamin C und Vitamin E ein eindeutiger Zusammenhang besteht: Je höher dieser ist, desto niedriger ist die Wahrscheinlichkeit, an jener zu sterben. In den USA wurde bei einer Untersuchung von 11 000 Männern und Frauen während einer Beobachtungszeit von 10 Jahren obige Erkenntnis bestätigt. Zudem konnte in anderen Studien festgestellt werden, dass Patienten mit einem Hirnschlag erniedrigte Vitamin-C-Spiegel aufwiesen und dass das Risiko eines Schlaganfalls bei Menschen mit einer erhöhten Vitamin-C-Aufnahme um 50 % niedriger ist als bei Menschen mit einer geringen Aufnahme. Dies ist auf die positiven Eigenschaften von Vitamin C zurückzuführen:

- Es beeinflusst den Strukturerhalt von Blutgefäßen und verhindert, wie oben erwähnt, die Ablagerung schädlicher Substanzen wie z. B. Cholesterinkristalle, die letztlich eine Gefäßverkalkung herbeiführen. Diese Ablagerungen entstehen, indem sich die Makrophage[19] überfrisst und zugrunde geht, glatte Muskelzellen sich in der Gefäßwand verändern und diese dann Ablagerungen zusammen mit einströmendem Kalzium in der Gefäßwand bilden. Diese können Gefäßverschlüsse hervorrufen und eine Thromboseentstehung begünstigen.
- Es kann einen Einfluss auf Lipoprotein (a)[20], kurz Lp(a), haben. Lp(a) wird als Gegenspieler des Vitamin C gesehen. Bei Lebewesen, die Vitamin C selbst produzieren, findet man es kaum im Stoffwechsel. Lp(a) könnte demnach ein Ersatzstoff zur Reparatur von Geweben sein, allerdings führt es zu einer hohen »Klebrigkeit« der Gefäßwand, was die Gefäßverkalkung drastisch beschleunigt. Studien haben

[19] Die Fresszelle des Immunsystems. Sie gehört zu den weißen Blutkörperchen.

[20] Dies ist ein genetisch bedingter, unabhängiger Risikofaktor für die Entstehung der Gefäßverkalkung und deren hauptsächlichen Komplikationen, der koronaren Herzkrankheit, des Herzinfarktes und des Schlaganfalls.

gezeigt, dass sich bei Patienten mit koronarer Herzkrankheit deutlich erhöhte Lp(a)-Konzentrationen finden. Da eine diätetische Beeinflussung des Lp(a) kaum möglich ist, empfiehlt sich ein Therapieversuch mit den Vitaminen C (mindestens 0,5 g pro Tag), Vitamin E (200–400 IE pro Tag) und Niacinamid (100 mg pro Tag) oder mithilfe des hochwirksamen Knoblauchs (mindestens 3 g pro Tag).

Ernährungstipp: Zur Vorbeugung einer Herz-Kreislauf-Erkrankung und eines Schlaganfalls sollten Sie Vitamin C und Vitamin E einnehmen

Gesundheitstipp: Ist die Lp(a)-Konzentration höher als 30 mg pro dl, steigt das Risiko einer koronaren Herzkrankheit auf das Zweieinhalbfache. Liegt gleichzeitig eine LDL-Konzentration von über 150 mg pro dl vor, so steigt das Risiko sogar um das Sechsfache.

Immunsystem: Im Rahmen der intensiven Erforschung des Immunsystems ist deutlich geworden, dass Vitamin C eine stimulierende Wirkung auf die Abwehrfunktion des Körpers besitzt und daher das Immunsystem unterstützt. So ist es von Bedeutung für zahlreiche Abläufe der zellulären Immunreaktion:

- Es regt möglicherweise die Ausschüttung von Interferon[21] an. Bei der Vorbeugung und Therapie von Infektionskrankheiten hat sich Vitamin C als wirksam erwiesen.
- Hohe Ascorbinsäurekonzentrationen können die Leistungsfähigkeit von Leukozyten um 100 bis 300 % steigern, d. h., dass die weißen Blutkörperchen den Infektionsort wesentlich schneller erreichen. Am Wirkort selbst benötigen sie ebenfalls Vitamin C, um ihre Aufgaben auszuüben. Dabei ist der Verbrauch an Ascorbinsäure zu Beginn eines Infektes so hoch, dass die Vitamin-C-Konzentration innerhalb weniger Stunden um mehr als die Hälfte absinkt.

Vitalstofftipp: Zu Beginn eines Infektes ist der Vitamin-C-Bedarf sehr hoch, weswegen Sie bei den ersten Symptomen pro Tag bis zu 1 g Vitamin C auf 2–4 Einzeldosen verteilt einnehmen sollten.

Neben diesen Effekten verstärkt Vitamin C zum anderen aber auch die humoralen, d. h. die nicht-zellulären Abwehrkräfte:

- In einer Untersuchung konnte bei 25 Probanden, die täglich 1 g Vitamin C zu sich genommen hatten, 75 Tage nach dieser Einnahme ein signifikanter Anstieg der Serumspiegel für die Immunglobuline A, M und G[22] (IgA, lgM, lgG) nach-

---

[21] Proteine, die bei der Unterdrückung von Infektionen eine Rolle spielen.

[22] Die Abkürzungen der Immunglobuline, wie sie im Labor ausgedrückt werden, sind IgA, lgM, lgG.

gewiesen werden. Bei den mit Placebo behandelten Patienten traten hingegen keine bedeutenden Veränderungen auf. In dieser Untersuchung wurde zudem gezeigt, dass Vitamin C die Produktion von Interferon anregt, das z. B. auch bei Herpesinfektionen zum Einsatz kommt.

- Eine Vitamin-C-Supplementierung kann zu einer Senkung der mittleren Krankheitsdauer und zur Verringerung der Inzidenz, d. h. die Anzahl der Neuerkrankungen, sowie der Symptomintensität führen.
- Unter Einnahme von 4 x 500 mg Vitamin C täglich war einer Doppelblindstudie zufolge die Ausprägung einer Infektion mit Rhinovirus 16 deutlich geringer.

Anti-Krebs-Wirkung: 30 von 46 epidemiologischen Studien kommen zu dem Ergebnis, dass Vitamin C ein schützender Faktor gegen Krebs ist. Dabei wird ihm neben einer Hemmung der Vermehrung tumorinduzierender Viren auch ein direkt wachstumshemmender Effekt bei einigen Tumoren zugeschrieben. Vitamin C übt eine Schutzwirkung aus auf:

- Magenkrebs,
- Speiseröhrenkrebs,
- Kehlkopfkrebs,
- Bauchspeicheldrüsenkrebs,
- Dickdarmkrebs,
- Gebärmutterkrebs.

Darüber hinaus scheint Vitamin C die Nebenwirkungen aggressiver Therapieformen, wie beispielsweise die Zytostase mit Adriamycin, einem häufigen Medikament bei der Chemotherapie, und dessen schädliche Wirkung auf das Herz zu mildern. Aber auch auf die Strahlendermatitis, einem Hautausschlag nach Bestrahlungen, und die Knochenmarkstoxizität hat Ascorbinsäure einen positiven Einfluss.

Gesundheitstipp: Um die Nebenwirkungen von Chemotherapien und Bestrahlungen einzudämmen, sollten Sie eine Vielzahl an Vitalstoffen zu sich nehmen, u. a. Vitamin C.

Medikamente: Orale Kontrazeptiva (Antibabypille), und eine Kortisontherapie führen zu einem vermehrten Verbrauch von Vitamin C. Aspirin, Barbiturate und das Antibiotikum Tetracyclin erhöhen die Ausscheidung von Ascorbinsäure im Harn.

Augen: Einer hohen oxidativen Belastung durch das UV-Licht ist logischerweise auch die Augenlinse ausgesetzt, was bei hoher Sonnenexposition zu vermehrter Kataraktbildung (grauem Star) führen kann. Ascorbinsäure senkt die intrazelluläre Konzentration von Sorbit, dessen erhöhter Spiegel für die Entstehung von Katarakten verantwortlich sein soll. 300–600 mg Vitamin C vermögen das Kataraktrisiko um den Faktor 4 zu reduzieren.

Leber: Bei an mit Hepatitis A erkrankten Kindern, die mit täglich 10 g Ascorbinsäure behandelt wurden, besserten sich die Gelbfärbung der Haut, die Leberschwellung und andere Parameter schneller als in der Vergleichsgruppe.

Zuckerkrankheit: Wegen der vielfältigen Einflüsse von Vitamin C auf oxidative Prozesse, Zuckerabbau, vielfältige Stoffwechselfunktionen, Blutgerinnung, Entzündungsreaktionen, Wundheilung und Aufbau des Bindegewebes kommt es bei Zuckerkranken mit einem niedrigen Vitamin-C-Spiegel zu Infektanfälligkeit, Blutgefäßveränderungen, Katarakt, Neuropathie und Osteopathie.

Weitere Anwendungsgebiete: Vitamin C wird empfohlen in der Schwangerschaft und Stillzeit, bei Schilddrüsenüberfunktion, Niereninsuffizienz, rheumatischen Gelenkentzündungen, erhöhter Infektanfälligkeit, Fieber, Infektionen, Operationen, Verbrennungen, Knochenbrüchen, Muskelverletzungen, starker körperlicher Anstrengung, Resorptionsstörungen, Dialyse, gestörter Wundheilung, Rauchen und Alkoholmissbrauch.

Täglicher Bedarf

Bei keinem anderen Vitalstoff sind die Meinungen über den täglichen Bedarf so unterschiedlich. Laut der DGE (1991) sollte ein gesunder Erwachsener täglich 75 mg zuführen. Diese Empfehlung dient aber nur der Vermeidung eines Mangels. Mittlerweile hat sie die DGE von 75 mg auf 100 mg pro Tag erhöht.

Vitalstofftipp: Vitamin-C-Präparate sollten Sie möglichst während einer Mahlzeit, vorzugsweise auf mehrere Einzeldosen über den Tag verteilt und am besten mit Flavonoiden kombiniert einnehmen.

Viele Untersuchungen weisen jedoch darauf hin, dass der aktuelle Bedarf viel höher ist. So ist beispielsweise für Primaten in zoologischen Gärten eine tägliche Vitamin-C-Zufuhr von 55 mg pro kg Körpergewicht vorgeschrieben. Demnach benötigt ein 70 kg schwerer Gorilla knapp 4 g Vitamin C pro Tag.

Der Chemiker Linus Pauling hat ebenfalls Untersuchungen an Affen vorgenommen. Die führten ihn zu dem Ergebnis, dass sich der optimale tägliche Vitamin-C-Bedarf eines 70 kg schweren Menschen aufgrund der individuellen biochemischen Variabilität zwischen 250 mg und 10 g bewegt.

In einer amerikanischen Studie des National Health Institute in Bethesda stellten die Forscher fest, dass eine tägliche Zufuhr von 200 mg Vitamin C die Konzentration im

Blutplasma stabil hält. Bei anhaltendem Stress und bei Rauchern kann der Bedarf doppelt so hoch sein.

Es gibt auch Forscher, die von einem Tagesbedarf von 500 mg ausgehen. Zwar ist Vitamin C eine sichere Substanz, die bei Überdosierung nicht schädlich ist, sondern einfach ausgeschieden wird – vorübergehend kann es höchstens zu Durchfall und Magen-Darm-Beschwerden kommen, eine vermehrte Steinbildung in den Nieren tritt nur bei entsprechender Vorgeschichte auf –, doch spricht die deutliche Abnahme der Aufnahmefähigkeit bei steigender Dosis gegen diese Bedarfsempfehlung.

Vitalstofftipp: Mit steigender Dosis sinkt die Halbwertszeit von Vitamin C auf wenige Stunden. Da es wasserlöslich ist, ist es nicht speicherbar.

Alkoholiker, Raucher, Senioren, Frauen, die die Antibabypille nehmen oder sich einer postmenopausaler Hormontherapie unterziehen, aber auch Menschen mit hohem Stress benötigen mindestens 250 mg Vitamin C täglich. Auch Schwangere haben einen erhöhten Bedarf, da die Ascorbinsäure über die Plazenta auf den Fötus übergeht. Dadurch hat das Neugeborene einen höheren Vitamin-C-Spiegel als die Mutter. Stillende geben mit jedem Liter Muttermilch 50 mg Ascorbinsäure an den Säugling ab.

Schwermetalle, Schadstoffe im Körper sowie die Einnahme von Aspirin, einigen Antidepressiva, Diuretika, Indometacin[23], Prednison und Östrogenen erhöhen den Bedarf an Vitamin C.

Gesundheitstipp: Eine Zigarette verbraucht 30 mg Vitamin C.

[23] Ein Schmerzmittel gegen Rheuma.

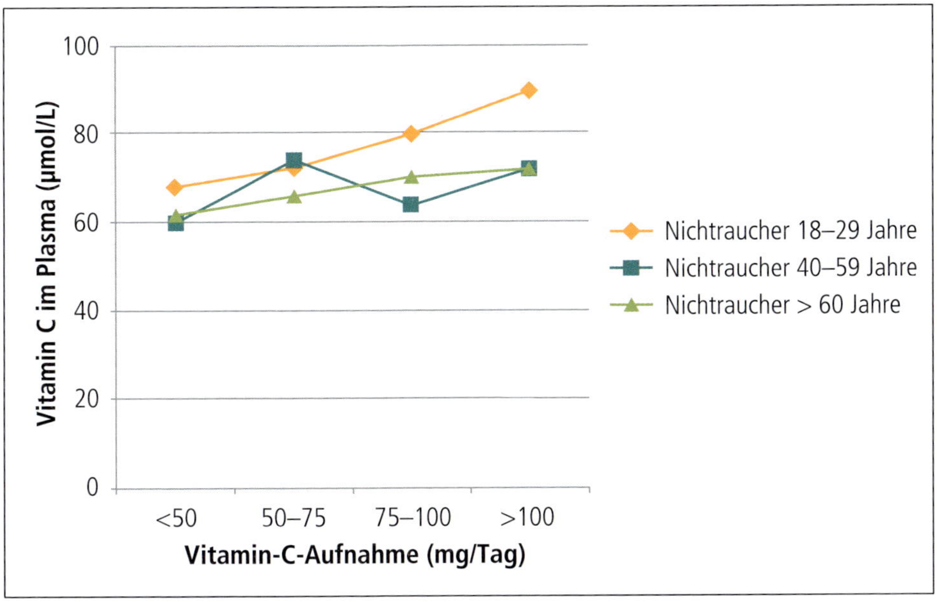

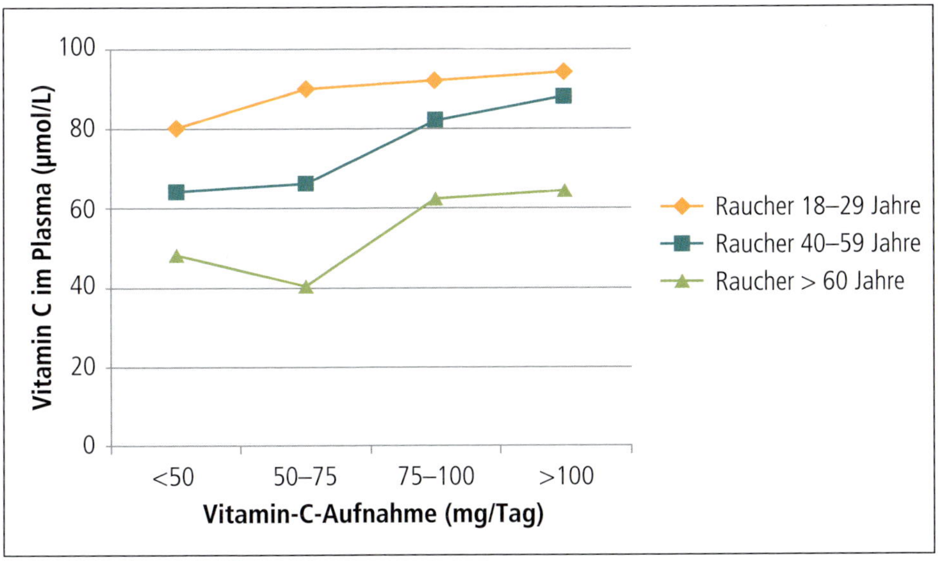

[Biesalski, K. et al.: Vitamine, Spurenelement und Mineralstoffe. Thieme, Stuttgart 2002.]

Die Tabellen zeigen die Vitamin-C-Konzentration im Blutplasma bei Männern in Abhängigkeit von der Vitamin-C-Aufnahme im Alter. Der Vitamin-C-Spiegel älterer männlicher Raucher ist um 50 % schlechter als der jüngerer Raucher. Daraus ergibt sich als minimale wünschenswerte Tagesdosis 200–250 mg, bei höheren Belastungen das Doppelte oder Dreifache davon.

Versorgungssituation

Die Skorbutschwelle von 10–20 mg Vitamin C pro Tag wird in den westlichen Industriestaaten selten unterschritten. Allerdings finden sich häufig subklinische, also unterschwellige Mangelerscheinungen wie Abgeschlagenheit, Müdigkeit, Leistungsschwäche, Appetitlosigkeit, Abschwächung des Immunsystems mit erhöhter Infektanfälligkeit, Hautveränderungen und Störungen der Wundheilung. Besonders betroffen sind davon Raucher und ältere Menschen sowie Personen, die eine extreme Diät halten.

Vitamin-C-Mangel

Die klassische Vitamin-C-Mangelkrankheit Skorbut kommt in der industrialisierten Welt selten vor. Eine Ausnahme bilden hier ältere Menschen, von denen etwa 5 % Skorbut haben. Ein minimaler Mangel ist aber weitverbreitet. Frühe Symptome sind:

- Schleimhautblutungen, Hautverfärbungen (blassgelb bis grau-gelb) und starke Verhornung der Haut,
- Einblutung in die Muskulatur und Knochenhaut an stark beanspruchten Stellen wie z. B. Kniekehlen, Gesäß, etc.,
- Schmerzen in stark beanspruchten Muskeln, vor allem in den Waden,
- ziehende Gliederschmerzen (Skorbut-Rheumatismus).

Symptome des fortgeschrittenen Skorbut-Stadiums sind:

- Zahnfleischentzündungen,
- Blutungen, gelegentlich in den Augen, sowie schwer zu stillendes Nasenbluten,
- Lebervergrößerung (die Milz bleibt normal groß),
- niedriger Blutdruck,
- (hypochrome) Anämie,
- Veränderung der Blutgerinnung und Blutungszeit,
- Veränderungen der Persönlichkeit (Gleichgültigkeit, allgemeine Kränklichkeit, leichte Erschöpfbarkeit, Schwermütigkeit, Depressivität).

Vitalstofftipp: Da Vitamin C Cofaktor bei der Karnitinbildung ist, wird als Ursache für die Müdigkeit und Schwäche bei einem Vitamin-C-Mangel ein Karnitindefizit vermutet, daher sollten Sie in solchen Fällen zusätzlich Karnitin supplementieren.

Vitalstofftipp: Einem Vitamin-C-Supplement von 100 mg in Form von natürlichem Pflanzenkonzentrat entsprechen ca. 8,3 kg Äpfel.

Gesundheitstipp: Vitamin C kann in hohen Dosen die blutverdünnende Wirkung von Cumarinen, z. B. Marcumar, vervielfachen – dadurch steigt die Blutungsneigung!

Vitamin B_1 (Thiamin)

Unter dem Begriff »Vitamin B_1« werden verschiedene Verbindungen mit Thiaminwirkung zusammengefasst. Thiamin war das erste in seiner Wirkung beschriebene wasserlösliche Vitamin. Es reagiert sensibel auf Veränderungen des Molekülaufbaus, weswegen entgegengesetzte Wirkungen entstehen können. Bei Thiamin besteht ein physiologisches Zufuhrgleichgewicht, d. h. unnatürlich hohe Zufuhren von Thiamin führen zu einer herabgesenkten Aufnahme, weswegen nicht mehr als das Drei- bis Vierfache des Tagesbedarfs zugeführt werden sollte.

Vitalstofftipp: Ähnlich wie beim Vitamin C steigt die Aufnahmerate, je niedriger die verabreichte Dosis von Vitamin B_1 ist. Bei natürlichen Dosen beträgt die Aufnahmerate fast 100 %.

Die Masse des Thiamins (75 %) findet sich in den roten Blutkörperchen, 15 % sind in den weißen Blutkörperchen und nur 10 % im Blutplasma. Im Blutplasma ist es an Albumin, ein Eiweiß, gebunden, das den Vitalstoff zu den Zielorganen und Zielgeweben transportiert. Der Gesamtkörperbestand liegt bei gesunden Personen bei ca. 30 mg, wovon sich etwa 40 % in den roten Blutkörperchen der Muskulatur befinden.

Die biologische Halbwertszeit des Thiamins beträgt beim Menschen 9,5–18,5 Tage, und es gibt nur eine geringe Speichermöglichkeit, die bei 25–30 mg pro Organismus liegt. Überschüssiges Thiamin wird mit dem Harn ausgeschieden.

Vitalstofftipp: Vitamin B_1 sollten Sie täglich in ausreichender Menge zu sich nehmen, um einem schleichenden Mangel vorzubeugen.

Vitalstofftipp: Nehmen Sie Vitamin B_1 in Tablettenform zu sich, werden die fettlöslichen Präparate besser verstoffwechselt als die wasserlöslichen Vitamin-B_1-Präparate. Dies bedeutet, dass sie einen höheren Thiaminspiegel bewirken und das Vitamin besser in Ihrem Körper zurückgehalten wird.

Vorkommen

Wegen seiner wichtigen Funktion im Kohlenhydratstoffwechsel findet man Vitamin B_1 in allen Organen und Geweben. Besonders reich an Thiamin ist Fleisch, gute pflanzliche Lieferanten sind Hülsenfrüchte wie Bohnen, Erbsen und Linsen, aber auch Kartoffeln und die Randschichten aller Getreidearten. Da bei der Herstellung von Weißmehlprodukten die Randschichten entfernt werden, geht mit ihnen ein wichtiger Vitamin-B_1-Lieferant verloren. Ein guter tierischer Lieferant ist Schweinefleisch, das fütterungsbedingt eine bis zu zehnfach höhere Konzentration an Vitamin B_1 aufweisen kann als andere Fleischsorten.

Vitamin B_1 ist sehr empfindlich gegen Hitze, Licht und Oxidationsmittel, weswegen es bei der üblichen Nahrungszubereitung zu zusätzlichen Verlusten von durchschnittlich 30 % kommen kann.

Ernährungstipp: Ihren Tagesbedarf an Thiamin rein vegetarisch zu decken, ist schwierig. Bei vegetarischer oder veganer Ernährung sollten Sie deswegen eine Thiaminergänzung erwägen.

Hitliste der Vitamin-B_1-reichsten Nahrungsmittel:

Lebensmittel	Thiamingehalt (mg/100 g)
Zerealien	0,2–1,0
Schweinefleisch	0,7–0,9
Wal-, Hasel-, Cashewnüsse	0,5
Vollkorn, Haferflocken	0,3–0,5
Leber	0,3
Bohnen, Linsen, Erbsen	0,1–0,3
Spargel	0,2
Spinat, Grünkohl	0,2
Kartoffeln	0,1
Rindfleisch	0,07–0,1
Hühnerfleisch	0,06–0,1
Milch, Milchprodukte	0,03–0,05

[Biesalski, K. et al.: Vitamine, Spurenelement und Mineralstoffe. Thieme, Stuttgart 2002.]

Effekte

Stoffwechsel: Thiamin hat im Kohlenhydratstoffwechsel seine wesentliche Funktion als Begleitenzym und ist angesichts der immer kohlenhydratreicheren Nahrung daher sehr wichtig. Es übernimmt hier eine Coenzymfunktion: Durch Thiamin werden Kohlenhydratstoffwechsel-Produkte aus dem Aminosäure- und dem Fettsäurestoffwechsel in den Energiestoffwechsel überführt. Es sollte daher unbedingt zugeführt werden, wenn es zu einer Steigerung der Stoffwechselrate kommt, wie z. B.:

- in der Schwangerschaft, vor allem im letzten Drittel,
- bei regelmäßigem Alkoholkonsum,
- beim Sport,
- bei Fieber,
- bei vermehrter Harnausscheidung.

Nervensystem: Thiamin beeinflusst die Nervenfunktion, weshalb es früher auch Antipolyneuritis-Vitamin[24] oder Aneurin hieß. Es wird bei der Stimulierung von Nerven freigesetzt. Das Vitamin steht mit dem Stoffwechsel von Neurotransmittern, d. h. den Botenstoffen im zentralen Nervensystem, in Verbindung. Es hilft daher bei Störungen des zentralen Nervensystems.

Zuckerkrankheit: Vitamin B_1 kann Folgeschäden bei der Zuckerkrankheit hemmen.

Medikamenteneinnahme: Bei Dauertherapien mit speziellen Medikamenten kann Thiamin sehr sinnvoll sein, z. B. bei der Einnahme von:

- der Antibabypille,
- alkoholhaltigen Medikamenten,
- Antazida bei Magenübersäuerung,
- Neuroleptika gegen Wahnvorstellungen und Halluzinationen,
- Diuretika, da sie die Harnausscheidung erhöhen.

Weitere Anwendungsgebiete: Vitamin B_1 wird empfohlen bei Dialyse, chronischem Müdigkeitssyndrom, Immunmangelsymptomen sowie Anämien, die nicht auf Eisen, Vitamin B_{12} und Folsäure ansprechen.

Täglicher Bedarf

Aufgrund eines physiologischen Resorptionsgleichgewichtes kann der Mindestbedarf eines gesunden Menschen pro Tag wie folgt ermittelt werden: 0,33 mg Thiamin pro 1000 kcal zugeführter Energie. Der tatsächliche Tagesbedarf liegt laut

---

24 Polyneuritis ist eine entzündliche Erkrankung mehrerer Nerven.

DGE bei 0,5 mg pro 1000 kcal. Dies entspricht einem durchschnittlichen Tagesbedarf von 1,2 mg Thiamin.

DGE-Empfehlungen für den täglichen Bedarf an Vitamin B_1	
Frauen	1,1–1,2 mg
Schwangere und Stillende	1,5–1,7 mg
Männer	1,3–1,4 mg

Vitalstofftipp: Vitamin-B_1-Präparate sollten Sie möglichst während einer oder zwischen den Mahlzeiten, vorzugsweise auf mehrere Einzeldosen über den Tag verteilt, einnehmen.

Durch Thiamin hervorgerufene toxische Reaktionen wie Blutdruckabfall, Pulsverlangsamung oder Herzrhythmusstörungen sind im Tierversuch ab ca. 1 g Thiamin pro kg Körpergewicht beschrieben und haben somit für den Alltag keine Bedeutung.

Versorgungssituation

Ein marginaler oder grenzwertiger Mangel ist neben dem Folsäuremangel der meistverbreitete Vitaminmangel in Westeuropa. So kam bei drei großen Untersuchungen in Frankreich[25] heraus, dass bei 43–80 % der Männer und bei 69–80 % der Frauen der Minimalbedarf an Vitamin B_1 nicht durch die Ernährung gedeckt wird. Und auch außerhalb Europas sieht es nicht anders aus: Bei 15–30 % der US-amerikanischen Bevölkerung konnte ein grenzwertiger Mangel an Vitamin B_1 festgestellt werden. Gründe hierfür sind:

- eine einseitige, unausgewogene Ernährung z. B. durch Diäten, den Konsum von raffinierten Getreideprodukten, einer längeren künstlichen Ernährung ohne Thiamin,
- die mangelhafte Ernährung älterer Menschen
- chronischer Alkoholkonsum,
- chronische Magen-Darm-Erkrankungen, die zu einer verminderten Aufnahme von Thiamin führen.

Vitalstofftipp: Wenn Sie Thiamin in unzureichender Menge zu sich nehmen, kommt es bereits nach ca. 10 Tagen in den meisten Organen zu einer deutlichen Thiaminverminderung.

---

25 Souccar, T. Curtay, JP: Le nouveau guide des vitamines. Edition Seuil, Paris 1996.

Vitalstofftipp: Ältere, kranke Menschen profitieren von einer Vitamin-B_1-Substitution in Kombination mit den anderen Vitaminen aus dem Vitamin-B-Komplex.

Vitamin-B_1-Mangel

Die bekannteste Thiaminmangelkrankheit ist Beri-Beri. Hierbei handelt es sich um eine Kombination aus Vitamin- und Eiweißmangel, weswegen beides behandelt werden muss. Sie tritt in den westlichen Industrieländern allerdings nur in Einzelfällen auf. Chronische Alkoholiker stellen jedoch eine besonders therapiebedürftige Gruppe dar, da sie aufgrund unzureichender Nährstoffzufuhr, mangelnder Aufnahme sowie Störungen des Thiaminstoffwechsels durch Acetaldehyd aus dem Alkoholabbau einen chronischen Thiaminmangel haben. 40 % der Alkoholiker erleiden deswegen eine Nervenstörung (Polyneuropathie) und 3–10 % entwickeln eine Nervenstörung im Gehirn, die sogenannte Wernicke-Enzephalopathie. Frühsymptome des Vitamin-B_1-Mangels sind:

- Müdigkeit,
- Gewichtsverlust,
- Verwirrungszustände.

Spätsymptome hingegen sind:

- periphere Neuropathien wie Schmerzen, Taubheit oder Missempfindungen und Muskelschwund in Beinen und Armen,
- hoher Puls,
- Gedächtnisverlust.

Vitalstofftipp: Es besteht ein Thiaminmangel, wenn Ihre Thiaminwerte unter 70 nmol pro l Vollblut liegen.

In einer Studie mit freiwilligen Probanden kam es allerdings bereits bei einer Aufnahme von weniger als 0,2 mg Thiamin pro 100 kcal zu folgenden Symptomen:

- Schlafstörungen,
- Teilnahmslosigkeit,
- Appetitlosigkeit bis Anorexie,
- Übelkeit,
- Störungen im Magen-Darm-Trakt,
- Muskelschmerzen,
- Brustschmerzen bei der Atmung.

Im Tierversuch zeigte sich, dass zentralnervöse Ausfallerscheinungen erst auftraten, wenn der Vitamin-B_1-Gehalt im Gehirn unter 20 % des normalen Spiegels lag. Der Vitamin-B_1-Gehalt in Herz, Leber, Nieren fällt über die Harnausscheidung allerdings sehr viel schneller ab.

Gesundheitstipp: Aufgrund seiner Stoffwechselfunktion können Sie Thiamin bei allen Erkrankungen des Nervensystems einsetzen.

Ernährungstipp: Wenn Sie viel Tee und Kaffee trinken, senkt dies Ihre Vitamin-B_1-Aufnahme.

Vitamin B_2 (Riboflavin)

In Lösungen ist Vitamin B_2 sehr lichtempfindlich und kann durch Fotolyse sehr leicht in vitamininaktive Formen abgebaut werden, weswegen es luftdicht und lichtgeschützt aufbewahrt werden sollte.

Vitalstofftipp: Vitamin B_2 ist lichtempfindlicher als alle anderen Vitamine.

Wird Riboflavin im Verbund mit anderen Nährstoffen aufgenommen, verbessert sich die Aufnahme. So kann z. B. überschüssiges Vitamin B_2 nur bei ausreichender Eiweißversorgung gespeichert werden. Die höchste Konzentration des Vitamins findet sich in Leber, Nieren und Herz.

Vitalstofftipp: Riboflavin kann nur etwa 2–6 Wochen in Ihrem Körper gespeichert werden, und dies auch nur, wenn kein Eiweißmangel vorliegt.

Vorkommen

Milchprodukte und Fleisch stellen mit einem Anteil von 55 % die Versorgung an Riboflavin sicher. Sie enthalten einen wesentlich höheren Anteil an Riboflavin, der noch dazu besser und schneller aufgenommen werden kann, als pflanzliche Produkte. Die beste natürliche Quelle ist Hefe.

Ernährungstipp: Weißmehl enthält aufgrund der hohen Ausmahlung nur noch ein Drittel des ursprünglichen Vitamin-B_2-Gehaltes.

Hitliste der Vitamin-B_2-reichsten Nahrungsmittel:

Lebensmittel	Riboflavingehalt (mg/100 g)
Hefe	5,4
Leber	2,5–3,5
Käse	0,2–0,6
Schokolade (Vollmilch)	0,4
Fisch	0,1–0,4
Schweinefleisch	0,2–0,3
Hühnerfleisch	0,2
Zerealien	0,2
Spargel, Brokkoli, Rosenkohl	0,2
Brot	0,1–0,2
Spinat, Avocado	0,15
Walnüsse	0,1

[Biesalski, K. et al.: Vitamine, Spurenelement und Mineralstoffe. Thieme, Stuttgart 2002.]

Ernährungstipp: Milch sollten Sie nicht in durchsichtigen Glasflaschen lagern, da es dadurch zu Vitamin-B_2-Verlusten von über 80 % kommen kann.

Anwendungsgebiete

Stoffwechsel: Riboflavin ist Bestandteil der sogenannten Flavoproteine, die in über 60 Enzymsystemen eine Rolle spielen. Flavoproteine wirken in den Antioxidanssystemen und nehmen so eine Schlüsselstellung im Stoffwechsel von Kohlenhydraten, Fettsäuren, Aminosäuren und Eiweißen ein.

Oxidation: Riboflavin kann auf verschiedene Arten im antioxidativen System eingesetzt werden. Es kann:

- enzymatisch freie Radikale abfangen,
- von Bakterien aktiviert werden und so der Abwehr von Sauerstoffradikalen dienen.[26]
- wesentlich zur Leistungsfähigkeit von biologischen Antioxidanssystemen beitragen.

[26] Die höchste Konzentration findet sich in weißen Blutkörperchen.

Augen: Ein Riboflavinmangel führt zur Ausbildung eines grauen Stars (Linsentrübung).

Anti-Krebs-Wirkung: Flavoproteine spielen in entgiftenden Enzymsystemen eine zentrale Rolle, weshalb man ihnen eine krebsvorbeugende Funktion zuschreibt.

Medikamenteneinnahme: Bei der dauerhaften Einnahme der Antibabypille und von Antibiotika, Schilddrüsenhormonen und Antidepressiva besteht ein erhöhter Bedarf an Riboflavin.

Weitere Anwendungsgebiete: Vitamin B_2 wird empfohlen bei einseitiger oder künstlicher Ernährung, Dialyse, im Wachstum, in der Schwangerschaft und Stillzeit.

Vitalstofftipp: Aufgrund seiner wichtigen Funktionen sollten Sie Riboflavin ergänzend einnehmen, wenn Sie die Mindestversorgung über die Nahrung nicht sicherstellen können.

Täglicher Bedarf

Empfehlenswert ist eine tägliche Zufuhr von 0,6 mg Vitamin B_2 pro 1000 kcal. Dies entspricht etwa 1,4–1,8 mg pro Tag. Um keine Mangelerscheinungen zu bekommen, liegt der absolute Mindestbedarf bei 0,9 mg pro Tag.

Ernährungstipp: Bei Radikaldiäten werden die Körperreserven an Vitamin B_2 schnell geleert.

DGE-Empfehlungen für den täglichen Bedarf an Vitamin B_2	
Frauen	1,5 mg
Männer	1,7 mg
Jugendliche	1,5–2,0 mg

Vitalstofftipp: Vitamin-B_2-Präparate sollten Sie möglichst während oder zwischen den Mahlzeiten, vorzugsweise auf mehrere Einzeldosen über den Tag verteilt, einnehmen.

Versorgungssituation

In Deutschland und anderen Industrieländern sind klinische Mangelsymptome selten. Wie bei den meisten B-Vitaminen kann es aber bei älteren Menschen zu einem Vitamin-B_2-Mangel kommen. Bevölkerungsgruppen, die Milch oder Milchprodukte meiden, können ebenfalls einen erheblichen Vitamin-B_2-Mangel haben. Veganer sollten daher Vitamin B_2 als Nahrungsergänzung zuführen. Muslime, die kein Schweinefleisch essen, sind ebenfalls häufiger von einem Vitamin-B_2-Mangel betroffen.

Trotz der insgesamt guten Versorgungslage erreichten in mehreren Studien 40–60 % der Deutschen nicht die täglich empfohlene Mindestmenge an Vitamin B_2. In der Bundesrepublik stellte man in den 1980er-Jahren bei über 22 % der Frauen im Alter von 18 bis 24 Jahren eine unzureichende Bedarfsdeckung fest. Die Anreicherung der Lebensmittel brachte zwar eine Besserung, doch nach neueren Untersuchungen[27] haben immer noch 2,5–5 % der 18–44-Jährigen eine unsichere Bedarfsdeckung.

Vitamin-B_2-Mangel

Ein isolierter Vitamin-B_2-Mangel ist äußerst selten. Meist ist er kombiniert mit einem Mangel an anderen B-Vitaminen. Symptome des Vitamin-B_2-Mangels sind:

- Störungen der körpereigenen Eisenaufnahme, was wiederum zu Blutarmut führt,
- Entwicklungsstörungen im Bereich der Mundschleimhaut, der Schleimhaut der oberen Atemwege und der Magenschleimhaut,
- Zahnfleischentzündungen,
- chronische Speiseröhren- und Magenschleimhautentzündungen,
- Entzündungen des Auges mit Ausbildung eines grauen Stars (Linsentrübung), Tränenfluss und Hornhautentzündung,
- Hautveränderungen, vor allem an den Lippen, und Hautentzündungen, die an der Nase und den Ohren beginnen und in der Folge auf den Rumpf übergreifen,
- Zungenveränderungen mit Entzündungen der Zunge,
- Nervenstörungen in Armen und Beinen, z. B. Gefühlsstörungen.

Gesundheitstipp: Bei Mundwinkelrissen kann Sie eine Therapie mit Vitamin B_6 schneller zum Erfolg führen als nur die Einnahme von Riboflavin. Die beste Wirkung erzielen Sie jedoch, wenn Sie den kompletten Vitamin-B-Komplex zu sich nehmen.

Gesundheitstipp: Mit einer rechtzeitigen Riboflavinergänzung können Sie die Gefahr, an einem Katarakt (grauen Star) zu erkranken, um über 80 % reduzieren.

Vitalstofftipp: Sollte es trotz ausreichender Zufuhr zu einem Vitamin-B_2-Mangel kommen, sollten Sie Ihren Eiweißstatus überprüfen lassen.

---

[27] Heseker, H.R. et al.: Vitaminversorgung Erwachsener in der Bundesrepublik Deutschland. In: VERA-Schriftenreihe, Bd. IV. Wiss. Fachverlag Dr. Fleck, Niederkleen 1992.

Gesundheitstipp: Wenn Sie Vitamin B_2 in einer Dosierung von 400 mg pro Tag über mindestens 3 Monate einnehmen, kann dies vorbeugend gegen Migräneanfälle wirken.

Vitamin B_3 (Niacin)

Hinter dem Begriff »Niacin« verstecken sich die Nikotinsäure und das Nikotinamid. Beide haben qualitativ und quantitativ dieselbe Wirkung, da sie im Stoffwechsel ineinander überführt werden können. Nicotinsäure ist luft- und hitzeempfindlich und in alkalischen Lösungen gut löslich. Nicotinamid hingegen ist gut wasserlöslich und wird in sauren oder alkalischen Lösungen zu Nikotinsäure umgewandelt. Die Aufnahme von Vitamin B_3 erfolgt im oberen Dünndarm. Da dort Darmbakterien das Nicotinamid aufspalten, gelangt hauptsächlich Nicotinsäure in die Leber. Von dort nimmt das Vitamin seinen Weg über die Blutbahn zu anderen Geweben. Niacin muss regelmäßig zugeführt werden, da die Speichermöglichkeit nur sehr gering ist.

Vitalstofftipp: Niacin kann auch aus der Aminosäure L-Tryptophan gebildet werden.

Vorkommen

Der Gehalt an Niacin in tierischen Lebensmitteln ist nicht nur am höchsten, es wird auch nahezu vollständig vom menschlichen Organismus aufgenommen. Aus Zerealien kann der Körper das Niacin nur zu etwa 30 % oder weniger aufnehmen. Durch Rösten oder eine Alkalibehandlung kann die komplexe Bindung allerdings aufgehoben und das Niacin besser absorbiert werden. So enthält z. B. Bohnenkaffee nach dem Rösten größere Mengen an Niacin (1–2 mg pro Tasse) als rohe oder grüne Kaffeebohnen.

Hitliste der niacinreichsten Nahrungsmittel:

Nahrungsmittel	Niacingehalt (mg/100 g)	Niacinnährstoffdichte (mg/1000 kcal)
Schweineleber	15	94,3
Rinderleber	14,5	107,1
Huhn	8,1	32,6
Kaninchen	8	55,8
Lachs	7,2	34,4

Nahrungsmittel	Niacingehalt (mg/100 g)	Niacinnährstoffdichte (mg/1000 kcal)
Kalbfleisch	5,8	37,6
Rindfleisch	5,2	25,8
Schweinefleisch	4,5	25,7
Hering	3,8	29,1
Forelle	3,2	27,6
Kabeljau	2,1	24,4
Roggen, Vollkorn	1,7	5,4
Erbsen	1,7	49,0
Reis, ungeschält	1,5	13,9
Grünkohl	1,4	46,8
Weizenmehl, Typ 404	0,8	2,2
Reis, geschält	0,5	4,1

[Biesalski, K. et al.: Vitamine, Spurenelement und Mineralstoffe. Thieme, Stuttgart 2002.]

Anwendungsgebiete

Herz und Gefäße: Mithilfe hoher Dosen Niacin lassen sich das schädliche LDL-Cholesterin, vor allem die oxidierte Form, und die Triglyceride senken und das nützliche HDL-Cholesterin steigern. In einer Studie mit 8341 Patienten senkte Niacin die Triglyceride um 53 % und das LDL-Cholesterin um 22 %. Nach 15 Jahren zeigte sich bei dieser Gruppe eine um 11 % verringerte Sterblichkeit infolge einer koronaren Herzkrankheit.

Stoffwechsel: Niacin reguliert zusammen mit Chrom den Blutzucker und ist darüber hinaus an 200 Enzymsystemen beteiligt und damit wesentlich für alle Stoffwechselvorgänge des Körpers verantwortlich. Dabei wirkt es positiv auf den Aufbau von Fettsäuren und Steroiden wie z. B. das körpereigene Kortison und auf die Gesundheit von Haut, Muskelgewebe, Nervensystem und Verdauungstrakt.

Erbsubstanz: Niacin ist zur Reparatur von Schäden an der DNS unerlässlich.

Medikamenteneinnahme: Niacin hat eine positive Wirkung bei Krebstherapien. So sollte es bei der Zytostatika-Therapie gegen Krebserkrankungen gegeben werden, da hierbei die Resorptionsrate sinkt, während gleichzeitig der Verbrauch an Niacin steigt. Auch Tumorpatienten sollten Niacin verabreicht bekommen, da sie nahezu

60 % mehr an Tryptophan verbrauchen als gesunde Menschen. Bei Interaktionen mit Arzneimitteln wie Antidiabetika, Betablockern und Tuberkulosemitteln kann es zu einem Vitamin-B_3-Mangel kommen.

Weitere Anwendungsgebiete: Vitamin B_3 wird empfohlen in der Schwangerschaft und Stillzeit, bei strenger veganer Ernährung, hohem Alkoholkonsum, Leberschäden und chronischen Durchfällen, Gelenkentzündungen aller Art, Gefäßverkalkungen, Periodenbeschwerden in Form von Kopfschmerzen, Zuckerkrankheit, Hartnup-Syndrom, da hier der Tryptophantransport gestört ist, Schizophrenie, zur Entgiftung.

Gesundheitstipp: Das amerikanische National Institute of Health hat eine Vitamin-B_3-Zufuhr zu einer von drei effektiven Methoden zur Senkung der Blutfette erklärt.

Täglicher Bedarf

Beim Menschen hängt der Niacinbedarf auch von der Tryptophanzufuhr ab. Da der Mensch ca. 60 mg Tryptophan für die Bildung von 1 mg Nicotinamid benötigt, ist der Umrechnungsfaktor 60:1. Dieses Verhältnis gilt aber nur, wenn mit der Nahrung beides in ausreichender Menge zugeführt wird. Ansonsten wird die Aminosäure Tryptophan für die Eiweißbildung verwendet.

DGE-Empfehlungen für den täglichen Bedarf an Vitamin B_3	
Frauen	13–15 mg
Stillende	20 mg
Männer	15–20 mg
Kinder	5–6 mg

Vitalstofftipp: Vitamin-B_3-Präparate sollten Sie möglichst während oder zwischen den Mahlzeiten einnehmen.

Versorgungssituation

In Deutschland sind schwerwiegende Vitamin-B_3-Mängel nicht zu erwarten, unterschwellige Mängel können jedoch auftreten. Drei große Studien in Frankreich konnten zeigen, dass sich diese bei knapp 50 % der Männer und Frauen finden lassen. Folgende Personengruppen neigen zu latenten Niacinmängeln:

- Alkoholiker,
- Frauen, die jahrelang die Antibabypille einnehmen,
- Veganer.

Vitamin-B_3-Mangel

Frühsymptome des Vitamin-B_3-Mangels sind:

- Schlaflosigkeit,
- Appetitlosigkeit,
- Gewichtsverlust,
- Durchfall,
- Bauchschmerzen,
- Verwirrung,
- Konzentrationsstörungen.

Bei erheblichem Niacinmangel kommt es zur klassischen Niacinmangelkrankheit: Pellagra. Diese findet sich immer in Kombination mit einem Eiweißmangel und kann mit einer Unterversorgung an anderen B-Vitaminen einhergehen.

Symptome der Pellagra sind:

- Brandgefühl und Juckreiz an unterschiedlichen Hautarealen,
- Schmetterlingsrötung, meist im Gesicht,
- Speiseröhrenentzündung,
- Darmentzündung mit Resorptionsstörungen,
- Durchfall,
- Erbrechen,
- Nervenschmerzen,
- Taubheit der Arme und Beine,
- Depressionen,
- Halluzinationen,
- Verwirrung.

Die Pellagra findet sich in Ländern, in denen überwiegend nur Mais oder Jowar (Sorghum-Mehl) gegessen wird, sodass hier auch ein Proteinmangel hinzukommt. Dies betrifft Teile Afrikas, Indien, China und Länder des Fernen Ostens. In Zentralamerika und Mexiko kommt ein Niacinmangel hingegen nur selten vor, obwohl dort ebenfalls Mais ein Hauptnahrungsmittel ist. Doch durch das Röstverfahren bzw. die Alkalibehandlung bei der Herstellung der Maistortillas wird Niacin gelöst, das so dem menschlichen Organismus zugeführt werden kann.

Vitamin B_5 (Pantothensäure)

Pantothensäure besteht aus Pantoinsäure und Beta-Alanin. Es ist ein instabiles, zähflüssiges Öl und in Wasser und Alkohol löslich. Wegen dieser Instabilität wird meist die chemisch verwandte Verbindung Panthenol verwendet, die im Körper durch enzymatische Oxidation zu Pantothensäure umgewandelt wird. Pantothensäure kommt überall vor (griech. pantothen = von allen Seiten) und wird im Dünndarm aufgenommen. Panthenol wird durch Auftragen auf die Haut aufgenommen. Es gibt kein Speicherorgan. Höhere Gewebskonzentrationen finden sich aber im Herzmuskel, in den Nieren, Nebennieren und in der Leber.

Vitalstofftipp: Da Ihr Körper keinen Speicherort für Vitamin B_5 besitzt, müssen Sie auf eine regelmäßige Zufuhr achten.

Vorkommen

In der Natur kommt Pantothensäure sowohl in tierischen als auch in pflanzlichen Lebensmitteln vor. Sehr reich an Vitamin B_5 sind die Ovarien von Stockfischen sowie der Weiselsaft der Bienen, auch Gelee Royal genannt. Dieser verursacht bei vielen Menschen allerdings allergische Reaktionen.

Hitliste der pantothensäurereichsten Nahrungsmittel:

Lebensmittel (frisch)	Pantothensäuregehalt (mg/kg)
Leber (vom Rind oder Schwein)	60–80
Nieren (vom Rind oder Schwein)	30–40
Eigelb	35
Hirn	25
Reis	22
Melone	14
Eier	13
Hering	10
Muskelfleisch	4–6
Austern	5

[Biesalski, K. et al.: Vitamine, Spurenelement und Mineralstoffe. Thieme, Stuttgart 2002.]

Vitalstofftipp: Nur natürliches Vitamin B_5 kann von Ihrem Körper aufgenommen werden.

Anwendungsgebiete

Stoffwechsel: Pantothensäure findet sich vorwiegend als Bestandteil von Coenzym A und dient damit der Fettsäuresynthese. Über dieses Coenyzm greift es aber auch in nahezu alle Stoffwechselvorgänge ein.

Herz und Gefäße: Hohe Dosen Pantothensäure senken zudem das Gesamt-Cholesterin, die Triglyceride und erhöhen gleichzeitig das HDL-Cholesterin.

Oxidation: Beim Abbau von Pantothensäure entsteht Cysteamin, das das Ausgangsmaterial für die Bildung von Taurin darstellt. Dieses ist wiederum ein wichtiges Antioxidans und ein Nervenleiter. Pantothensäure ist zudem ein wirksames Antioxidans bei der Lipidperoxidation.

Hormonsystem: Vitamin B_5 ist an der Biosynthese der Sexual- und der Nebennierenrindenhormone beteiligt.

Haut: Coenzym A und Pantothensäure scheinen die Wundheilung zu beschleunigen.

Vitamin B_5 ist beteiligt an der Bildung von:

- Cholesterin,
- Gallensäuren,
- Provitamin D,
- Hämoglobin,
- Muskeleiweiß ist pantothensäureabhängig.
- Vitamin A und Vitamin D.

Weitere Anwendungsgebiete: Vitamin B_5 wird empfohlen in der Schwangerschaft und Stillzeit, bei viel Stress, hohem Alkoholkonsum, Diabetes mellitus, einseitigen bzw. radikalen Diäten, chronischen Erkrankungen oder Infektionen, Gelenkerkrankungen und Gelenkentzündungen, chronischem Müdigkeitssyndrom

Täglicher Bedarf

Der tägliche Bedarf ist nicht genau definiert, er liegt wahrscheinlich bei 4–10 mg. Durch eine ausgewogene Mischkost lässt sich ein Mangel vermeiden. Bestimmte Tiere können durch Wiederkäuen oder Koprophagie die in den Zellen vorliegende Pantothensäure freisetzen und zur Bedarfsdeckung hinzuziehen. Für den Menschen ist die körpereigene, durch Darmbakterien hergestellte Pantothensäure nicht verfügbar.

Vitalstofftipp: Vitamin-B_5-Präparate sollten Sie möglichst während oder zwischen den Mahlzeiten, vorzugsweise auf mehrere Einzeldosen über den Tag verteilt, einnehmen.

Versorgungssituation

Isolierte Mangelerscheinungen sind beim Menschen nicht bekannt. Defizite treten in der Regel zusammen mit einem Mangel an anderen B-Vitaminen auf. Die durchschnittliche Zufuhr an Vitamin B_5 liegt bei 2–9 mg, bei vielen Menschen jedoch bei weniger als 4 mg pro Tag. Nach einer amerikanischen Studie[28] erreichten so 38 % der weiblichen und 27 % der männlichen Amerikaner nicht die oben erwähnte Zufuhrempfehlung. Dies liegt vor allem daran, dass es durch Lagerung und Zubereitung der Nahrungsmittel zu Verlusten des Vitamin-B_5-Gehalts von bis zu 30 % kommt. Ein weiteres Problem stellen die veränderten Ernährungsgewohnheiten dar: Innereien und Hülsenfrüchte werden seltener verzehrt.

Vitamin-B_5-Mangel

Mangelzustände kommen bei vielseitiger Ernährung selten vor. Physiologische Supplementierung, also eine natürliche Nahrungsergänzung entsprechend der in der Natur vorkommenden Dosis, zur sicheren Bedarfsdeckung ist für die westlichen Industrieländer aber empfehlenswert. Frühsymptome des Vitamin-B_5-Mangels sind:

- Kopfschmerzen,
- Müdigkeit,
- Magen-Darm-Störungen,
- Herzklopfen,
- Missempfindungen.

Spätsymptome sind:

- niedriger Blutdruck, körperliche Schwäche,
- schweres Erbrechen,
- schlechte Wundheilung,
- wiederkehrende Infektionen, vor allem der oberen Atemwege und des Magen-Darm-Trakts,
- Nervenstörungen mit Bewegungs- und Gefühlsstörungen,
- Nervenschmerzen,
- Burning-Feet-Syndrom.

Das Burning-Feet-Syndrom trat vor allem bei Kriegsgefangenen in Südostasien aufgrund einseitiger Ernährung nach ca. 3–4 Monaten auf. Dabei kommt es zunächst zu Taubheitsgefühlen und Kribbeln in den Zehen, später zu brennenden und stechenden Schmerzen in den Füßen.

---

28 Eissenstat, B.R. et al.: Pantothenic acid status of adolescents. Am. J. Clin. Nutr. (1986) 44:931-937.

Gesundheitstipp: Vitamin B_5 hilft bei Lern- und Konzentrationsstörungen bei Kindern und alten Menschen.

Vitalstofftipp: Pantothen finden Sie als Wirkstoff in vielen Salben.

Vitamin B_6 (Pyridoxin)

»Pyridoxin« ist ein Sammelbegriff für die Verbindungen Pyridoxin (Alkohol), Pyridoxal (Aldehyd), Pyridoxamin (Amin). Alle Verbindungen sind gleich wirksam und können im Stoffwechsel ineinander umgewandelt werden. Pyridoxin ist im wässrigen und sauren Milieu stabil, dafür in neutralen und alkalischen Lösungen empfindlich. Es sollte licht- und luftgeschützt aufbewahrt werden.

Die Aufnahme in den Körper erfolgt über den Dünndarm. Im Dickdarm wird zwar durch Mikroorganismen Vitamin B_6 gebildet, dieses kann aber nicht verwertet werden. Ein Großteil des Vitamins kommt in der Muskulatur vor. Im Blutkreislauf finden sich nur 0,1 %. Im Blut selbst ist die Vitamin-B_6-Konzentration in den roten Blutkörperchen vier- bis fünfmal höher als im Blutplasma. Ausgeschieden wird Pyridoxin über die Nieren.

Vorkommen

Vitamin B_6 kommt in tierischen und pflanzlichen Lebensmitteln vor. Allerdings kann es bei der Weiterverarbeitung zu Verlusten kommen: Bei der Fleischverarbeitung liegen diese bei 50–70 %, beim Ausmahlen von Getreide bei 50–90 %. Ein hoher Vitamin-B_6-Gehalt findet sich in Leber, Schweine- und Hühnerfleisch, Fisch, Kartoffeln und verschiedenen Gemüsesorten. Auch in Vollkornprodukten kommt Vitamin B_6 vor. Hierbei gilt es zu beachten, dass das im Vollkornbrot enthaltene Pyridoxin vom Körper zwar um 5–10 % schlechter aufgenommen wird als das im Weißbrot, dafür aber im Vollkornbrot reichhaltiger vorhanden ist.

Hitliste der Vitamin-B_6-reichsten Nahrungsmittel:

Lebensmittel	Pyridoxingehalt (mg/100 g)
Leber	0,9
Fisch	0,3–0,8
Walnüsse	0,78
Hühnerfleisch	0,3–0,6
Schweinefleisch	0,3–0,5

Lebensmittel	Pyridoxingehalt (mg/100 g)
Bohnen	0,1–0,6
Reis	0,1–0,5
Avocado	0,4
Erdnüsse	0,4
Zerealien	0,3
Spinat, Kartoffeln	0,3

[Biesalski, K. et al.: Vitamine, Spurenelement und Mineralstoffe. Thieme, Stuttgart 2002.]

Anwendungsgebiete

Stoffwechsel: Alle Verbindungen des Pyridoxins sind gleichwertig als Begleitenzyme im Aminosäurestoffwechsel wirksam. Zudem stellt das Pyridoxin ein wichtiges Enzym für den Fettstoffwechsel, den DNA-Stoffwechsel und die Nervenübertragung dar. Bei einer Reihe von Stoffwechselreaktionen übernimmt es eine Coenzym-Funktion.

Immunsystem: Zur Unterstützung des Immunsystems ist Pyridoxin unerlässlich. So ist es an der Bildung der weißen Blutkörperchen und der Helferzellen im Immunsystem beteiligt und kann bei wiederkehrenden Infekten helfen.

Gynäkologie und Schwangerschaft: Frauen mit Kinderwunsch sollten rechtzeitig für eine ausreichende Zufuhr an Pyrodixin in Kombination mit anderen B-Vitaminen sorgen. Zudem hilft Vitamin B_6 bei Periodenbeschwerden.

Hormonsystem: Vitamin B_6 beeinflusst die Steroidhormonwirkung.

Bewegungsapparat: Eine positive Wirkung kann Vitamin B_6 auf Wachstumsstörungen, Muskelschwund (Vorsicht: Überdosierung bei Bodybuildern), Karpaltunnelsyndrom und rheumatische Beschwerden haben.

Weitere Anwendungsgebiete: Vitamin B_6 wird empfohlen bei Störungen der Eiweißsynthese, Drüsenveränderungen, neurologischen und psychiatrischen Erkrankungen wie z. B. Depressionen oder Schizophrenie, Dialyse, Autismus, Lern-, Verhaltens- und Konzentrationsstörungen.

Vitalstofftipp: Vitamin B_6 ist ein wirksames Gegenmittel bei einer Isoniazidvergiftung[29].

[29] Isoniazid ist ein bakterizides Antibiotikum, das vor allem bei der Behandlung von Tuberkulose eingesetzt wird.

Täglicher Bedarf

Aufgrund seiner besonderen Rolle im Aminosäure-Stoffwechsel ist der Vitamin-B_6-Bedarf abhängig von der Eiweißzufuhr. Die Empfehlung liegt bei 20 µg pro 1 g zugeführtem Eiweiß.

DGE-Empfehlungen für den täglichen Bedarf an Vitamin B_6	
Frauen	1,6 mg
Schwangere	2,6 mg
Stillende	2,2 mg
Männer	1,8 mg

Vitalstofftipp: Vitamin-B_6-Präparate sollten Sie möglichst während einer Mahlzeit, vorzugsweise auf mehrere Einzeldosen über den Tag verteilt, einnehmen.

Vitalstofftipp: Für Kinder gilt eine Zufuhrempfehlung von 2,5 mg pro Tag.

Versorgungssituation

Ein Mangel allein an Vitamin B_6 ist äußerst selten, in der Regel kommt es zu Kombinationen mit anderen B-Vitamin-Mängeln. In Deutschland gelten 76 % der Frauen und 53 % der Männer zwischen 19 und 39 Jahren als unterversorgt. Insgesamt leiden 75 % der Deutschen unter einem nicht symptomatischen Pyridoxinmangel, dementsprechend könnten viele Bundesbürger von einer Ergänzung profitieren und Leiden wie etwa schuppiger Haut, Mundwinkelentzündungen, roten und entzündeten Zungen oder Zahnfleischentzündungen entgegenwirken. Ursache für diesen Pyridoxinmangel ist die moderne Ernährung aus Fast Food, Kantinen- und Fertigessen. Besonders gefährdet sind:

- Menschen über 50 Jahren durch eine abnehmende Aufnahme in den Körper,
- Alkoholiker durch einen hohen Vitamin-B_6-Verbrauch und eine schlechte Aufnahme,
- Kranke ebenfalls durch einen höheren Verbrauch,
- Kinder durch das Füttern mit Fertignahrung (»Gläschenkost«).

Speziell bei Kindern sind bei einem Pyridoxinmangel massive EEG-Veränderungen, d. h. ein gestörter Stoffwechsel der Nervenleitsubstanzen im Gehirn, nachweisbar. Zudem wird ein Vitamin-B_6-Mangel im frühen Kindesalter zunehmend als Ursache für das

Auftreten einer Hyperaktivität diskutiert. Einer Behandlung mit Medikamenten gegen die Hyperaktivität sollte daher immer eine Ergänzung mit Pyridoxin vorhergehen.

Ernährungstipp: Wenn Sie auf Innereien und Schweinefleisch verzichten und gleichzeitig viel Alkohol konsumieren, können Sie eine Unterversorgung an Pyridoxin erleiden.

Gesundheitstipp: 15–20 % der Frauen, die regelmäßig eine östrogenhaltige Antibabypille einnehmen, sind mit Vitamin B_6 mangelversorgt.

Vitamin-B_6-Mangel

Symptome eines Vitamin-B_6-Mangels sind:

- Entzündungen der Zunge, des Rachens und der äußeren Haut,
- Schlafstörungen,
- nervöse Störungen wie Reizbarkeit, Depressionen, Gefühlsstörungen und Nervenentzündungen,
- Anämie.

Gesundheitstipp: Häufige Nierensteinleiden können ebenfalls mit einem Vitamin-B_6-Mangel zusammenhängen.

Gesundheitstipp: Die Unverträglichkeit von Glutamat, das vor allem in der asiatischen Küche und in Fertigprodukten vorkommt, liegt häufig an einem Vitamin-B_6-Mangel.

Vitamin B_9 (Folsäure)

Die Aufnahme von Folsäure (lat. folium = Blatt) erfolgt im oberen Dünndarm. Von dort aus gelangt es über das Gefäßsystem zur Leber und verteilt sich im Körper. Im Blutserum sind die Folate an Eiweiße, z. B. an Albumin oder Transferrin, gebunden. Bei ausreichender Folsäurezufuhr ist die Ausscheidung über den Harn gering, was an der Resorption von 10–20 % der bereits verdauten Menge liegt. Bei einer mangelnden Zufuhr an Folsäure steigt die Ausscheidung durch den Urin mit der Zeit jedoch an. Ein Teil wird über den Stuhl ausgeschieden.

Vorkommen

Folsäure zeigt je nach Vorkommen eine unterschiedliche Bioverfügbarkeit, die höchste erreichen tierische Nahrungsmittel, wobei Rindfleisch und Fisch nur wenig Folsäure enthalten. Besonders gute pflanzliche Quellen sind Blattgemüse wie Salat und Spinat, Spargel, Tomaten, Gurken und Getreide. Die Anwesenheit von

Vitamin B_{12} ist aber zwingend erforderlich, da beide Vitamine zusammen besser aufgenommen werden können. Wegen der hohen Licht- und Oxidationsfähigkeit der Folsäure ist eine Angabe zum Gehalt in Nahrungsmitteln oft unzuverlässig und eine genaue Berechnung nicht möglich.

Hitliste der folsäurereichsten Nahrungsmittel:

Nahrungsmittel	Folsäuregehalte (µg/100 g)
Weizenkeime	304
Rinderleber, gegart	242
Weizenkleie	164
Schweineleber, gegart	88
Spargel, frisch	73,2
Rosenkohl, frisch	71,6
Hühnereigelb	70
Wirsing, frisch	66
Brokkoli, frisch	59,8
Blattspinat, frisch	55,6
Walnüsse, frisch	54

[Biesalski, K. et al.: Vitamine, Spurenelement und Mineralstoffe. Thieme, Stuttgart 2002.]

Anwendungsgebiete

Schwangerschaft und Embryonalentwicklung: Folsäure ist ein wichtiger Bestandteil der DNA-Synthese. Da während der Entwicklung des Embryos die Zellteilungsrate am höchsten ist, wird viel DNA aufgebaut und in der Folge viel Folsäure verbraucht. Das ungestörte Wachstum des Fötus im Mutterleib ist deswegen wesentlich von der Versorgung mit Folsäure abhängig. Dadurch lassen sich Schäden am Rückenmark des Fötus in der Schwangerschaft deutlich reduzieren. Folsäure wird zudem in der Stillzeit empfohlen.

Stoffwechsel, Herz und Gefäße: Die notwendige Umwandlung der Aminosäuren in verschiedene Stoffwechselprodukte ist folsäureabhängig. Zusammen mit den Vitaminen B_6 und B_{12} baut Folsäure zudem Homocystein ab. Homocystein fördert die Oxidation des LDL-Cholesterins und leistet so der Gefäßverkalkung Vorschub. Menschen, die eine Vorsorgeuntersuchung des Herzens planen, sollten also unbedingt den Homocysteinspiegel bestimmen lassen, da sich an diesem Wert das Risiko einer koronaren Herzkrankheit ablesen lässt:

- sehr geringes Risiko $<5\,\mu mol/l$
- geringes Risiko 6–9 µmol/l
- mäßiges Risiko 10–12 µmol/l
- hohes Risiko 13–18 µmol/l
- sehr hohes Risiko $>19\,\mu mol/l$

Zellaufbau: Folsäure zeigt vielfältige Einflüsse auf die Teilung und Neubildung von Zellen, weswegen eine Folsäurezufuhr nach Operationen, Verbrennungen oder Verletzungen sehr sinnvoll ist. Zudem wirkt es positiv auf den Eiweißaufbau.

Medikamenteneinnahme: Ein erhöhter Bedarf an Folsäure besteht, wenn längerfristig Medikamente wie Aspirin, Antibiotika, Magensäureblocker oder die Antibabypille eingenommen werden.

Weitere Anwendungsgebiete: Vitamin B_9 wird empfohlen im Wachstum, bei chronischen Leber-, Darm- und Dünndarmerkrankungen wie z. B. Zöliakie, Sprue und Morbus Crohn, Tumorleiden, Dialyse, Psoriasis (Schuppenflechte), Anämie, Vitamin-B_{12}- oder Vitamin-C-Mangel, hohem Alkohol- oder Zigarettenkonsum, Infektanfälligkeit.

Gesundheitstipp: Folsäure und seine Vitalstoffpartner können das Risiko für eine Herz-Kreislauf-Erkrankung erheblich verringern.

Täglicher Bedarf

Die tägliche Aufnahme sollte nicht unter 400 µg liegen, da eine niedrigere Zufuhr den Homocysteinspiegel nur unzureichend senkt. Der Bedarf ist aber stark vom Lebensalter abhängig: Während die allgemeinen Empfehlungen bei nur 50–100 µg Folsäure täglich liegen, ist der Bedarf bei Kindern wegen der Zellvermehrung im Wachstum in Abhängigkeit zu ihrem Körpergewicht deutlich höher.

DGE-Empfehlungen für den täglichen Bedarf an Folsäure	
Erwachsene	400 µg
Schwangere	600 µg
Stillende	600 µg
Kinder unter 4 Jahren	200 µg
Kinder von 4 bis 10 Jahren	300 µg
Kinder ab 10 Jahren	400 µg

Vitalstofftipp: Vitamin-B_9-Präparate sollten Sie möglichst während einer Mahlzeit, vorzugsweise auf mehrere Einzeldosen über den Tag verteilt, einnehmen.

Versorgungssituation

Trotz reichhaltigem Nahrungsangebot findet sich ein Folsäuremangel in allen Altersgruppen. Dies ist darauf zurückzuführen, dass eine ausreichende Versorgung mit Folsäure durch die Nahrung schwierig ist, da der Folsäuregehalt der verschiedenen Nahrungsmittel in den letzten 35 Jahren zurückgegangen ist. Zum einen ist dafür die zunehmende Schwermetallbelastung der Böden verantwortlich, wodurch die Folsäure immer mehr ausgewaschen wird. Zum anderen entstehen erhebliche Verluste durch die Zubereitung der Nahrungsmittel und die damit verbundene Zufuhr von Hitze und Sauerstoff. Wegen seiner Wasserlöslichkeit geht Folsäure darüber hinaus mit dem Koch- und Waschwasser verloren. Würde sich der Mensch bezogen auf Folsäure ideal ernähren, also Vollkornprodukte und möglichst unbehandeltes Obst und Gemüse essen, und die Nahrung vitalstoffschonend zubereiten, würde dies den Folsäurebedarf verschiedener Altersgruppen wie folgt decken:

- Jugendliche zu 90 %,
- erwachsene Männer zu 100 %,
- erwachsene Frauen zu 80 %,
- Senioren zu 60 %,
- Schwangere zu 25 %.

Vitalstofftipp: Die zusätzliche Einnahme von Folsäure als Nahrungsergänzung ist nahezu jeder Bevölkerungsgruppe zu empfehlen, besonders aber schwangeren Frauen. Da Folsäure mit etlichen Vitalstoffpartnern reagiert, ist eine alleinige Folsäuregabe aber nicht sinnvoll.

Folsäuremangel

Der Folsäuremangel gehört zu den häufigsten Vitaminmängeln, sowohl in unerkannter wie auch in gesicherter Form. Symptome des Folsäuremangels sind:

- Schleimhautveränderungen im Mund, Darm und Harn-Genital-Trakt,
- Durchfall, Nährstoff- und Gewichtsverluste,
- durch Blutarmut bedingte Schwäche, schnelle Müdigkeit, Kurzatmigkeit und verminderte Konzentrationsfähigkeit,
- Blutungsneigung,
- erhöhte Infektanfälligkeit,
- erhöhtes Herzinfarkt- oder Hirnschlagrisiko,

- psychische Störungen wie Aggressionen, Depressionen und paranoide Zustände,
- in der Schwangerschaft: Fehlgeburten, Missbildungen (z. B. Neuralrohrdefekt), Entwicklungsstörungen und Reifungsstörungen des Fötus.

Beim Neuralrohrdefekt kommt es zu einem unzureichenden oder fehlenden Schluss des Neuralrohres beim Föten in der Schwangerschaft, was zu einem »offenen Rücken« nach der Geburt führt. Diese Kinder sind in der Regel ab der Geburt querschnittgelähmt. Die Häufigkeit eines Neuralrohrdefektes in Deutschland wird auf 470 bis 800 Lebendgeburten pro Jahr geschätzt. Ein Drittel davon beruht auf einem Genfehler, die übrigen zwei Drittel wären durch eine ausreichende Versorgung mit Folsäure und seinen Vitalstoffpartnern aber vermeidbar gewesen. Bei einem Kinderwunsch sollte eine Folsäureergänzung daher so früh wie möglich erfolgen, da die Ausbildung des Neuralrohres mit dem 21. Schwangerschaftstag beginnt und bereits eine Woche später abgeschlossen ist.

Vitamin B_{12} (Cobalamin)

»Vitamin B_{12}« ist ein Sammelbegriff für eine Reihe unterschiedlicher Corrinoide mit biologischer Wirkung. Es gibt insgesamt sechs verschiedene Formen von Vitamin-B_{12}-Molekülen, wobei nur zwei davon therapeutisch eingesetzt werden – Cyanocobalamin ist dabei aufgrund seiner besseren Stabilität das häufiger verwendete Molekül. Vitamin B_{12} ist lichtempfindlich und sollte luftdicht und kühl aufbewahrt werden. Cobalamine haben eine rote, orangerote bzw. gelbe Farbe.

In der Nahrung kommt sowohl freies als auch an Eiweiß gebundenes Vitamin B_{12} vor. Das freie Cobalamin wird von Glykoproteinen im Speichel gebunden. Das gebundene Vitamin B_{12} wird im Magen durch Pepsin freigesetzt, anschließend u. a. an den sogenannten Intrinsic-Faktor[30] gebunden und im Dünndarm angelagert. Enzyme aus der Bauchspeicheldrüse setzen das gebundene Vitamin B_{12} wieder frei, wodurch es in den oberen Teil des Dünndarms gelangt.

Vitalstofftipp: Vitamin-B_{12}-Mangel führt zu ähnlichen Blutbildveränderungen wie ein Folsäuredefizit.

Gesundheitstipp: Bei Zufuhr von nicht physiologischen, also unnatürlichen Dosen findet im Dünndarm ein Transport in die Blutbahn ohne vorherige Bindung statt. Dies ist jedoch nicht effektiv für Ihren Organismus, da Sie nur etwa 1 % des Cobalamins ungebunden aufnehmen können.

[30] Der Intrinsic-Faktor (IF) ist ein biochemischer Stoff, der für die Aufnahme etlicher Vitalstoffe unerlässlich ist.

Nach der Aufnahme im Darm gelangt das Vitamin in die Leber, die mit 60 % das Hauptspeicherorgan darstellt, und in die Körperzellen. In der Leber erfolgt die Umwandlung zu den Coenzymformen Methylcobalamin und Adenosylcobalamin. In der Muskulatur werden etwa 30 % des Vitamin B_{12} gespeichert. Der Gesamtkörperbestand liegt bei 3–5 mg.

Das mit der Galle ausgeschiedene Vitamin B_{12} wird zum Großteil über den Darm-Leber-Kreislauf dem Körper wiederzugeführt. Aus diesem Grund kommt es bei Veganern trotz unzureichender Zufuhr erst nach mehreren Jahren zu einem Vitamin-B_{12}-Mangel. Bei Menschen, denen der Intrinsic-Faktors fehlt, kommt es zu einem Bindungsmangel, wodurch ernste Symptome bereits nach 3 Jahren auftreten. Grund dafür ist, dass hier weder das Vitamin B_{12} aus der Nahrung aufgenommen noch das Vitamin B_{12} aus der Galle zurückgeführt werden kann.

Vitalstofftipp: Wie alle B-Vitamine entfaltet Cobalamin seine Wirkung am besten im Verbund mit den übrigen B-Vitaminen. Die häufig empfohlene Injektion von synthetischem Vitamin B_{12} in den Muskel ist nur bei einem Intrinsic-Faktor-Mangel empfehlenswert.

Vorkommen

Vitamin B_{12} kann weder vom menschlichen Organismus noch von Pflanzen, sondern nur von Mikroorganismen wie z. B. im Darm von Tieren hergestellt werden. Fast alle Cobalaminquellen sind demnach tierischen Ursprungs. Gute Lieferanten sind Innereien. Verzichten Vegetarier auch auf Milch und Eier, die ebenfalls Cobalamin enthalten, kommt es langfristig zu einem Vitamin-B_{12}-Defizit, denn pflanzliche Nahrungsmittel enthalten erst nach bakterieller Vergärung geringe Mengen an Cobalamin. Dies ist z. B. bei Sauerkraut und Bier der Fall. Minimale Spuren können durch entsprechende Bakterien ebenfalls in Wurzel- und Knollengemüse enthalten sein. Dennoch bleibt die Bedarfsdeckung durch pflanzliche Produkte unzureichend.

Vitalstofftipp: Bei veganer oder vegetarischer Ernährung ohne Milch und Eier ist eine Vitamin-B_{12}-Supplementation notwendig.

Vitamin-B_{12}-Gehalt in ausgewählten Nahrungsmitteln:

Nahrungsmittel	Vitamin B_{12}-Gehalt (µg/100 g)
Rinderleber	65,0
Kalbsleber	60,0
Schweineleber	39,0

Nahrungsmittel	Vitamin B_{12}-Gehalt (µg/100 g)
Putenleber	30,0
Hefe	20,0
Leberwurst	15,7
Kalbsherz	11,0
Hering	8,0
Rindfleisch	5,0
Lachs	3,0
Hühnerei	1,8
Käse	1,6–2,5
Quark	0,9
Kuhmilch mit 3,5 % Fett	0,4

[Biesalski, K. et al.: Vitamine, Spurenelement und Mineralstoffe. Thieme, Stuttgart 2002.]

Anwendungsgebiete

Stoffwechsel: Vitamin B_{12} wirkt dem Homocystein, einer Aminosäure, die die Gefäßverkalkung fördert, entgegen. Als Cofaktor wirkt Vitamin B_{12} bei mehreren Stoffwechselwegen. Es ist beteiligt an:

- der Bildung von Energie und dem Fettstoffwechsel in den Zellen,
- verschiedenen enzymatischen Reaktionen,
- der Bildung von Methionin, einer lebensnotwendigen Aminosäure,
- dem Aufbau von Folsäure und Myelin, der Schutzschicht der Nervenstränge im Gehirn und Rückenmark.

Oxidation: Vitamin B_{12} enthält reduzierendes Glutathion und hat dadurch eine antioxidative Wirkung gegen freie Radikale.

Anti-Krebs-Wirkung: Da Vitamin B_{12} an den antioxidativen Prozessen beteiligt ist, wirkt es zusammen mit Folsäure speziell gegen Krebsarten, die durch das Rauchen entstehen können.

Erbsubstanz: Folsäure und Vitamin B_{12} arbeiten bei der DNA-Synthese zusammen. Daher ist Cobalamin auch für die Zellteilung und Zellvermehrung notwendig.

Nervensystem: Vitamin B_{12} kann Symptome und Schmerzen bei Herpes, Multipler Sklerose, Nervenverletzungen und Nervenschädigung, die bei Zuckerkrankheit entstehen, lindern.

Medikamenteneinnahme: Ein erhöhter Bedarf an Vitamin B_{12} besteht bei einer Dauertherapie mit Metformin (häufiges Diabetes-Medikament), Magen-Darm-Therapeutika (z. B. Omeprazol), Cholesterinsenkern, Diuretika (fördert die Harnausscheidung) und bei der Dauereinnahme der Antibabypille. Vor allem Menschen, die regelmäßig Säureblocker und ähnliche Medikamente für den Magen einnehmen, sollten Vitamin B_{12} ergänzen.

Allergien: Vitamin B_{12} reduziert allergische Reaktionen im Körper.

Weitere Anwendungsgebiete: Vitamin B_{12} wird empfohlen in der Schwangerschaft und Stillzeit, bei Zigaretten- und Alkoholkonsum.

Vitalstofftipp: Einzelne Folsäuregaben sind ohne Vitamin B_{12} wirkungslos, da der Folsäurestoffwechsel abhängig von Cobalamin ist.

Täglicher Bedarf

DGE-Empfehlungen für den täglichen Bedarf an Vitamin B_{12}	
Gesunde Erwachsene	3,0 µg
Schwangere	3,5 µg
Stillende	4,0 µg

Veganer nehmen täglich nur 0,3–0,5 µg Cobalamin mit der Nahrung auf. Eine Dosierung von 0,3 µg beseitigt aber noch keine Mangelsymptome. Für den Menschen atypisch hohe Dosen an Vitamin B_{12} werden ungenutzt ausgeschieden.

Gesundheitstipp: Von 1000 µg Vitamin B_{12} werden nur 10 µg aufgenommen.

Vitalstofftipp: Vitamin-B_{12}-Präparate sollten Sie möglichst während einer Mahlzeit, vorzugsweise auf mehrere Einzeldosen über den Tag verteilt, einnehmen.

Versorgungssituation

Vitamin B_{12} wird in Mitteleuropa meist ausreichend über den Verzehr von Lebensmitteln tierischen Ursprungs aufgenommen. Dennoch ist der Vitamin-B_{12}-Mangel die Vitaminmangelerkrankung, die am häufigsten behandelt werden muss. Ursache hierfür ist oft eine verringerte Aufnahmemöglichkeit des Cobalamins durch:

- Magenerkrankungen aller Art wie z. B. chronische Gastritis, Helicobacter-pylori-Gastritis[31], Refluxkrankheit,
- eine teilweise oder vollständige Magenentfernung,
- chronisch entzündliche Darmerkrankungen wie Morbus Crohn, Colitis ulcerosa, Zöliakie,
- den Befall des Darms von Parasiten wie z. B. dem Fischbandwurm,
- angeborene Störungen des Vitamin-B_{12}-Stoffwechsels,
- einen fehlenden Intrinsic-Faktor.

Da die oben genannten Probleme relativ häufig vorkommen, ist es nicht verwunderlich, dass nach der deutschen Nationalen Verzehrstudie von 1985 bis 1989 66 % der Frauen zwischen 19 und 35 Jahren einen Vitamin-B_{12}-Mangel hatten. Ähnlich waren die Ergebnisse in den USA: Bei einer Untersuchung des US-Landwirtschaftsministeriums erreichte keiner der 21 500 Teilnehmer die minimalen Empfehlungswerte der RDA für Cobalamin. Vor allem bei älteren, gesunden Männern zwischen 60 und 88 Jahren wurde eine ungünstige Vitamin-B_{12}-Versorgung festgestellt: Ihre Cobalaminspiegel im Blutplasma lagen deutlich niedriger als die jüngerer Männer. Laut der Nationalen Verzehrstudie II von 2008 erreichten immer noch 8 % der Männer und 26 % der Frauen nicht die empfohlene Tageszufuhr an Vitamin B_{12}. Dieser Anteil war bei den Männern in allen Altersgruppen etwa gleich hoch. Bei den Frauen erreichten besonders viele junge Frauen nicht die empfohlene Zufuhr, dies waren 33 % im Alter der 14–24-Jährigigen. Der Anteil nahm zwar mit fortschreitendem Alter ab, sodass er bei den 51–64-Jährigen bei 23 % lag, stieg dann in der ältesten Gruppe aber wieder leicht auf 26 % an. Dass es in den letzten Jahren zu diesen hohen Vitamin-B_{12}-Defiziten gekommen ist, liegt möglicherweise an der modernen, stressigen Lebensweise mit ungesunder Ernährung und hohem Leistungsdruck, die zu häufigen Magenentzündungen und der steten Einnahme von Magenschutz-Medikamenten geführt hat. Symptome eines Vitamin-B_{12}-Mangels sind:

- perniziöse Anämie (Mangel an Intrinsic-Faktor)[32],
- Nervenstörungen wie Taubheit oder Kribbeln in Armen und Beinen, Verlust des Tast-, Vibrations- und Schmerzempfindens, unsicheres Gangbild, Spastik, reduzierte Muskelkoordination,

---

[31] Helicobacter pylori ist ein Bakterium, das Magenentzündungen verursacht.

[32] Form der Blutarmut, wie sie nur beim Vitamin-B_{12}-Mangel vorkommt. Symptome sind Schwäche, häufiges Ermüden, blasse Haut, evtl. auch eine Gelbfärbung der Haut.

- psychische Störungen wie Depressionen, Gedächtnisstörungen, Verwirrtheit,
- Entzündung der Magenschleimhaut und eine raue und brennende Zunge, Appetitlosigkeit, Gewichtsverlust,
- verminderte Sehkraft, blinde Flecken,
- funktioneller Folsäuremangel.

Vor allem bei Vegetariern und Veganern ist eine ausreichende Vitamin-B_{12}-Aufnahme schwierig, und ein Mangel bleibt oft lange unerkannt, da es erst Jahre nach dem Ernährungswechsel zu Symptomen des Vitamin-B_{12}-Mangels kommt. Hier sollte eine Nahrungsergänzung erfolgen. Wichtig ist dies besonders in der Stillzeit. Bei Kindern, die von Veganerinnen gestillt werden, können im ersten Lebensjahr neurologisch-psychiatrische Symptome wie Rückenmarksschäden, erhöhter Muskeltonus und Blutarmut auftreten. Oft kann eine erst jetzt einsetzende Nahrungsergänzung die Symptome jedoch nicht vollständig beseitigen.

Gesundheitstipp: Ab dem 40. Lebensjahr nimmt die Vitamin-B_{12}-Aufnahme immer mehr ab. Speziell ältere Menschen sollten daher natürliches Vitamin B_{12} in Zusammenhang mit anderen B-Vitaminen ergänzen.

Vitamin B_{15} (Pangamsäure)

Vitamin B_{15} ist als Vitamin nicht anerkannt, da seine chemische Struktur nicht der der Vitamine entspricht, weil es keine Aminstruktur besitzt. Es erhielt aber diese Bezeichnung, weil es in Nahrungsmitteln vorkommt, die reich an Vitamin B sind. Zudem hat es wie die anderen Vitamine eine positive Wirkung auf den menschlichen Körper, indem es z. B. die Sauerstoffversorgung der Zellen verbessert. Pangamsäure ist wasser- und lichtempfindlich.

Vorkommen

Pangamsäure kommt in Hefe, Mais, Erbsen, Reis, Hafer, Vollkorngetreide, Kürbiskernen und Leber vor.

Anwendungsgebiete

Stoffwechsel: Pangamsäure erweitert die Blutgefäße und steigert so die Sauerstoffversorgung. Zudem beschleunigt sie den Fettabbau ähnlich wie Cholin und senkt den Homocysteinspiegel, der die Gefäßverkalkung fördert. Des Weiteren unterstützt Pangamsäure die Eiweißbildung.

Immunsystem: Pangamsäure scheint das Immunsystem zu stimulieren.

Weitere Anwendungsgebiete: Vitamin B_{15} wird empfohlen bei Lungenerkrankungen, Epilepsie und Migräne (zur Vorbeugung, nicht zur Therapie bei einem Anfall geeignet), Ohrgeräuschen, schlechtem Allgemeinzustand mit Schwindel, Müdigkeit, Leistungsschwäche und Vergesslichkeit.

Täglicher Bedarf

Es gibt keine offizielle Zufuhrempfehlung, da Pangamsäure nicht zu den Vitaminen zählt. 5 mg pro Tag erscheinen aber sinnvoll.

Pangamsäuremangel

Eindeutige Symptome sind nicht bekannt, auch wenn es Hinweise auf neurologische und hormonelle Störungen gibt. Pangamsäure scheint Einfluss auf die Steuerung der Schilddrüsenhormonproduktion zu haben. Die reduzierte Sauerstoffaufnahme im Gewebe ist für die Mangelsymptome verantwortlich.

Gesundheitstipp: Eine Therapie mit Pangamsäure ist umstritten, da Hinweise auf mutagene, krebsfördernde Effekte vorliegen.

Biotin (Vitamin H)

Von den acht Untergruppen des Vitamin H übt nur D-Biotin auf den menschlichen Körper eine Wirkung aus. Es wird im oberen Dünndarm aufgenommen. Der Begriff »Vitamin H« beruht auf dem Hauptwirkungsort des Biotin: der Haut. Es ist im Blutplasma zu 80 % an Eiweiß gebunden, rote Blutkörperchen enthalten ca. 10 % der Blutplasmakonzentration. Täglich kommt es zu einer hohen Biotinausscheidung, die allerdings auf biotinproduzierende Bakterien im Darm zurückzuführen ist. Dieses Biotin kann nicht aufgenommen werden. Eine Biotinbestimmung im Stuhl ist daher nicht sinnvoll, da sich nicht feststellen lässt, inwieweit es sich hierbei um ausgeschiedenes, also überschüssiges Biotin handelt oder durch Bakterien produziertes. Die Eigensynthese im Darm scheint aber nicht zur Bedarfsdeckung auszureichen.

Vorkommen

Biotin findet sich im Wesentlichen in Rinderleber, aber auch in Sojabohnen, Schweineleber, Nüssen und Haferflocken. Mit ihnen lassen sich die 50 µg Tagesbedarf schnell erreichen. Gute Lieferanten sind darüber hinaus Hefe, Eigelb und Getreide.

Biotingehalt in ausgewählten Nahrungsmitteln:

Nahrungsmittel	Biotin Gehalt (µg/100 g)
Leber	100
Bierhefe	80

Nahrungsmittel	Biotin Gehalt (µg/100 g)
Soja, Vollfett	70
Sojabohnen	60
Walnüsse	37
Erdnüsse, geröstet	34
Hühnerei (Vollei), roh	20
Blumenkohl	17
Champignons	16
Linsen	13

[Biesalski, K. et al.: Vitamine, Spurenelement und Mineralstoffe. Thieme, Stuttgart 2002.]

Anwendungsgebiete

Stoffwechsel: Biotin ist Cofaktor verschiedener Enzymsysteme:

- des Zuckerstoffwechsels, wodurch der Blutzuckerspiegel reguliert wird,
- der Energiegewinnung in den Zellen,
- der Ausreifung des Gehirns,
- des Aminosäurestoffwechsels,
- der Fettsäurensynthese, z.B. die Umwandlung von Linolsäure in Omega-3-Fettsäure.

Medikamenteneinnahme: Ein erhöhter Bedarf an Vitamin H besteht bei einer Dauertherapie mit Antibiotika, Antazida (Magensäureblockern), Barbituraten, Diuretika (durch die vermehrte Harnausscheidung) und Antikonvulsiva (Epilepsie-Medikament).

Weitere Anwendungsgebiete: Biotin wird empfohlen bei Zuckerkrankheit, Erkrankungen und Problemen der Haut, Haare und Nägel, in der Schwangerschaft und Stillzeit.

Ernährungstipp: Wenn Sie viel Alkohol zu sich nehmen, Diäten mit einem hohen Gehalt an rohen Eiern durchführen, gern scharf essen oder ständig fasten, wird Ihre Biotinaufnahme gestört, wodurch ein erhöhter Biotinbedarf entsteht.

Täglicher Bedarf

Hier sind nur Schätzwerte möglich, denn zum einen ist nicht bekannt, wie viel Biotin der Körper selbst herstellt, da dieser Vorgang von verschiedenen Einflüssen abhängig ist, und zum anderen variiert der Biotingehalt in Nahrungsmitteln stark.

Schätzwerte für den täglichen Bedarf an Biotin	
Kinder (1–9 Jahre)	20–30 µg
Kinder ab 10 Jahren und Erwachsene	30–100 µg
Schwangere	75–150 µg

Vitalstofftipp: Biotinpräparate sollten Sie möglichst während einer Mahlzeit, vorzugsweise auf mehrere Einzeldosen über den Tag verteilt, einnehmen.

Versorgungssituation

Ein Biotinmangel ist selten, da der Nährstoff in zahlreichen Lebensmitteln vorkommt und zumindest in minimalen Mengen vom Körper selbst hergestellt werden kann. In Deutschland finden sich daher keine schwerwiegenden Mangelzustände. Trotz der guten allgemeinen Versorgungslage mit Biotin deuten Untersuchungen aber auf unbemerkte Defizite hin, d.h. auf zu niedrige Spiegel ohne eindeutige Mangelerscheinungen. Eine leichte Mangelversorgung kann sich bei Schwangeren, stillenden Müttern, Säuglingen mit Hauterkrankungen, Dialysepatienten, Sportlern, älteren Menschen und Alkoholikern finden lassen. Eine eindeutige Unterversorgung tritt auf, wenn zu viele Biotingegenspieler verzehrt werden. Ein solcher Gegenspieler ist beispielsweise Avidin, das im Eiklar vorkommt und Biotin zu einem unlöslichen Komplex bindet.

Auf Grundlage der jährlichen Erhebung der Nahrungsgewohnheiten in Österreich[33] wurde der durchschnittliche Nährstoffgehalt eines Tagesmenüs in Relation zu den Empfehlungen der DGE von 1991 gesetzt: Im Durchschnitt erreichten nur ca. 60 % der Österreicher die DGE-Empfehlungen für Biotin. Bei dieser Rechnung wurden allerdings die Verluste durch Kochprozesse nicht berücksichtigt.

Biotinmangel

Biotinmangel kann bei Säuglingen auftreten, die nicht mit Muttermilch ernährt werden. Hierbei wird ein Zusammenhang mit Fertignahrungsmitteln für Säuglinge

[33] Ernährungsbilanz 1993/1994, Statist. Zentralamt Wien, 2/4 1995.

vermutet, da diese zumeist nur wenig Biotin enthalten. Es gibt auch Hinweise, dass ein Biotinmangel beim Auftreten des plötzlichen Kindstodes eine Rolle spielt, da die Biotinkonzentration in der Leber bei diesen Kindern zu 90 % deutlich erniedrigt war. Beweise für diese Annahme gibt es jedoch nicht.

Ein Biotinmangel kann aber bei einer künstlichen Ernährung auftreten, weswegen hier eine Supplementation mit Biotin erforderlich ist. Zudem sind schwerwiegende Biotinmangelzustände auch bei angeborenen genetischen Defekten beobachtet worden. Die ersten Symptome eines Biotinmangels treten nach 3–4 Wochen auf. Nach 7–9 Wochen kommt es zu einer deutlichen Verschlechterung. Die Symptome sind:

- starke Hautschuppung, Haarverlust,
- Depressionen, massive Erschöpfung, Schläfrigkeit, Appetitlosigkeit, Erbrechen,
- Muskelschmerzen, Gefühlsstörungen, zeitweiliger Schwindel,
- Anämie in leichter Form.

Gesundheitstipp: Bei Kindern mit parenteraler, also künstlicher Ernährung kann es bei einem Biotinmangel zusätzlich zu einem niedrigen Blutdruck und einer verzögerten Entwicklung kommen.

Vitaminoide

Vitaminoide sind lebensnotwendige Nahrungsbestandteile mit vitaminähnlicher Wirkung. Ihre Stoffwechselfunktionen sind zum großen Teil noch unbekannt. Neben der Zufuhr über die Nahrung kann der Körper Vitaminoide zwar teilweise selbst herstellen, doch kann er den täglichen Bedarf selten komplett decken – zumal diese Eigensynthese ab dem 40. Lebensjahr nachlässt.

Coenzym Q_{10} (Ubichinon)

Ubichinone werden so genannt, weil sie das Chinon als Grundgerüst besitzen und in sämtlichen Zellen von Tieren, Pflanzen und Bakterien vorkommen (lat. ubique = überall). Sie sind fettlöslich. In der Natur gibt es die Coenzyme Q_1 bis Q_{10}. Pflanzen verwenden z. B. das Coenzym Q_9 für die Fotosynthese. Die Ziffern 1–10 weisen auf die Anzahl der Isopren-Seitenketten hin.

Anzahl der Isopren-Seitenketten in verschiedenen Mikroorganismen:

Organismus	Anzahl der Isopren-Seitenketten
Mikroorganismen	1–6
Hefen	6 bzw. 7
Bakterien	8–10
Pflanzen	9 bzw. 10
Säugetiere	10

Für uns Menschen ist nur das Coenzym Q_{10} wichtig, das als Cofaktor im Stoffwechsel wirkt. Es wird einerseits mit der Nahrung zugeführt und andererseits im Körper selbst gebildet. Für die Eigensynthese benötigen die Zellen die drei Aminosäuren Phenylalanin, Tyrosin und Methionin und die Vitamine Niacin, Folsäure, Panthotensäure, Pyridoxin und Vitamin B_{12}. Coenzym Q_{10} ist in den Mitochondrien aller Körperzellen vorhanden. Die höchste Konzentration findet sich in Herz und Leber, da diese beiden Organe den höchsten Eigenbedarf haben. Aber auch in der Bauchspeicheldrüse und den Nieren findet sich eine erhöhte Konzentration an Ubichinon.

Vorkommen

Größere Mengen von Ubichinon finden sich in Fleisch, vor allem in Leber, Fisch wie z. B. Sardinen und Makrelen, Brokkoli, grünen Bohnen, Kohl, Spinat, Knoblauch, Ölen wie z. B. Weizenkeim-, Soja-, Mais- und Olivenöl und Vollkornprodukten.

Ernährungstipp: Durch das Erhitzen, Konservieren und Lagern von Lebensmitteln gehen 15–45 % des Coenzym Q_{10} verloren.

Anwendungsgebiete

Atmungskette: Eine wichtige Funktion übernimmt Ubichinon beim Elektronentransport in der Atmungskette: Die Atmungskette spielt sich an der inneren Zellwand ab und sorgt dafür, dass die Versorgung der Zellen mit Energie gewährleistet wird. Dazu werden Elektronen schrittweise über verschiedene Moleküle, darunter das Ubichinon, weitergegeben. Die freigesetzte Energie wird genutzt, um ATP, die »universelle Energiewährung«, zu bilden.

Oxidation: Ubichinon dient neben der Energiegewinnung auch der Radikalenabwehr. Es unterstützt die Wirkung von Vitamin E. Es ist zudem ein wichtiges Antioxidans in der Fettphase, d. h., es schützt die Doppelbindungen der mehrfach ungesättigten Fettsäuren in den Zellmembranen, aber auch das darin eingebaute Vitamin E vor Oxidation. Als potentes Antioxidans schützt Q_{10} die Haut vor vorzeitigem Altern.

Herz: Coenzym Q_{10} führt zu einer deutlichen Verbesserung der Herzfunktion, da die Energieversorgung der Herzmuskelzelle optimiert wird. In mehr als 50 klinischen Studien hat sich gezeigt, dass 60–75 % der mit Ubichinon behandelten Patienten bei Gefäßverengungen am Herzen, Herzleistungsschwäche und schwersten Herzmuskelschäden deutliche, manchmal sogar außerordentliche Besserungen erfuhren. Die Dosis betrug dabei 30–90 mg pro Tag. Auch Menschen mit Bluthochdruck scheinen – auch wenn Studien widersprüchliche Ergebnisse hervorbrachten – von der Ergänzung zu profitieren.

Nervensystem: Speziell bei Krankheiten, die mit Muskelschwund einhergehen, kann Q_{10} helfen, die Muskelkraft möglichst lange hoch zu halten.

Medikamenteneinnahme: Die regelmäßige Einnahme von Statinen, also Medikamenten zur Senkung des Cholesterinspiegels, führt zu einer Verarmung an Ubichinon, da der Syntheseweg des Ubichinons bis auf wenige Schritte dem des Cholesterins entspricht. Wird der Cholesterinaufbau medikamentös gehemmt, wird somit auch der Aufbau von Ubichinon gehemmt. Dabei kann es durch die Medikamente zu Ubichinonverlusten von bis zu 75 % kommen. Aber auch bei der regelmäßigen Einnahme von Chemotherapeutika, Antidepressiva, Beruhigungsmitteln, Betablockern und Diuretika besteht ein erhöhter Bedarf an Coenzym Q_{10}.

Gesundheitstipp: Ein Großteil der Nebenwirkungen cholesterinsenkender Medikamente ist auf die Verarmung an Ubichinon zurückzuführen, weswegen hier dauerhaft Ubichinon ergänzt werden sollte.

Gesundheitstipp: Bei der Einnahme von Cumarinen zur Blutverdünnung wie z.B. Marcumar sollten Sie vorsichtig sein. Deren Wirkung kann sich durch die Ubichinoneinnahme verstärken.

Zuckerkrankheit: Q_{10} ist beteiligt an der Vermeidung von Spätschäden dieser Krankheit. Q_{10} kann den Blutzuckerspiegel selbst aber nicht beeinflussen.

Zahnfleisch: Untersuchungen belegen, dass bei vielen Zahnfleischentzündungen die Q_{10}-Konzentration im Körper erniedrigt ist. Eine Zufuhr von Q_{10} milderte die Beschwerden. Es ist somit auch ein gutes Schutzmittel vor Parodontose.

Immunsystem: Ubichinon wirkt immunfördernd.

Gesundheitstipp: Leistungssportler und Menschen unter Stress haben aufgrund des erhöhten Energieverbrauches einen hohen Coenzym-Q_{10}-Bedarf.

Täglicher Bedarf

Mindestzufuhrempfehlungen gibt es bisher nicht. Ab dem 40. Lebensjahr sollten aber 10–30 mg täglich ergänzt werden. Herzpatienten und Menschen, die Cholesterinsenker einnehmen, sollten täglich 60–120 mg Ubichinon ergänzen.

Vitalstofftipp: Ubichinonpräparate sollten Sie zu den Mahlzeiten einnehmen.

Versorgungssituation

Bei jungen Menschen ist die Ubichinonversorgung ausreichend, da dieses Vitaminoid auch vom Körper selbst hergestellt werden kann. Mit zunehmendem Lebensalter nimmt die Q_{10}-Konzentration beständig ab, da die Fähigkeit zur Eigenproduktion verloren geht. Bei einem Ubichinonverlust von 25 % treten erste Symptome auf, bei einem Abfall von 75 % kann der Zustand lebensbedrohlich werden. Die folgende Tabelle dokumentiert den Q_{10}-Wert in verschiedenen Organen aufgegliedert nach Lebensalter:

Lebensmittel	Q_{10}-Wert bei 20-Jährigen (Ausgangsbasis 100)	Q_{10}-Wert-Abnahme in % bei 40-Jährigen	Q_{10}-Wert-Abnahme in % bei 79-Jährigen
Lunge	100	0	48
Herz	100	32	58
Milz	100	13	60
Leber	100	5	17
Niere	100	27	35
Bauchspeicheldrüse	100	8	69
Nebennieren	100	24	47

[International Coenzym Q10 Association, 2002.]

Coenzym-Q_{10}-Mangel

Direkte Mangelsymptome sind nicht bekannt. Allerdings verschlechtert sich bei einem Coenzym-Q_{10}-Mangel die Energiebilanz besonders energiereicher Organe wie Herz, Leber und Nieren.

Gesundheitstipp: Ubichinon kann in zwei Drittel der Fälle ungefährliche Herzrhythmusstörungen (Herzstolpern) beseitigen.

Karnitin

Dieses Vitaminoid findet sich in allen Organen, vor allem aber in Muskelzellen. Reich an Karnitin sind zudem alle Gewebe, die ihren Energiebedarf hauptsächlich aus Fetten decken, dazu gehören die Muskulatur und damit auch das Herz sowie die Leber und die Nieren. Für die Eigenherstellung in den Zellen benötigt der Körper die Aminosäuren Lysin und Methionin, zur Eigenherstellung in Leber und Nieren die Vitamine B_6, Niacin, Vitamin C und Eisen. Karnitin ist am Fettsäuretransport beteiligt, weswegen es gern als sogenannter Fatburner beworben wird. Allerdings zeigen viele Studien, dass mit Karnitin weder überschüssiges Fett verbrannt noch die Regeneration von Sportlern nach starker körperlicher Aktivität verkürzt werden kann. Es besteht zudem die Gefahr, dass eine übermäßige Karnitinzufuhr die körpereigene Synthese zum Erliegen bringt.

Ernährungstipp: Karnitin ist kein geeignetes Mittel zum Abnehmen.

Vorkommen

Gute Karnitinlieferanten sind Fleisch und Milch. Da das Vitaminoid in pflanzlichen Nahrungsmitteln kaum vorhanden ist, sind Vegetarier und Veganer mangelgefährdet und auf eine Karnitinsubstitution angewiesen.

Anwendungsgebiete

Stoffwechsel: Karnitin ist am Fettsäuretransport in die Zellen beteiligt.

Hormonsystem: Karnitin hat einen Effekt auf die Wirkung der Schilddrüsenhormone.

Herz: Herzerkrankungen können durch einen Karnitinmangel negativ beeinflusst werden. Bei vielen Patienten mit Verengung der Herzkranzgefäße, Herzrhythmusstörungen, Herzmuskelerschlaffung und Herzleistungsschwäche lassen sich erniedrigte Karnitinspiegel finden. Eine Nahrungsergänzung kann daher die Therapie oft wirkungsvoll unterstützen.

Zuckerkrankheit: Bei Diabetes mellitus Typ II kommt es oft begleitend zu Fettstoffwechselstörungen und Herzerkrankungen. Patienten sprechen daher in der Therapie häufig gut auf eine Nahrungsergänzung mit Karnitin an.

Kinderkrankheiten: Entwicklungsstörungen bei Kindern im Säuglings- und Kleinkindalter sind oft mit einem Karnitinmangel verbunden. Bei Vorliegen eines Karnitinmangels bessern sich die Beschwerden durch eine Nahrungsergänzung in kurzer Zeit.

Weitere Anwendungsgebiete: Karnitin wird empfohlen in der Schwangerschaft und Stillzeit und bei übermäßigem Stress.

Täglicher Bedarf

Genaue Empfehlungen sind bisher nicht bekannt. Bei gesunden Menschen ist eine Ergänzung nicht notwendig.

Vitalstofftipp: Bei einer Karnitinsubstitution sollten Sie auf die Einnahme von reinem, natürlichem Karnitin (L-Karnitin) achten. Synthetische Produkte können die Aufnahme von natürlichem Karnitin in die Zellen hemmen und dadurch zu einem Mangel führen.

Versorgungssituation

Die Karnitinversorgung ist in Deutschland normalerweise ausreichend. Menschen mit Erkrankungen der Leber, des Herzens oder der Bauchspeicheldrüse, wie z. B. Diabetes mellitus, können einen Karnitinmangel entwickeln. Auch Früh- und Neugeborene sind mangelgefährdet.

Karnitinmangel

Die Symptome einer Karnitinunterversorgung sind:

- Muskelschwäche,
- Übersäuerung,
- Leberschäden,
- Fettanhäufung in den Organen.

Gesundheitstipp: Wenn Sie an einer Herzerkrankung leiden, sollten Sie den Karnitinspiegel immer auf einen Mangel überprüfen lassen.

α-Liponsäure

Dieses Vitaminoid wird auch als Thioctsäure bezeichnet und kam aufgrund seiner strukturellen Ähnlichkeit mit Fettsäuren zum Namen Liponsäure (griech. lipos = fett). Es kann sowohl über die Nahrung aufgenommen als auch vom Körper in ausreichender Menge selbst synthetisiert werden. Die höchsten Konzentrationen finden sich in Muskeln, Herz und Leber.

Vorkommen

α-Liponsäure kommt in Nahrungsmitteln nur in geringen Konzentrationen vor. Lieferanten sind aber Innereien, auch wenn Fleisch generell nur geringe Mengen enthält.

Effekte

Oxidation: Liponsäure ermöglicht den Übertritt des Radikals vom Vitamin E in der Fettphase auf das Vitamin C in der wässrigen Phase. Nur so kann das Vitamin E der Zelle wieder für eine neue Radikalenabwehr zur Verfügung stehen. Liponsäure ist damit maßgeblich am Oxidationsschutz von Zellmembranen beteiligt. Bisher wurde in Tierversuchen eine Schutzfunktion vor Gefäßverkalkungen festgestellt, die auf die antioxidativen Eigenschaften der Liponsäure zurückzuführen ist.

Stoffwechsel: Liponsäure ist ein wichtiger Cofaktor bei der Fettsäuresynthese und bei etlichen Enzymsystemen.

Vitalstofftipp: Liponsäure ist ein wichtiger Bestandteil der Schwermetallentgiftung. Unter seiner Mitwirkung können Blei, Kadmium, Quecksilber, Kupfer, Arsen, Mangan und Eisen unschädlich gemacht werden.

Zuckerkrankheit: Aus der ALADIN-Studie[34] geht eindeutig hervor, dass Liponsäure zuverlässig bei den durch die Zuckerkrankheit ausgelösten Nervenstörungen

---

34 ALADIN-Studie (Alpha-lipoic-acid In Diabetic Neuropathy), 1997.

(Polyneuropathie) wirkt. Liponsäure verbessert die Nervenleitgeschwindigkeit und vermindert die typischen Beschwerden wie Brennen auf der Haut, Gefühlsstörungen, Taubheitsgefühl und Nervenschmerzen.

Lebererkrankungen: Erhöhte Leberwerte verbessern sich unter der Zufuhr von Liponsäure. Dies ist darauf zurückzuführen, dass die Leberdurchblutung verbessert wird.

Vitalstofftipp: α-Liponsäure hat eine enge Bindung zum Vitamin B_1.

Täglicher Bedarf

Die Frage, inwieweit ausreichend α-Liponsäure vom Körper selbst synthetisiert werden kann, wird kontrovers diskutiert. Die wissenschaftliche Meinung variiert hier zum Teil erheblich.

Versorgungssituation

Obwohl sich die α-Liponsäure in Spuren in den meisten Lebensmitteln befindet, ist die Versorgungslage in Deutschland teilweise unzureichend. Dies liegt zum Teil daran, dass immer weniger Innereien konsumiert werden. Vegetarier und Veganer sind besonders schnell von einer Unterversorgung betroffen. Menschen mit neurologischen Erkrankungen oder Diabetiker haben häufig niedrige Blutspiegel. Insgesamt ist es nicht einfach, täglich die empfohlenen 100 mg α-Liponsäure zur Gesunderhaltung über die Nahrung zuzuführen.

α-Liponsäuremangel

Mangelsymptome sind bisher nicht bekannt.

Weitere Vitaminoide

Orotsäure: Orotat findet sich in Milch und Milchprodukten. Es gibt Hinweise darauf, dass Orotsäure Gefäßverkalkung und Herzrhythmusstörungen entgegenwirkt. Die Datenlage ist allerdings nicht eindeutig. Mangelzustände sind nicht beschrieben und auch nicht zu erwarten.

Myoinosit: Es kommt in vielen sogenannten Energydrinks vor. Es gibt Hinweise darauf, dass Koffein den Bedarf an Myoinosit erhöhen kann. Generell kommt es bei diesem Vitaminoid aber zu keinen Mangelzuständen.

Lecithin: Es hält das Cholesterin löslich und vermindert die Bildung des schädlichen LDL-Cholesterins. Damit wirkt es vorbeugend auf Gefäßverkalkungen der Arterien. Es vermindert zudem die Fettablagerung in der Leber. In einigen Einzelfällen war Lecithin hilfreich bei der Behandlung von Gelbsucht. Ein Lecithinmangel kommt nur bei einseitiger Ernährung vor. Eier, Fleisch und Fisch sind gute Lecithinquellen. Veganer sollten reichlich Samen, Getreide und Sojabohnen essen, um die Versorgung zu gewährleisten.

Cholin: Es findet sich reichlich in Eiern, Hefe, Leber, Fleisch, Fisch und Weizenkeimen. Cholin kann aber auch aus der Aminosäure Methionin hergestellt werden und ist Bestandteil von Acethylcholin, das wiederum ein Botenstoff bei der Übermittlung von Nervenimpulsen ist. Ein Cholinmangel ist bei normaler Ernährung fast ausgeschlossen. Die tägliche Zufuhr liegt meist vierfach über dem Mindestbedarf von 1 g.

Mineralstoffe und Spurenelemente

Mineralstoffe und Spurenelemente sind für den Menschen von entscheidender Bedeutung. Ohne sie würde der Körper trotz Wasserzufuhr austrocknen. Mineralstoffe und Spurenelemente sind beteiligt am Aufbau von Knochen, Zähnen, Bindegewebe, Zellsystemen, Enzymen und Hormonen sowie an der Produktion von Blut- und Muskelfarbstoffen. Sie müssen mit der Nahrung zugeführt werden.

Unter »**Mengenelementen**« versteht man Mineralstoffe mit einer höheren Konzentration als 50 mg pro kg Körpergewicht. Hierzu zählen die Elektrolyte, die 3 % der Körpermasse ausmachen. Nach ihrer chemischen Struktur können sie in Metalle (Natrium, Kalium, Kalzium und Magnesium) und Nichtmetalle (Chlor, Phosphor, Schwefel) unterteilt werden.

Unter »**Spurenelementen**« versteht man Mikronährstoffe mit einer Konzentration von weniger als 50 mg pro kg Körpergewicht. Alle Spurenelemente im Körper wiegen zusammen nur 8–9 g. Bei einem Mangel kommt es zu erheblichen Störungen im Stoffwechsel. Eine Ausnahme stellt das Eisen dar: Obwohl es mit einem Bestand von 60 mg pro kg Körpergewicht eigentlich ein Mengenelement ist, wird es wegen seiner Wirkungsweise zu den Spurenelementen gezählt.

Ein erhöhter Mineralstoff- bzw. Spurenelementebedarf besteht dadurch, dass Mineralstoffe und Spurenelemente nur zu einem geringen Prozentsatz aus der Nahrung aufgenommen werden. Dies liegt vor allem an dem zunehmenden Verzehr von industriell gefertigter oder falsch zubereiteter Kost. Eine einseitige Ernährung, hoher Alkohol- oder Abführmittelkonsum, Schlankheitskuren und intensive sportliche Betätigung spielen ebenfalls eine Rolle, aber auch Umweltbelastungen erhöhen den Bedarf besonders aufgrund der allgemeinen Mineralstoff- und Spurenelementeverarmung in den Böden Menschen, die einen erhöhten Bedarf an Mineralstoffen und Spurenelementen haben, sind:

- Schwangere,
- Heranwachsende,
- Menschen mit extrem stressigen Berufen,
- Diabetiker,
- Nieren-, Magen- oder Darmkranke.

Ernährungstipp: Sollten Sie aufgrund eines übermäßigen Fleisch- und Cola-Konsums sehr viel Phosphor zu sich nehmen, kann dies zu einer zusätzlichen Aufnahmestörung der übrigen Mineralstoffe führen.

Da die meisten Mineralstoff- und Spurenelemente in Wechselwirkungen mit anderen Mikronährstoffen treten, ist bei einem Mangel nicht die Gabe einzelner fehlender Substanzen sinnvoll, sondern eine Kombination aus verschiedenen Substanzen. So fördert z. B. Vitamin C die Eisenaufnahme, während Zink die Eisenaufnahme reduziert. Auch hemmt Zink die Kupferaufnahme. Insgesamt sind 1200 Interaktionen möglich.

Natrium (Na)

Natrium reagiert mit Sauerstoff und Wasser und kommt daher in reiner Form nicht vor. Es handelt sich aber um eines der wichtigsten Bioelemente[35] außerhalb unserer Körperzellen.

Vorkommen

Unsere Nahrung enthält zum Teil sehr viel Natrium. Der Gehalt ist aber von Nahrungsmittel zu Nahrungsmittel unterschiedlich. Viele industriell gefertigte Nahrungsmittel enthalten zum Teil erhebliche Mengen von Natrium; in Fertigprodukten kommen häufig versteckte Salze vor.

Nahrungsmittel mit hohem Natriumgehalt (> 1000 mg/100 g):	Nahrungsmittel mit mittlerem Natriumgehalt (100–1000 mg/100 g):	Nahrungsmittel mit geringem Natriumgehalt (< 100 mg/100 g):
Salzheringe, Salzgurken, Matjesheringe, russischer Kaviar, Oliven, Salzstangen, Fleisch- und Gemüsebrühe, Roquefort, geräucherter Schinken, Salami, Kassler	Vollkornbrot, Pumpernickel, Weißbrot, Bücklinge, Bratheringe, Ölsardinen, Seefische, Cornflakes, Ketchup, Kondensmilch	Gemüse, Salat, Obst, Rosinen, Nüsse, Kartoffeln, Fleisch, Milch, Joghurt, Molke, Getreide

[Schmidt, E., Schmidt, N., Leitfaden Mikronährstoffe, Elsevier, München 2004.]

Anwendungsgebiete

Stoffwechsel: 90 % des Natriums befinden sich außerhalb der menschlichen Zellen. Natrium beeinflusst den Säure-Basen-Haushalt und ist von entscheidender Bedeutung bei der Aufnahme von Aminosäuren und Zucker. Die Übertragung von Nervenimpulsen zwischen den Zellen sowie die Muskelentspannung sind ebenfalls natriumabhängig. Zudem ist Natrium an der Regulierung des Blutdrucks beteiligt. Die jahrelang und auch noch heute vertretene Ansicht, salzreiche Kost würde den Blutdruck erhöhen, ist nicht haltbar. Natrium wirkt zwar blutdrucksteigernd, doch nach einer Salzreduktion sank der Blutdruck nur bei einem Viertel

[35] Ein Bioelement ist ein chemisches Element, das von Lebewesen für den Aufbau der Körpersubstanz benötigt wird.

der Patienten – und dies waren die sogenannten salzempfindlichen Menschen. Entscheidend für die Vorbeugung eines hohen Blutdrucks ist das Aufnahmeverhältnis von Natrium und Kalium. So stellte man bei Japanern, die sich besonders salzreich ernähren, im Zusammenhang mit einem steigenden Natrium-Kalium-Quotienten auch einen Anstieg des Blutdrucks fest.

Ernährungstipp: Früher lag der Quotient der Natrium-Kalium-Aufnahme bei 1:5 bis 1:10, bei unserer heutigen, sehr salzreichen Ernährung liegt der Quotient bei 3:1.

Täglicher Bedarf

Es sollten nicht mehr als 5 g Natrium pro Tag zugeführt werden.

DGE-Empfehlungen für den täglichen Bedarf an Natrium	
Säuglinge und Kleinkinder	100–180 mg
Kinder und Jugendliche	300–550 mg
Erwachsene	550 mg

Versorgungssituation

Da unsere Ernährung zu viel Natrium enthält, tritt weniger ein Mangel als vielmehr ein Überschuss auf. Mängel können bei Nierenerkrankungen und Magen-Darm-Störungen auftreten. Ein Natriummangel äußert sich durch:

- Müdigkeit,
- Teilnahmslosigkeit, fehlende Antriebskraft,
- Verwirrtheit, verminderte Leistungsfähigkeit wie z. B. ein Kurzzeitgedächtnis,
- Bewusstlosigkeit,
- Übelkeit, Erbrechen, Appetitlosigkeit, fehlender Durst,
- niedriger Blutdruck, Kollapsneigung, hoher Puls,
- Muskelkrämpfe, verminderte Harnausscheidung.

Überdosierung

Die Symptome einer Überdosierung sind:

- Austrocknung der Haut und Schleimhäute,
- Übererregbarkeit der Muskulatur,
- Erbrechen und Durchfall,
- Schwindel, Benommenheit und Bewusstseinstrübung,
- Herzstörungen.

Kalium (K)

Kalium ist das dritthäufigste Element des Körpers. Es macht ca. 5 % des Gesamtmineralstoffanteils aus und kommt anderthalbmal häufiger vor als Natrium. Da es erstmals aus Pottasche gewonnen werden konnte, wird es auch als »Potassium« bezeichnet. Es zählt als einwertiges Alkalimetall zu den Mineralstoffen bzw. Elektrolyten und reagiert stark mit Sauerstoff und Wasser. Mehr als 90 % des Mineralstoffs wird im oberen Dünndarm aufgenommen. Bei körperlicher Anstrengung sinkt die Aufnahmemenge, da die Durchblutung im Magen-Darm-Trakt abnimmt und dafür vermehrt im Muskel stattfindet. Der Hauptanteil von Kalium liegt in den Zellen, ein kleinerer Anteil auch außerhalb von ihnen. 90 % wird über die Nieren ausgeschieden, 5–10 % über den Stuhl und ca. 3 % über den Schweiß und Speichel. Der Kaliumbestand des Körpers ist abhängig von der Körpermasse und beträgt bei Männern ca. 150 g, bei Frauen ca. 100 g, da sie einen höherer Fettanteil haben.

Vorkommen

Kalium ist weitverbreitet und findet sich vor allem in pflanzlichen Nahrungsmitteln. Bei deren Zubereitung sollte Wässern und Kochen möglichst vermieden werden, da Kalium ausgewaschen wird.

Hitliste kaliumreicher Nahrungsmittel:

Nahrungsmittel	Kaliumgehalt (mg/100 g)
Sojamehl	1870
Weiße Bohnen	1310
Linsen	810
Spinat	635
Weizen- und Roggenvollkorn	500
Kartoffeln	440
Bananen	395
Fisch	300–400
Fleisch	280–350

[Burgerstein, L., Schurgast, H., Zimmermann, M.: Handbuch Nährstoffe. Haug, Heidelberg 1997.]

Anwendungsgebiete

Zellstoffwechsel: Kalium ist das quantitativ wichtigste Kation außerhalb der Zellen und spielt eine wichtige Rolle im Zellstoffwechsel. Da Kalium ein Gegenspieler von Natrium ist, erfüllen sie zusammen wichtige Funktionen:

- Regulation des Wasserhaushaltes und des osmotischen Drucks,
- Aufrechterhaltung des Säure-Basen-Gleichgewichts (Störungen des Säure-Basen-Haushalts führen zu einer gesteigerten Kaliumausscheidung),
- Muskelkontraktion und Nervenreizleitung,
- Erregbarkeit des Innenohrs,
- Eiweißbildung,
- Aktivierung verschiedener Enzyme,
- Gewährleistung des Ruhepotenzials[36] der Zellen und der Zellmembranen durch den Kaliumausstrom und den Natriumeinstrom in die Zellen.

Herz: Eine Kaliumgabe empfiehlt sich bei Bluthochdruck und Herzrhythmusstörungen. Die Zufuhr sollte in Kombination mit Magnesium erfolgen.

Darm: Kalium regt die Darmtätigkeit an. Es hilft bei Verstopfung und kann Verluste infolge von Abführmittelmissbrauch ausgleichen sowie die Darmperistaltik anregen.

Ödeme: Kalium empfiehlt sich bei Wassereinlagerungen im Gewebe, da es zu einer Verbesserung des Natrium-Kalium-Verhältnisses und der Flüssigkeitsbilanz kommt.

Weitere Anwendungsgebiete: Kalium wird empfohlen bei Verbrennungen und hohem Alkoholkonsum.

Gesundheitstipp: Ein Magnesiummangel vermindert die Kaliumaufnahme in Ihren Körper.

Täglicher Bedarf

Die tägliche Zufuhr, die durchschnittlich zugeführt wird, liegt in Deutschland bei 2,5 g pro Erwachsenem. Im Allgemeinen wird dabei Kaliumcitrat im Magen besser vertragen als Kaliumchlorid.

DGE-Empfehlungen für den täglichen Bedarf an Kalium	
Säuglinge und Kleinkinder	400–650 mg
Kinder	1000–1900 mg
Jugendliche und Erwachsene	2000 mg

---

36 Dies ist die Potenzialdifferenz zwischen Außen- und Innenseite der Doppelmembran der Zelle.

Vitalstofftipp: Kaliumpräparate sollten Sie möglichst während einer Mahlzeit, vorzugsweise auf mehrere Einzeldosen über den Tag verteilt, einnehmen.

Versorgungssituation

Bei einer ausgewogenen Vollwerternährung ist mit einem Kaliummangel nicht zu rechnen. Aufgrund der ausreichenden Zufuhr tritt er in Deutschland deswegen für gewöhnlich nicht auf.

Kaliummangel

Vorkommen kann ein Mangel dennoch bei lang anhaltendem Durchfall, häufigem Erbrechen wie z. B. bei einer Bulimie-Erkrankung, extremem Schwitzen, hohem Alkoholkonsum, beim dauerhaften Gebrauch von Abführ- oder Entwässerungsmitteln, selten auch bei Diabetes-Erkrankungen und zu hoher Kochsalzzufuhr. Auch bei einem hohen Verzehr von Lakritze kann es zu einem Mangel an Kalium kommen, da jener die Ausscheidung fördert. Die Symptome eines Kaliummangels sind allerdings sehr unspezifisch. Folgende Symptome können auftreten:

- Muskelschwäche oder Muskellähmung,
- Müdigkeit und Teilnahmslosigkeit,
- Übelkeit und Erbrechen,
- Appetitlosigkeit,
- Verstopfung,
- verminderte Darmbewegungen bis zum Stillstand und Darmverschluss,
- verminderte Sehnenreflexe,
- Symptome am Herzen mit Muskelschwäche, Herzrhythmusstörungen, Herzvergrößerung,
- hoher Puls,
- Atemnot und Blaufärbung der Haut.

Gesundheitstipp: Eine erhöhte Kaliumausscheidung ist meist mit einer erhöhten Natriumausscheidung verbunden, weswegen es daher zusätzlich zu einem Natriummangel kommen kann.

Überschüssiges Kalium wird bei einem gesunden Menschen über die Nieren ausgeschieden, dadurch reguliert der Organismus ein Überangebot von allein. Eine lebensbedrohliche Hyperkaliämie tritt ein, wenn der Kaliumspiegel im Blutplasma höher als

6,5 mmol pro l ist. Dies kann bei einer Übersäuerung wie z. B. einem diabetischen Koma, bei Infusionstherapien, Digitalis-Vergiftungen[37] und Nierenschwäche auftreten.

Überdosierung

Kommt es zu einer Überdosierung, können folgende Symptome auftreten:

- Herzrhythmusstörungen bis hin zu Kammerflimmern,
- Schwäche,
- Ohrgeräusche,
- Kribbeln,
- Angst sowie Verwirrtheitszustände.

Vitalstofftipp: Bei einem Kaliummangel empfehlen sich mineralienhaltige Getränke. In schwereren Fällen können Kaliumsalze wie z. B. Kaliumbikarbonat, Kaliumchlorid oder Kaliumcitrat nach den Mahlzeiten mit reichlich Flüssigkeit (zur Vermeidung lokaler Reizungen) gegeben werden.

Kalzium (Ca)

Kalzium ist der mengenmäßig wichtigste Mineralstoff im Körper. Der Körperbestand eines Erwachsenen liegt bei 2 % des Körpergewichts. 99 % des gesamten Kalziumbestands sind im Skelett gespeichert. 20 % des Skelettgesamtvolumens besteht aus mineralisierter Knochensubstanz, wovon 50 % aus Kalziumphosphat bestehen. Die übrigen 80 % des Skelettvolumens machen Hohlraumsysteme und Markräume aus. Obwohl nur 1 % des gesamten Kalziumbestands gelöst im Gewebe vorkommt, übernimmt Kalzium essenzielle Aufgaben im gesamten Organismus. In Nahrung eingebettetes Kalzium muss durch die Verdauungssäfte freigesetzt werden.

Vorkommen

Kalziumreiche Nahrungsmittel sind Milch, Milchprodukte, Sesamsamen, Sojabohnen, Hülsenfrüchte, Nüsse, Vollkornprodukte, Weizenkeime, Haferflocken, Petersilie und grünes Gemüse wie z. B. Spinat, Brokkoli, Mangold, Fenchel und Grünkohl.

Gesundheitstipp: Milch ist hierzulande der wichtigste Kalziumlieferant des Körpers, weswegen bei einer Laktoseintoleranz eine Ergänzung mit Kalzium zwingend erforderlich ist.

---

[37] Digitalis ist ein Medikament gegen Herzschwäche.

Hitliste kalziumreicher Nahrungsmittel:

Nahrungsmittel	Kalziumgehalt (mg/100 g)
Sprotten, geräuchert (Fisch)	1700
Parmesankäse	1290
Emmentaler (45 % Fett i.Tr.)	1020
Gouda (45 % Fett i.Tr.)	820
Ölsardinen	330
Grünkohl	210
Joghurt	145
Vollmilch	120

[Biesalski, K. et al.: Vitamine, Spurenelement und Mineralstoffe. Thieme, Stuttgart 2002.]

Ernährungstipp: Oxalsäurereiche Nahrungsmittel wie Tee, Spinat und Rhabarber reduzieren die Aufnahme von Kalzium um 90 %. Auch Zuckeraustauschstoffe hemmen die Kalziumaufnahme.

Anwendungsgebiete

Knochen: Kalziumsalze sind der stabilisierende Faktor unseres Skelettsystems. Zugleich dient das in den Knochen gespeicherte Kalzium als Vorrat, auf den bei unzureichender Zufuhr zurückgegriffen werden kann. Dies geschieht allerdings zu Lasten der Knochenstabilität: Kommt es zu einem Kalziummangel, wird zur Aufrechterhaltung der außerhalb des Skeletts stattfindenden Körperfunktionen Kalzium aus dem Skelett mobilisiert, was einen Knochenschwund begünstigt. Deswegen ist Kalzium ein wesentlicher Bestandteil der Osteoporose-Therapie. Es empfiehlt sich aber auch zur Osteoporose-Vorbeugung. So konnte in den 1990er-Jahren gezeigt werden, dass eine erhöhte Kalziumzufuhr bei Frauen in jungen Jahren zu deutlich weniger Osteoporose im Alter führt. Bei Männern fand sich hier allerdings kein erwähnenswerter Zusammenhang. Bei Frauen empfiehlt sich eine tägliche Einnahme von 1500 mg Kalzium vor den Wechseljahren bzw. 1200 mg Kalzium in den Wechseljahren. Zusätzlich ist körperliche Bewegung wichtig.

Zellen: Kalzium hilft bei der Zellerneuerung, aktiviert die Drüsenzellen und übt positive Effekte auf die Zellteilung und Zelldifferenzierung aus.

Medikamenteneinnahme: Ein erhöhter Bedarf an Kalzium besteht bei einer dauerhaften Einnahme von Antibiotika, Antidiabetika, Aspirin, Barbituraten,

Diuretika, Abführmitteln, fettstoffwechselsenkenden Medikamenten, Kortison und der Antibabypille.

Allergien: Kalzium blockiert Allergiereaktionen und ist damit für deren Akutbehandlung gut geeignet.

Anti-Krebs-Wirkung: Kalzium kann Darmkrebs vorbeugen: Es bildet im Dickdarm sogenannte Kalziumseifen, die krebserregende Faktoren binden und ausschleusen können.

Zähne: Das Fortschreiten einer Parodontose kann durch Kalzium eingedämmt werden.

Gynäkologie: Regelbeschwerden werden bei einer kombinierten Gabe von Kalzium und Magnesium deutlich weniger. Während der Schwangerschaft und Stillzeit ist aufgrund des Skelettwachstums des Kindes besonders auf eine ausreichende Kalziumzufuhr zu achten.

Bluthochdruck: Störungen des Kalziumhaushalts können der Startschuss für eine Bluthochdruckerkrankung sein.

Weitere Anwendungsgebiete: Kalzium wird empfohlen bei Muskelverspannung, Aktivierung der Blutgerinnung, Vitamin-D-Mangel.

Gesundheitstipp: Neben einer verminderten Kalziumaufnahme sind unsere moderne Ernährung, die zur Übersäuerung und so zur Freisetzung von Kalzium aus dem Skelett führt, und mangelnde Bewegung die Hauptursachen der Osteoporose.

Täglicher Bedarf

Aufgrund seiner Bedeutung im Zusammenhang mit der Entwicklung einer Osteoporose wird viel Wert auf eine optimale Kalziumzufuhr gelegt. Organisch gebundenes Kalzium (Gluconat, Aspartat, Citrat, Chelatformen) besitzt dabei meist eine höhere Verwertbarkeit als die nichtorganischen Formen (Karbonat, Phosphat, Sulfat). Der tägliche Bedarf des Kalziums schwankt zwischen 0,8 und 1,2 g. Eine optimale Kalziumzufuhr erreicht man beispielsweise mit:

200 ml Milch *oder* 180 g Joghurt + 40 g Käse = 800 mg Kalzium

200 ml Milch und 180 g Joghurt + 40 g Käse =1000 mg Kalzium

400 ml Milch und 180 g Joghurt + 40 g Käse = 1200 mg Kalzium

500 ml Milch und 180 g Joghurt + 50 g Käse = 1500 mg Kalzium

DGE-Empfehlungen für den täglichen Bedarf an Kalzium	
Säuglinge	420–400 mg (Schätzwert)
Kinder	600–1000 mg
Jugendliche	1100–1200 mg
Erwachsene	1000 mg
Schwangere und Stillende	1000 mg

Vitalstofftipp: Kalziumpräparate sollten Sie möglichst während einer Mahlzeit, vorzugsweise auf mehrere Einzeldosen über den Tag verteilt, einnehmen.

Versorgungssituation

Kalzium gehört zu den Mineralstoffen, bei denen am häufigsten ein Defizit festgestellt werden kann. Neben älteren Menschen sind laut Ernährungsbericht[38] jedes dritte Kind, jeder vierte Jugendliche und jede fünfte Frau mit Kalzium unterversorgt. So wurde in der Nationalen Verzehrstudie von 1985 bis 1989 mit 23 000 Teilnehmern festgestellt, dass 65 % der Erwachsenen täglich weniger als 800 mg Kalzium zu sich nehmen, in drei großen französischen Studien zeigte sich, dass 20 % der Männer und 30 % der Frauen nicht die Minimalwerte für Kalzium aufwiesen, und in Österreich[39] werden im Durchschnitt nur 90 % der DGE-Empfehlungen für Kalzium erreicht.

Kalziummangel

Eine wesentliche Ursache für die Häufigkeit des Kalziummangels ist die kalziumarme Kost, die sich dadurch erklärt, dass der Verzehr von Milch und Milchprodukten sowie von kalziumreichem Gemüse rückläufig ist. Dahingegen werden immer mehr phosphat- und oxalhaltige Nahrungsmittel verzehrt, wie die vielen beliebten Soft- und Energydrinks. Aber auch Wurst- und Schmelzkäsesorten enthalten den Kalziumaufnahmehemmer Phosphat, während in Schokolade, Kakao und Nuss-Nougat-Brotaufstrichen der Kalziumaufnahmehemmer Oxal zu finden ist. Auch Nahrungsmittel wie Fett, Kaffee, Tee und Getreide vermindern durch die Bildung von Phytaten, also Salzen, die Aufnahme von Kalzium in den Körper. Zudem führen Fehler bei der Zubereitung zu einer verminderten Kalziumaufnahme. So reduziert sich durch langes Wässern und Kochen der Gehalt an Kalzium und anderen Mineralstoffen um bis zu 70 %. Darüber hinaus führt eine längerfristig ballaststoffreiche Ernährung zu

38 Ernährungsbericht der DGE. Scholz, H.: Mineralstoffe und Spurenelemente. Trias, Stuttgart, 1996.

39 Verluste durch Kochprozesse wurden hierbei nicht berücksichtigt.

einer verminderten Kalziumaufnahme, und Alkohol fördert die Kalziumausscheidung und führt so ebenfalls zu einer Kalziumverarmung des Körpers. Weitere Ursachen für einen Kalziummangel sind:

- Reduktionsdiäten, wobei diese Diäten zu 80 % von Frauen durchgeführt werden,
- verminderte Magensäurebildung, vor allem im Alter, aber auch durch die verminderte Östrogenproduktion nach den Wechseljahren,
- verminderte Vitamin-D-Bildung.

Ein Kalziummangel kann akut sein, aber auch chronisch verlaufen. Bei einem akuten Mangel kommt es zu folgenden Symptomen:

- Tetanie mit Muskelkrämpfen, vor allem der Mittelhand- und Mittelfußmuskulatur, die sogenannte Pfötchenstellung,
- Kribbeln in den Finger- und Zehenspitzen sowie um den Mund herum,
- depressive Verstimmung.

Ein chronischer Kalziummangel verläuft hingegen ohne Symptome, weswegen ein leichtes Defizit oft übersehen wird. Die Folgen eines solchen Kalziummangels aber sind:

- gesteigerte Nervenerregbarkeit,
- erhöhte Krampfneigung,
- Herzrhythmusstörungen,
- Osteoporose,
- Rachitis.

Überdosierung

In 90 % der Fälle liegt bei einer Überdosierung eine Tumorerkrankung oder eine Nebenschilddrüsenüberfunktion vor. Die Symptome sind:

- allgemeine Schwäche und leichte Ermüdbarkeit,
- Appetitlosigkeit, Übelkeit, Erbrechen und Gewichtsverlust,
- Verstopfung, gesteigerter Durst, vermehrte Harnausscheidung,
- Austrocknung der Haut und Schleimhäute.

In starken Fällen kann es zur Bewusstseinstrübung oder Bewusstlosigkeit kommen.

Gesundheitstipp: Wenn Sie an einer Überfunktion der Nebenschilddrüse leiden oder zur Bildung von Nierensteinen (Kalzium-Oxal-Steinen) neigen, sollten Sie keine hohen Dosen an Kalzium einnehmen.

Vitalstofftipp: Die oft verbreitete Warnung, Kalzium dürfe nicht zusammen mit Magnesium eingenommen werden, ist falsch. Wichtig ist das optimale Verhältnis von Kalzium zu Magnesium von 3:1.

Ernährungstipp: Kinder sollten zur Reduzierung des Allergierisikos gegen Milch möglichst mindestens 6 Monate gestillt werden.

Magnesium (Mg)

Magnesium ist physikalisch dem Zink sehr ähnlich. Es ist für den Menschen lebensnotwendig und muss mit der Nahrung zugeführt werden. Unter normalen Bedingungen werden ca. 35–55 % des Magnesiums über die Nahrung aufgenommen, wobei diese Quote bei Bedarf auf 75 % gesteigert oder auf 25 % abgesenkt werden kann.

Der Gesamtbestand im Menschen beträgt 24–28 g, wovon etwa 17 g im Knochen gespeichert sind. Bei Bedarf können bis zu 40 % des Magnesiums aus dem Knochen mobilisiert werden. 1 % des Magnesiums befindet sich außerhalb der Zellen, im Blutplasma, die übrigen ca. 11 g kommen in Muskelzellen, im Weichteilgewebe, in der Leber und den roten Blutkörperchen vor. Ausgeschieden wird das aufgenommene Magnesium hauptsächlich über die Nieren, ein geringer Teil aber auch über den Stuhl und den Schweiß. Nicht aufgenommenes Magnesium wird ebenfalls mit dem Stuhl ausgeschieden. Bei einem erhöhten Bedarf kann der Mineralstoff aus dem Harn zurückgeführt werden.

Vorkommen

Reich an Magnesium sind Vollkornprodukte, Hülsenfrüchte, Sojabohnen, Hefe und Nüsse.

Hitliste magnesiumreicher Nahrungsmittel:

Nahrungsmittel	Magnesiumgehalt (mg/100 g)
Naturreis, Gerste	160
Sojamehl	245
Sonnenblumenkerne	420
Weizenkleie	580–600
Weizenvollkornbrot	80–100

[Schmidt, E., Schmidt, N., Leitfaden Mikronährstoffe, Elsevier, München 2004.]

Der Magnesiumgehalt in den Böden hat sich in den letzten Jahren stark verringert, da die Mineralstoffe immer tiefer sinken, während in den oberen Schichten vorwiegend unerwünschte Schwermetalle zu finden sind. Dadurch verringert sich die Magnesiumaufnahme der Pflanze. Der niedrige pH-Wert des Bodens sowie die Anreicherung von Kalium und Kalzium aufgrund falscher Düngung führen zu einer zusätzlichen Verringerung. Leidtragende sind zunächst die Wiederkäuer, aber auch der Mensch, der am Ende der Nahrungskette steht, merkt den niedrigen Magnesiumgehalt, den er durch lebensmittelchemische Prozesse noch weiter verringert.

Anwendungsgebiete

Stoffwechsel: Von entscheidender Bedeutung ist Magnesium für den Insulin-, Kohlenhydrat- und Glukosestoffwechsel. Es vermindert die Gerinnungsfähigkeit des Blutes und sorgt für eine Senkung des Cholesterinspiegels. Des Weiteren sorgt Magnesium für eine Stimulierung der Insulinsinneszellen in der Muskelzelle, wodurch der Zuckereinstrom in die Zelle gefördert und eine Verbesserung des Zuckerstoffwechsels herbeigeführt wird. Magnesium fördert auch die Energiegewinnung in den Zellen und kann bei einem herabgesetzten Sauerstoffverbrauch ihre Leistungsfähigkeit erhöhen.

Enzymaktivität: Mittlerweile sind 300 magnesiumabhängige Enzymsysteme bekannt. Das Herabsinken des Magnesiumgehalts in den Blutzellen um 25 % führt zu einer Aktivitätseinschränkung magnesiumhaltiger Enzyme um 50 %.

Nervensystem: Magnesium stabilisiert die Erregungsleitung im Nervensystem.

Knochen: Magnesium ist am Aufbau von Knochen und Zähnen beteiligt.

Herz: Magnesium hilft bei Herz-Kreislauf-Erkrankungen. Es verhindert einen überschießenden Kalziumeinstrom in die Herzmuskelzelle, was zu einer Stressreduzierung mit Abnahme des Sauerstoffverbrauchs des Herzens führt. Daher wirkt es ähnlich wie Medikamente, die als Kalziumblocker am Herzen eingesetzt werden, und ist somit ein biologischer Kalziumantagonist. Durch die Stabilisierung des Natrium-Kalium-Ionenflusses im Herzen wird ebenfalls das Ruhepotenzial des Herzens stabilisiert. Zudem beugt Magnesium Herzrhythmusstörungen vor. So haben mehrere Studien die Sinnhaftigkeit der Magnesiumergänzung eindrucksvoll belegt: 1992 kam es in der Limit-II-Studie bei 2316 Herzinfarktpatienten zu einer Abnahme der Sterblichkeit beim Einsatz von Magnesium in der Akutphase eines Herzinfarktes, und 1995 konnte die Ziskofenstudie bei Angina-pectoris-Patienten zeigen, dass nach oraler Zufuhr von Magnesium die Brustengebeschwerden und die Zahl der Anfälle bei 61 % der Patienten abnahmen, wodurch die Einnahme von blutdrucksenkenden Medikamenten oder Notfallsprays (Nitrosprays) reduziert werden konnte.

Medikamenteneinnahme: Die dauerhafte Einnahme von alkoholhaltigen Arzneimitteln, Antazida, Antibiotika, Diuretika, Abführmitteln, Blutfettsenkern sowie die Einnahme von Digitalis, Orlistat, Kortison, Calcitonin und der Antibabypille führen zu einem erhöhten Magnesiumbedarf. Zudem hemmen Magensäureblocker die Aufnahme von Magnesium in den Körper.

Weitere Anwendungsgebiete: Magnesium wird empfohlen in der Schwangerschaft und Stillzeit, im Wachstum, bei vorzeitigen Wehen, einseitiger Ernährung, Leistungssport, übermäßigem Alkoholkonsum, Darmerkrankungen, Zuckerkrankheit, Muskelkrämpfen, psychischen und neurologischen Störungen, stressbedingtem Hörsturz, Nierensteinen, die durch Kalzium verursacht wurden, erhöhten Blutfetten, Erkrankungen des Nervensystems (z. B. Schlaganfall).

Gesundheitstipp: Wenn Sie übermäßig viel Alkohol zu sich genommen haben, kann Magnesium die Auswirkungen mildern.

Vitalstofftipp: Führen Sie Magnesium möglichst immer gemeinsam mit Kalzium zu.

Gesundheitstipp: Neben Kalzium und Phosphor ist Magnesium ein wichtiger Bestandteil des Skelettsystems.

Täglicher Bedarf

Der Bedarf ist für die verschiedenen Lebensabschnitte unterschiedlich. Allgemein lässt sich aber sagen, dass Magnesiumanionen (Sulfat, Phytat) schlechter aufgenommen werden, während organisch gebundenes Magnesium (Citrat, Orotat oder Aspartat) besser aufgenommen wird.

DGE-Empfehlungen für den täglichen Bedarf an Magnesium	
Kinder	80–250 mg
Jugendliche	310–400 mg
Erwachsene	300–400 mg
Schwangere	310 mg
Stillende	390 mg

Vitalstofftipp: Magnesiumpräparate sollten Sie möglichst während einer Mahlzeit, vorzugsweise auf mehrere Einzeldosen über den Tag verteilt, einnehmen.

Versorgungssituation

Leichte Mangelzustände sind, wie oben beschrieben, weitverbreitet. Drei große französische Studien ergaben, dass 60 % der Männer und 80 % der Frauen den Minimalbedarf an Magnesium nicht durch die Nahrung deckten, und in Österreich erreichten im Durchschnitt 50 % der Österreicher nicht die Empfehlungen für Magnesium.[40] Ein stark ausgeprägter Magnesiummangel ist hingegen selten und kommt häufiger nur bei Senioren in Altersheimen aufgrund der vitalstoffarmen Nahrung dort vor (siehe Seite 24). So konnte bei 36 % der Heimbewohner eine Unterversorgung mit Magnesium festgestellt werden. Magnesiumdefizite gehen meist mit einem Mangel an anderen Elektrolyten einher.

Für eine optimale Magnesiumversorgung gilt es, folgende Punkte zu beachten:

- Wässern und Verkochen der Nahrung vermeiden,
- wenig Fertiggerichte verzehren,
- Vollwertkost oder vegetarische Nahrungsmittel bevorzugen,
- Fett und Eiweiß reduzieren,
- wenig Alkohol konsumieren,
- keine Schlankheitskuren durchführen,
- Lärm und Übersäuerung vermeiden,
- bei Bedarf eine Nahrungsmittelergänzung mit Magnesium und anderen Vitalstoffen erwägen.

Magnesiummangel

Symptome des Magnesiummangels sind:

- Lustlosigkeit, Depression und rasche Ermüdbarkeit,
- Muskelschwäche und Krampfneigung,
- herabgesetzte Sehnenreflexe,
- Gefühlsstörungen in Armen und Beinen,
- Bluthochdruck und/oder Herzschmerzen bei Belastung,
- verstärkte Herzbeschwerden und Rhythmusstörungen,
- erhöhte Lactatwerte bei Sportlern,
- Störungen der Regelblutung und verstärkte Wechseljahresbeschwerden bei Frauen.

Überdosierung:

Bei gleichzeitiger Zufuhr von Kalzium sind selbst bei hoch dosierten Gaben von Magnesium keine Nebenwirkungen zu erwarten. Bei einer gestörten Nierenfunktion oder extrem hohen Dosen kann es allerdings zu Durchfällen kommen.

---

[40] Verluste durch Kochprozesse wurden hierbei nicht berücksichtigt.

Chlor, Chlorid (Cl)

In elementarer Form ist Chlor ein stechend riechendes, desinfizierendes und giftiges gasförmiges Halogen. Als Bioelement gehört es zusammen mit Natrium und Kalium zu den wichtigsten Elektrolyten und wirkt zusammen mit Natrium. Chlorid ist das häufigste Anion in den Flüssigkeiten außerhalb der Zellen (70 %). Es kommt im Liquor, also der Hirn- und Rückenmarksflüssigkeit, und in den Verdauungssekreten vor, hier vor allem in der Salzsäure des Magens. Die Ausscheidung erfolgt hauptsächlich über den Harn.

Vorkommen

1 g Speisesalz (NaCl) besteht aus 17 mmol Natrium und 17 mmol Chlorid.

Anwendungsgebiete

Zellen: Die ungleiche Verteilung von Chlor, Natrium und Kalium sorgt in den und außerhalb der Zellen für die Erregungsleitung, wodurch erst die Muskelspannung und die Muskelarbeit ermöglicht werden.

Säure-Basen-Haushalt: Zusammen mit Natrium und Kalium ist Chlor an der Aufrechterhaltung des Säure-Basen-Haushalts beteiligt. Die drei Stoffe halten die Gewebsspannung aufrecht.

Weitere Anwendungsgebiete: Chlor wird empfohlen bei Erbrechen oder starkem Schwitzen über einen längeren Zeitraum.

Täglicher Bedarf

DGE-Empfehlungen für den täglichen Bedarf an Chlorid	
Kinder	450–770 mg
Jugendliche und Erwachsene	830 mg

Versorgungssituation

Wie bei Natrium ist der tägliche Bedarf mehr als genug gedeckt.

Phosphat, Phosphor (P)

Das nichtmetallische Element Phosphor ist nach Kalzium mengenmäßig das häufigste Mineral im Körper. Es findet sich mit Kalzium überwiegend im Knochensystem (85–90 %), während sich etwa 10 % im Gewebe und ca. 2 g im Blut befinden. Phosphat wird vor allem im oberen Dünndarm aufgenommen. Je nach Nahrungsmittel ist die Bioverfügbarkeit aber sehr unterschiedlich. Ausgeschieden wird es zum Großteil über die Nieren und nur zu etwa 20–40 % über den Darm.

Vorkommen

Phosphor kommt praktisch in allen pflanzlichen und tierischen Lebensmitteln vor. Besonders reich an Phosphor sind Weizenkeime, Bierhefe, Sojabohnen, Hülsenfrüchte, Nüsse und Getreide. Allerdings sollte nicht zu viel Phosphor aufgenommen werden: Der Kalzium- und Phosphatstoffwechsel sind eng miteinander verbunden, und wenn der Phosphoranteil überwiegt, kommt es zu Kalziumverlusten und den damit verbundenen negativen Folgen. Das Verhältnis zwischen der Kalzium- und der Phosphoraufnahme sollte 1,0–1,2:1 betragen. Deswegen muss bei bestimmten Lebensmitteln das Kalzium-Phosphor-Verhältnis beachtet werden. Ein ungünstiges Verhältnis weisen Cola-Getränke, Nüsse, Sojabohnen, Hülsenfrüchte, Getreide, Reis, Fleisch, Innereien, Fisch und Bierhefe auf. Sie sind zwar reich an Phosphat, enthalten aber zu wenig Kalzium. Bevorzugt werden sollten daher Milch und Milchprodukte, Gemüse, Tofu, Sesamsamen, Salate und Obst. Diese Nahrungsmittel enthalten wenig Phosphat und viel Kalzium und gleichen so den Phosphatüberschuss, der durch die moderne Ernährung entsteht, aus.

Anwendungsgebiete

Energiestoffwechsel: Phosphor ist an allen energieverbrauchenden Prozessen im menschlichen Körper beteiligt. Es gewährleistet:

- die Aktivität von Muskeln,
- alle Wachstumsprozesse,
- die Sinneswahrnehmung,
- die Körperwärme.

Säure-Basen-Haushalt: Phosphat dient der Aufrechterhaltung des Säure-Basen-Haushalts und ermöglicht die Reaktionsfähigkeit diverser Enzymsysteme.

Täglicher Bedarf

DGE-Empfehlungen für den täglichen Bedarf an Phosphor	
Kinder	500–1250 mg
Jugendliche	1250 mg
Erwachsene	700 mg
Schwangere	800 mg
Stillende	900 mg

Versorgungssituation

Da Phosphor in allen Lebensmitteln vorkommt und zudem die Lebensmittelindustrie viel Phosphor einsetzt, nimmt der Mensch eher zu viel als zu wenig Phosphat mit der Nahrung auf, was zu Kalziumverlusten führen kann. Phosphor wird bei der Verarbeitung und Herstellung von Fleisch, Wurst, Schmelzkäse, Mehl, Backpulver, Fertiggerichten, Mayonnaise, Suppen, Soßen, Eis und Cola eingesetzt. Auch Spül- und Reinigungsmittel sowie Kunstdünger enthalten Phosphor, das so in den Nahrungskreislauf einfließen kann.

Phosphatmangel

Ein Phosphatmangel ist höchst selten. Er entsteht nur bei einigen genetischen Stoffwechselerkrankungen. In diesen Fällen kommt es zu einer Beeinträchtigung der Blutbildung, Knochenerweichung, Störungen des Säure-Basen-Haushalts und zu Störungen des Nervensystems. Eine Ergänzung findet daher nur in Ausnahmefällen im Krankenhaus statt.

Schwefel (S)

Das nichtmetallische Element findet sich in der Natur in Mineralien, Gewässern und Erdgasen. Als Bioelement ist es in zahlreichen natürlichen Stoffen enthalten und kommt überall im Körper vor. Schwefel wird dem Körper mit dem Nahrungseiweiß zugeführt. Nicht benötigter Schwefel wird über den Harn ausgeschieden.

Vorkommen

Schwefel ist reichlich enthalten in Zwiebeln, Lauch, Knoblauch, Senf, Meerrettich, Schnittlauch, Kohl, Eiern, Nüssen, Fisch und Fleisch. Er ist ebenfalls in allen eiweißreichen Nahrungsmitteln vorhanden.

Anwendungsgebiete

Verschiedene Körpersubstanzen: Schwefel ist Bestandteil von Biotin, Vitamin B_1 und den Aminosäuren Cystin, Cystein und Methionin. Zudem ist er beteiligt an der Bildung von:

- verschiedenen Vitalstoffen,
- Hormonen, Bestandteilen der Blutgerinnung,
- Keratin.

Entgiftung: Schwefel entgiftet überschüssigen Alkohol, Phenol und diverse Hormone.

Weitere Anwendungsgebiete: Schwefel wird empfohlen bei Schuppenflechte, Gelenkentzündungen, Bluthochdruck und Störungen des Fettstoffwechsels.

Gesundheitstipp: Schwefelverbindungen wirken wie Antibiotika, jedoch ohne Nebenwirkungen.

Täglicher Bedarf

Offizielle Empfehlungen gibt es nicht, der geschätzte Bedarf liegt bei 850 mg pro Tag.

Versorgungssituation

Es liegen keine Daten vor.

Schwefelmangel

Bei einem Mangel an Schwefel wurden Wachstumsstörungen an Haut, Haaren und Nägeln beobachtet. Untersuchungen gibt es hierzu jedoch nicht.

Vitalstofftipp: Bei einem Selenmangel kommt es zu einem Schwefelüberschuss.

Chrom (Cr)

Chrom ist ein sehr hartes und chemisch beständiges Metall. Beim gesunden Menschen kommt es in geringen Mengen im Blutserum und im Gehirn vor.

Vorkommen

Chromhaltig sind Vollkornprodukte, Pflanzenöle, Bierhefe, Gewürze, vor allem schwarzer Pfeffer, Weizenkeime, Fleisch und schwarzer Tee.

Anwendungsgebiete

Stoffwechsel: Chrom verbessert die Insulinwirkung und wirkt so der Entstehung der Zuckerkrankheit entgegen.

Herz: Chrom reduziert das gefährliche oxidierte LDL-Cholesterin und beugt so Gefäßverkalkung vor.

Weitere Anwendungsgebiete: Chrom wird empfohlen zur Unterstützung der Schilddrüsenfunktion, Eiweißbildung, bei künstlicher Ernährung, Stress, Leistungssport und in der Schwangerschaft.

Täglicher Bedarf

Chrom gehört zu den lebensnotwendigen Spurenelementen. Organisches Chrom wird am besten in den Körper aufgenommen.

DGE-Empfehlungen für den täglichen Bedarf an Chrom	
Kinder	20–100 µg
Jugendliche und Erwachsene	30–100 µg

Vitalstofftipp: Chrompräparate sollten Sie ca. 45 Minuten vor den Mahlzeiten, vorzugsweise auf mehrere Einzeldosen verteilt, einnehmen.

Versorgungssituation

Ein ernsthafter Chrommangel tritt äußerst selten auf. Ältere Menschen und Menschen, die hauptsächlich fettige Nahrung und Süßigkeiten essen, sollten für eine ausreichende Zufuhr an Chrom sorgen.

Chrommangel

Symptome eines Chrommangels sind:

- hoher Blutzuckerspiegel,
- erhöhte Blutfettwerte,
- Gewichtsverlust aufgrund der Schilddrüsenfunktionsstörung,
- Nervenschäden.

Überdosierung

In hohen Dosen ist Chrom stark giftig, lebensgefährlich und kann Krebs auslösen. Früher kam es durch jahrelange Chrominhalationen in der Industrie zu zahlreichen Todesfällen, vor allem durch Lungenkrebs. Mittlerweile werden aber Höchstwerte eingehalten.

Eisen (Fe)

Eisen ist nur in seiner zwei- und dreiwertigen Form für den Körper resorbierbar. Alle anderen Oxidationsstufen spielen keine Rolle. Im menschlichen Körper gibt es eisenbindende Eiweiße, die das Spurenelement trotz seiner schlechten Löslichkeit bioverfügbar halten. Auch in der Nahrung kommen vorwiegend Eisenformen vor, die an Eiweiße und organische Säuren gebunden sind. Durch die Magensäure und Pepsin werden 30–50 % des mit der Nahrung zugeführten Eisens gelöst und anschließend im Dünndarm aufgenommen. Die Aufnahmerate liegt normalerweise bei 7–20 %, wobei das zweiwertige Eisen aus Fleisch besser aufgenommen werden kann als das dreiwertige aus der pflanzlichen Kost. Organische Säuren und Vitamin C fördern die Aufnahme von Eisen in den Körper.

Gesundheitstipp: Bei Eisenmangel steigt die Aufnahmerate auf das Fünffache an.

Der Hauptbestand an Eisen im Körper (ca. 70 %) befindet sich im Hämoglobin. Etwa 9 % sind im Myoglobin (Muskeleiweiß) vorhanden und 15 % im Speicher der Leber und der weißen Blutkörperchen (Monozyten und Makrophagen). Die Speicherformen Ferritin und Hämosiderin werden nicht unmittelbar vom Organismus benötigt.

Vorkommen

Brot, Fleisch, Wurst und Gemüse sind gute und wichtige Eisenlieferanten. Allerdings wird Eisen aus pflanzlichen Nahrungsmitteln nur zu ca. 5 % aufgenommen. Weitere gute Eisenquellen sind Innereien, Bierhefe, Sojabohnen, Weizenkeime, Hülsenfrüchte, Hirse, Haferflocken und Petersilie. Obst enthält nur sehr wenig Eisen.

Hitliste eisenreicher Nahrungsmittel:

Nahrungsmittel	Eisengehalt in mg/100 g
Austern	13
Sojamehl	9
Hirse	9
Leber	7–8
Linsen	7
weiße Bohnen	6
Haferflocken	5
Weizenmehl	3–4
Fleisch	2

[Burgerstein, L., Schurgast, H., Zimmermann, M.: Handbuch Nährstoffe. Haug, Heidelberg 1997.]

Ernährungstipp: Da Eisen aus pflanzlichen Nahrungsmitteln nur schlecht aufgenommen werden kann, neigen Vegetarier und Veganer langfristig zu einem Eisenmangel.

Anwendungsgebiete

Stoffwechsel: Eisen als sogenanntes Hämeisen, z. B. Hämoglobin oder Myoglobin, ist ein wesentlicher Faktor beim Sauerstofftransport im Körper. Da Eisen für diese Funktion lebensnotwendig ist, liegen etwa 75 % des Eisens im Körper als Hämeisenverbindungen vor. Nicht-Hämeisen-Eiweiße spielen hingegen bei der Energiegewinnung eine wichtige Rolle.

Oxidation: Eisen ist ein wichtiges Antioxidans im Körper. Indem es die Oxidation von LDL-Cholesterin unterdrückt, schützt es vor Gefäßverkalkung. Ein niedriges Transferrin ist ein Eisenspeicher-Indikator, der ein erhöhtes Risiko für Gefäßverkalkung anzeigt.

Entgiftung: Eisen ist an etlichen Entgiftungsprozessen beteiligt. Ein Eisenmangel fördert die Aufnahme von Giftstoffen in den Körper.

Nervensystem: Eisen ist an der Produktion von Hormonen und Botenstoffen im Nervensystem beteiligt.

Kollagenbildung: Eisen ist für die Regeneration von Knochen, Knorpel und Bindegewebe notwendig, es spielt daher eine wichtige Rolle bei der Kollagenbildung.

Gynäkologie: Starke Regelblutungen erhöhen den Eisenbedarf. Auch ist in der Schwangerschaft eine erhöhte Zufuhr an Eisen sinnvoll, da es sonst häufiger zu Fehlgeburten und Frühgeburten kommt. Hierbei scheint die gleichzeitige Supplementierung von Vitamin C, B_6, B_{12} und Folsäure aber einen positiveren Effekt auf den Hämoglobinspiegel auszuüben als eine reine Eisengabe.

Medikamenteneinnahme: Medikamente wie Aspirin, nicht kortisonhaltige Schmerzmittel, Kortison, Antazida (Magensäurehemmer), Antibiotika und Blutfettsenker erhöhen den Eisenverbrauch.

Weitere Anwendungsgebiete: Eisen wird empfohlen im Wachstum, bei Blutungen, bei Magen- und Darmgeschwüren, vegetarischer und veganer Ernährung, chronischen Magen- und Darmerkrankungen, Erkrankung des Blutes, Vitamin-A-, -B_6-, -C- und Kupfermangel, Dialyse, chronischem Müdigkeitssyndrom, Leistungssport, häufigem Blutspenden.

Gesundheitstipp: Säuglinge und Kleinkinder, die vor allem mit Milch ernährt werden, haben einen erhöhten Eisenbedarf.

Ernährungstipp: Wenn Sie zu den Mahlzeiten viel Kaffee oder Tee trinken, erhöht dies Ihren Eisenbedarf.

Täglicher Bedarf

Der Bedarf orientiert sich an den täglichen Verlusten an Eisen. Mit Beginn der Pubertät steigt der Bedarf an, was bei Mädchen an der einsetzenden Monatsblutung, bei Jungen am beginnenden Muskelaufbau liegt. In der Schwangerschaft ist der Eisenbedarf am höchsten und kann über die Nahrung in der Regel nicht sichergestellt werden. Nach den Wechseljahren sinkt der Eisenbedarf bei Frauen auf das Niveau eines erwachsenen Mannes.

DGE-Empfehlungen für den täglichen Bedarf an Eisen	
Kinder	8–10 mg
männliche Jugendliche	12 mg

DGE-Empfehlungen für den täglichen Bedarf an Eisen	
weibliche Jugendliche	15 mg
Frauen vor den Wechseljahren	15 mg
Männer und Frauen nach den Wechseljahren	10 mg
Schwangere	30 mg
Stillende	20 mg

Vitalstofftipp: Eisenpräparate sollten Sie unabhängig von den Mahlzeiten, vorzugsweise auf mehrere Einzeldosen über den Tag verteilt, einnehmen. Die kombinierte Einnahme mit Vitamin C verbessert die Aufnahme.

Versorgungssituation

Neben dem Vitamin-A- und Jodmangel ist der Mangel an Eisen der häufigste Nährstoffmangel. Weltweit sind etwa 30 % der Bevölkerung unterversorgt, davon in den Ländern der Dritten Welt vor allem Schwangere und Kleinkinder. In den Industriestaaten ist ein unentdeckter Mangel weitverbreitet. So konnte in mehreren Studien nachgewiesen werden, dass die Eisenversorgung der deutschen Bevölkerung nicht ausreichend ist. 50 % der Frauen sind unterversorgt.[41] Auch in Amerika sieht es nicht anders aus. Dort erreichte 1986 in einer Studie mit 21 500 Teilnehmern niemand die von der RDA empfohlenen Minimalwerte für Eisen, und in einer weiteren Untersuchung mit 28 000 Menschen zwischen 7 und 65 Jahren wurde festgestellt, dass neun von zehn Frauen zu wenig Eisen (unter 18 mg) mit der Nahrung aufnehmen – und dass, obwohl in Amerika Zerealien extra mit Eisen angereichert werden.

Eisenmangel

Neben allgemeinen Symptomen wie Appetitlosigkeit und chronischem Müdigkeitssyndrom kommt es bei einem Eisenmangel zu folgenden Beschwerden:

- Infektanfälligkeit, vor allem der oberen Atemwege, Entzündungen der Mundschleimhaut, Mundwinkeleinrissen und Rückgängen der Nasenschleimhaut,
- trockener Haut mit Juckreiz, vermehrten Kopfschuppen, brüchigem Haar, brüchigen Nägeln mit Einbuchtungen,

41 www.bundesaerztekammer.de/page.asp?his=2.3691.27.1663

- herabgesetzter Konzentrations- und Merkfähigkeit,
- Muskelkrämpfen vor allem bei körperlicher Belastung,
- Störung der Körpertemperaturregulation.

Gesundheitstipp: Bei Kindern, die unter Eisenmangel leiden, kann es zu körperlichen und psychischen Entwicklungsstörungen kommen.

Gesundheitstipp: Bei alten Menschen werden Konzentrations- und Merkstörungen häufig als senile Demenz angesehen, obwohl es sich oft nur um einen Eisenmangel handelt.

Zur Bestimmung eines Eisenmangels dienen neben dem Eisenwert im Blutserum verschiedene Laborwerte. Laborparameter zur Bestimmung von Eisen sind:

Parameter	Normalwerte	Bewertung
Eisen im Blutserum	65–175 µg/dl	Normalwert
Transferrin im Blutserum	< 8,5 mg/l oder 215–365 mg/dl	Sehr guter Indikator für die Körperspeicher und damit für die Entstehung einer Gefäßverkalkung
Ferritin im Blutserum	Männer 15–200 µg/l Frauen 12–120 µg/l	Genauester Indikator für die Körperspeicher, Risikofaktor für die Entstehung einer Gefäßverkalkung.
Transferrinsättigung	18–45 %	Eine Sättigung unter 16 % deutet auf einen Eisenmangel hin.

Vitalstofftipp: Eisenpräparate werden derzeit von den gesetzlichen Krankenkassen nur bezahlt, wenn folgende drei Blutparameter unterhalb der Norm sind: Hämoglobin, Eisen und Ferritin.

Gesundheitstipp: Frauen mit besonders starken monatlichen Blutungen können einen symptomlosen Eisenmangel haben.

Jod (J)

Jod ist für den menschlichen Organismus als Spurenelement lebensnotwendig und dient vor allem dem Aufbau der Schilddrüsenhormone. Therapeutisch wird es zudem als Desinfektionsmittel eingesetzt. Jod kommt in der Nahrung hauptsächlich als Jodid vor und wird rasch und nahezu vollständig im Magen-Darm-Trakt aufgenommen. Danach gelangt es über die Blutbahn zur Schilddrüse, um sich dort an Thyreoglobulin, das überwiegend aus der Aminosäure Tyrosin besteht, zu binden. In der Schilddrüse werden die jodhaltigen Hormone Thyroxin (T4) und Trijodthyronin

(T3) hergestellt und in den Körperkreislauf gebracht. Vom Gesamtkörperbestand (10–20 mg) kommen nur minimale Mengen außerhalb der Zellen vor (ca. 250 µg), ca. die Hälfte befindet sich in der Schilddrüse, die verbleibenden 50 % sind in der Zelle lokalisiert. Im Blutplasma sind T3 und T4 an Eiweiße, vor allem an das in der Leber gebildete thyroxinbindende Globulin (TBG) gebunden. Das relativ inaktive T4 ist im Blutplasma ca. zwanzigfach höher konzentriert als T3 und wird erst in der Zielzelle in die aktive Form T3 umgewandelt. Es wird jeweils so viel T4 in T3 umgewandelt, wie die Körperzellen von diesem Hormon benötigen. Das T4 ist also ein guter Speicher, wenn kurzfristig hohe Mengen an T3 benötigt werden. Bei der Umwandlung wird jeweils ein Jodmolekül frei. Jod wird zu 90 % über die Nieren und zu 10 % über Galle und Stuhl ausgeschieden.

Vorkommen

Wie das Spurenelement Selen (siehe Seite 192) ist auch Jod durch die nacheiszeitliche Auswaschung der Böden in vielen Regionen kaum noch in den oberen Erdschichten vorhanden. Das leicht lösliche Jodsalz hat sich stattdessen im Meerwasser angereichert. In Deutschland besteht hinsichtlich der Jodaufnahme ein Nord-Süd-Gefälle: Je südlicher die Menschen leben, desto jodärmer sind die Böden und desto weniger Jod nehmen die Menschen mit der Nahrung auf. Sehr gute Jodquellen sind Meerwasserfische, Seetang und Meeresfrüchte. Aber auch Milch und Eier können bei entsprechender Fütterung reich an Jod sein. Zudem gibt es viele mit Jod angereicherte Nahrungsmittel. Jodreiches Mineralwasser ist im Vergleich zum normalen Trinkwasser, das nur sehr geringe Mengen Jodsalz enthält, empfehlenswerter. Besonders jodhaltig sind zudem Röntgenkontrastmittel, Medikamente wie Hustenmittel und manche Süßigkeiten, die z. B. den jodreichen roten Farbstoff Erythrosin enthalten. Hier besteht die Gefahr einer Jodallergie.

Anwendungsgebiete

Schilddrüsenhormon-Synthese: Jod ist Bestandteil der aktiven Schilddrüsenhormone T4 und T3. T3 steigert den Grundumsatz und Sauerstoffverbrauch fast aller Gewebe, wodurch es zu einer Steigerung der Körpertemperatur kommt, indem der Kohlenhydratstoffwechsel stimuliert wird, der die Fettverbrennung unterstützt. Außerdem dient Jod der Kropfvorbeugung. Ein Kropf ist eine tastbare und sichtbare Vergrößerung der Schilddrüse. Da industrielle Umweltgifte die Kropfentstehung fördern, sollten alle Menschen zur Vorbeugung auf eine ausreichende Jodzufuhr achten. Dabei sollte nur jodiertes Speisesalz zum Einsatz kommen. Zudem verbessert jede Seefischmahlzeit die Bilanz, wobei bei gekochtem Fisch viel Jod mit dem Kochwasser verloren geht. Um einem Kropf vorzubeugen, sollte zudem auf einen regelmäßigen Verzehr von Hirse, Süßkartoffeln, bestimmten Bohnensorten und Maniok verzichtet werden.

Oxidation: Die Funktion des Jods als Antioxidans und Radikalenfänger ist mittlerweile nachgewiesen.

Immunsystem: Bei Jodmangel verbessert die Jodzufuhr die »Killeraktivität« von gewissen weißen Blutkörperchen. Zudem wirkt Jod aktivierend auf bestimmte Immunprozesse.

Autonomes Adenom: Bei älteren Patienten kann ein Jodüberangebot bei einem autonomen Adenom zu einer akuten Schilddrüsenüberfunktion führen. Dieses Adenom produziert Schilddrüsenhormone ohne Steuerung, weswegen die Produktion nicht eingestellt wird, selbst wenn viele Schilddrüsenhormone im Körper sind.

Weitere Anwendungsgebiete: Jod wird empfohlen in der Schwangerschaft und Stillzeit, bei veganer oder makrobiotischer Ernährung, die auf jodiertes Speisesalz verzichtet, Gefäßverkalkung, Fettstoffwechsel, entzündlich-degenerativen Erkrankungen.

Gesundheitstipp: Jodtabletten sollten Sie nur in Absprache mit Ihrem Hausarzt einnehmen.

Gesundheitstipp: Wenn Sie unter Akne leiden, sollten Sie eine hoch dosierte Jodgabe vermeiden, da es sonst zu der sogenannten Jodakne kommen kann.

Täglicher Bedarf

Für eine normale Funktion benötigt die Schilddrüse bei Jugendlichen und Erwachsenen 180–200 µg Jod täglich. Stillende und Schwangere haben einen erhöhten Bedarf.

DGE-Empfehlungen für den täglichen Bedarf an Jod	
Kinder	100–180 µg
Jugendliche und Erwachsene	200 µg
Erwachsene ab 50 Jahre	180 µg
Schwangere	230 µg
Stillende	260 µg

Vitalstofftipp: Jodpräparate sollten Sie während den Mahlzeiten, vorzugsweise auf mehrere Einzeldosen über den Tag verteilt, einnehmen.

Versorgungssituation

In Deutschland werden seit vielen Jahren Lebensmittel mit Jod angereichert, wie z.B. jodiertes Speisesalz, um die Versorgung zu verbessern. Jodiertes Salz enthält ca. 15–25 µg Jod pro g. Bezogen auf gewöhnliche Verzehrgewohnheiten lassen sich durch die Verwendung von jodiertem Speisesalz durch reines Salzen (20 µg) sowie über den Verzehr von Backwaren (50 µg), Wurst und Käse (30 µg) und Fertigprodukten (40 µg) zusätzlich insgesamt 140 µg Jod aufnehmen. Dennoch ist bei mehr als 10 % der Bevölkerung ein Jodmangel nachweisbar. Im Jahr 1996 waren nur 2 % der Bevölkerung ausreichend mit Jod versorgt. In einer Untersuchung mit 6000 Personen aus 32 Regionen Deutschlands konnte mittels einer Ultraschalluntersuchung der Schilddrüse bei 50 % der Erwachsenen zwischen 18 und 70 Jahren eine Schilddrüsenvergrößerung festgestellt werden. Bei Kindern unter 10 Jahren waren 21 % betroffen. Nach Daten der Nationalen Verzehrstudie decken nur etwa 47 % der Männer und 39 % der Frauen ihren täglichen Jodbedarf. Bei den Österreichern erreichen im Durchschnitt nur 20 % die DGE-Empfehlungen.[42]

Jodmangel

Jodmangelkrankheiten stellen ein weltweites Problem dar. Weltweit sind ca. 1 Milliarde Menschen betroffen. 3 Millionen Menschen leiden an Kretinismus, d. h. unter einer unbehandelten, angeborenen Schilddrüsenunterfunktion. Obwohl Afrika, Asien und Lateinamerika die größten Endemiegebiete für Jodmangelkrankheiten sind, ist auch in Europa der Jodmangel ein noch ungelöstes Problem. Durch die verminderte Schilddrüsenhormon-Bildung kommt es zu einer vermehrten Freisetzung von TSH[43] durch den Hypothalamus, was letztlich zu einer Schilddrüsenvergrößerung führt (Struma oder Kropf). Folge dieser Schilddrüsenvergrößerung kann eine Einengung der Speiseröhre und der Luftröhre sein. Es kann aber auch zu gutartigen und bösartigen Neubildungen der Schilddrüse kommen. Ein Mangel an Schilddrüsenhormonen führt außerdem zu:

- Antriebslosigkeit, Depressionen und Erschöpfung,
- Gewichtszunahme,
- trockener Haut,
- bei Frauen zu lang anhaltender und starker Menstruation,

[42] Verluste durch Kochprozesse wurden hierbei nicht berücksichtigt.
[43] Thyreoidea-stimulierendes Hormon, das die Hormonbildung in der Schilddrüse aktiviert.

- erhöhten Cholesterin- und Blutfettwerten,
- Muskelschmerzen,
- steifen und schmerzenden Gelenken.

Bei Neugeborenen äußert sich ein Jodmangel durch Trinkfaulheit, Blähungen, einen Wachstumsrückstand und Störungen des Nervensystems.

Überdosierung

Bei einer vorgeschädigten Schilddrüse kann eine vermehrte Jodsubstitution eine Schilddrüsenüberfunktion auslösen. Zeichen für eine Überfunktion sind z. B. Herzrasen oder eine erhöhte Körpertemperatur.

Kobalt (Co)

Kobalt ist ein lebensnotwendiges Spurenelement für Pflanzen, Tiere und Menschen. Das Spurenelement ist das Zentralatom im Vitamin B_{12} (Cobalamin). Es wird daher über Cobalamin aufgenommen und in den Nieren gespeichert. Ein Überschuss wird über den Harn ausgeschieden.

Vorkommen

Kobalt findet sich in Innereien, Fischen, Austern, getrockneten Linsen und schwarzem Tee. Das kobalthaltige Vitamin B_{12} ist in hohen Konzentrationen in Hefe enthalten.

Anwendungsgebiete

Die Hauptfunktion bezieht sich auf seine Rolle als Zentralatom des Vitamin B_{12} (siehe Seite 140). Cobalamin und Vitamin C verbessern die Eisenaufnahme.

Täglicher Bedarf

Der tägliche Bedarf ist nicht bekannt, der tägliche Verbrauch von Cobalamin liegt aber bei 1 µg.

Versorgungssituation

Eine Kobaltunterversorgung ist in Deutschland nicht zu befürchten.

Kobaltmangel

Die Folgen eines Kobaltmangels sind die gleichen wie die eines Vitamin-B_{12}-Mangels.

Überdosierung

Bei einer Überdosierung sind Schädigungen des Herzmuskels und eine Kropfbildung möglich.

Kupfer (Cu)

Kupfer ist ein Schwer- und Halbedelmetall. Als Bioelement kommt es im menschlichen Körper in einer Menge von 80–100 mg vor. Kupfersalze werden als Brechmittel, zur Desinfektion z. B. in Augen- und Gurgelwasser und als äußerliches Ätzmittel verwendet.

Vorkommen

Reich an Kupfer sind Innereien, Fische, Getreideprodukte, Schalentiere, Nüsse, Schokolade, Kakao, Kaffee, Tee und grünes Gemüse. Da die Bioverfügbarkeit zwischen 30 und 70 % schwankt, sind allerdings auch sehr kupferhaltige Nahrungsmittel nicht unbedingt bedarfsdeckend.

Anwendungsgebiete

Stoffwechsel: Kupfer fördert die Eisenaufnahme in den Körper und senkt den Homocysteinspiegel im Blut.

Oxidation: Kupfer ist ein wichtiges Antioxidans und schützt die meisten Aminosäuren vor Oxidation.

Hormonsystem: Kupfer spielt in der hormonellen Regulation eine wichtige Rolle.

Bindegewebe: Kupfer steuert die Quervernetzung von Kollagenfasern des Bindegewebes.

Herz: Bei Herzerkrankungen besteht ein erhöhter Bedarf an Kupfer, da die Energiegewinnung in der Atmungskette steigt.

Medikamenteneinnahme: Menschen, die unter einer Dauertherapie mit Magensäureblockern und Kortison stehen, haben einen erhöhten Kupferbedarf.

Weitere Anwendungsgebiete: Kupfer wird empfohlen bei chronischen Magen- und Darmerkrankungen, bei hohem Zigarettenkonsum, Verbrennungen, Blutarmut und Rheuma.

Gesundheitstipp: Wenn Sie Zink, Eisen oder Molybdän nahrungsergänzend zu sich nehmen, haben Sie einen erhöhten Bedarf an Kupfer.

Täglicher Bedarf

Da Frühgeborene noch keine Kupferspeicher angelegt haben, sollte bei ihnen Kupfer supplementiert werden (900 µg/l). Auch Kleinkinder, die ausschließlich mit Kuhmilch ernährt werden, haben einen erhöhten Kupferbedarf.

DGE-Empfehlungen für den täglichen Bedarf an Kupfer	
Kinder	0,5–1,5 mg
Jugendliche und Erwachsene	1,0–1,5 mg

Vitalstofftipp: Kupferpräparate sollten Sie unabhängig von den Mahlzeiten, vorzugsweise auf mehrere Einzeldosen über den Tag verteilt, einnehmen.

Versorgungssituation

Eine ausgeprägte Mangelerkrankung ist selten, unentdeckte Mängel können aber durch eine unzureichende Zufuhr, die Interaktion mit anderen Substanzen wie z. B. mit Zink oder erkrankungsbedingt auftreten. Nach einer Studie erreichten Österreicher nur 50 % der empfohlenen Zufuhrempfehlung.[44]

Kupfermangel

Ein Kupfermangel führt zu:

- Nervenstörungen,
- Störungen der Zeugungsfähigkeit beim Mann,
- Blutarmut,
- erhöhte Blutfette,
- Neigung zur Zuckerkrankheit,
- Weißfleckung der Haut (Vitiligo), Haar- und Pigmentstörungen,
- Gefäßerweiterungen,
- Osteoporose,
- Schwäche und Müdigkeit.

Überdosierung

Dosen bis 5 mg täglich sind unbedenklich. Kommt es aber zu einer Überdosierung, so können Übelkeit, Bauchschmerzen, Erbrechen und Durchfall die Folge sein. Bei einer langfristigen Überdosierung sind Leberschäden möglich.

Gesundheitstipp: Falls in Ihrem Haus die Wasserleitungen aus Kupfer bestehen, sollten Sie Säuglingsnahrung ausschließlich mit speziellem Mineralwasser zubereiten, da sonst die Gefahr einer Überdosierung besteht.

[44] Verluste durch Kochprozesse wurden hierbei nicht berücksichtigt.

Vitalstofftipp: Kupfersupplemente sollten Sie nicht gleichzeitig mit Vitamin B_6, Vitamin C, Eisen oder Zink einnehmen, da es sonst zu einer verminderten Kupferaufnahme kommt.

Mangan (Mn)

Das Schwermetall ist am Aufbau der Erdkruste beteiligt. Beim Menschen wird es im Dünndarm aufgenommen und im Blutplasma und in den roten Blutkörperchen transportiert. Die Speicherorgane sind Leber, Bauchspeicheldrüse, Nieren, Hypophyse, Knochenmark und die Haare. Das Spurenelement wird fast ausschließlich über die Galle ausgeschieden, nur etwa 1 % gelangt über den Harn aus dem Körper.

Vorkommen

Manganreich sind Hülsenfrüchte, Vollkornmehl, Nüsse, Reis und Innereien. In Tee ist dieses Spurenelement ebenfalls oft enthalten.

Anwendungsgebiete

Enzymsystem: Mangan ist an der Aktivierung von mehr als 60 Enzymsystemen beteiligt, dazu zählen:

- Entwicklung des zentralen Nervensystems,
- Spermienbildung,
- Blutgerinnung,
- Zuckerbildung aus Laktat,
- Knochenaufbau.

Oxidation: Mangan ist ein hochpotentes Antioxidans.

Täglicher Bedarf

Die Erkenntnisse sind hierzu noch lückenhaft. Bisher gibt es lediglich Schätzwerte. Eine Ergänzung mit Mangan empfiehlt sich allerdings nicht, da durch eine Überdosierung Mangan infolge von Interaktionen die DNA schädigen und der Entstehung eines Tumorleidens Vorschub leisten kann.

DGE-Empfehlungen für den täglichen Bedarf an Mangan	
Kinder	1–3 mg
Jugendliche und Erwachsene	2–5 mg

Vitalstofftipp: Manganpräparate sollten Sie unabhängig von den Mahlzeiten, vorzugsweise auf mehrere Einzeldosen über den Tag verteilt, einnehmen.

Versorgungssituation

Ein Manganmangel ist bis heute nicht aufgetreten. Interessant ist dennoch eine Untersuchung in Österreich. Demnach erreicht die dortige Bevölkerung nur etwa 20 % der DGE-Empfehlungen.

Molybdän (Mo)

Molybdän trägt zum Abbau schwefelhaltiger Aminosäuren, zur Energiegewinnung und zum Abbau der Harnsäure bei. Molybdän wirkt an vielen Enzymfunktionen mit. Genaue Erkenntnisse liegen nicht vor. Die Aufnahme erfolgt im Dünndarm, danach wird es rasch ins Gewebe eingebaut. Der Hauptanteil des aufgenommenen Molybdäns wird über den Stuhl wieder ausgeschieden.

Vorkommen

Molybdänreich sind Hülsenfrüchte wie Bohnen, Linsen und Erbsen, Getreide, Innereien, Milchprodukte und Hefe.

Anwendungsgebiete

Darm: Bei entzündlichen Darmerkrankungen wie Morbus Crohn oder Colitis ulcerosa besteht ein erhöhter Bedarf an Molybdän.

Zähne: Molybdän soll vor Karies schützen. So traten in fluorarmen Gegenden mit gleichzeitig molybdänreichen Böden weniger Kariesfälle auf.

Weitere Anwendungsgebiete: Molybdän wird empfohlen bei oxidativem Stress, Entgiftung.

Täglicher Bedarf

DGE-Empfehlungen für den täglichen Bedarf an Molybdän	
Kinder	25–50 µg
Jugendliche und Erwachsene	50–100 µg

Vitalstofftipp: Molybdänpräparate sollten Sie unabhängig von den Mahlzeiten, vorzugsweise auf mehrere Einzeldosen über den Tag verteilt, einnehmen.

Molybdänmangel

Da Molybdän in fast allen Nahrungsmitteln vorhanden ist, kommt ein Mangel nur bei parenteraler Ernährung vor. Die Patienten leiden dabei unter Übelkeit, Sehstörungen und einem hohen Puls. Weitere Symptome können sein:

- starke Kopfschmerzen,
- zentrale Gesichtsfeldausfälle,
- Nierensteinbildung,
- Haarausfall,
- Koma.

Selen (Se)

Dieses Spurenelement ist für den Menschen lebensnotwendig. Seinen Namen (griech. Selene = Mond) erhielt es aufgrund seiner chemischen Ähnlichkeit zu Tellur (griech. Tellus = Erde). Das Halbmetall ist aber auch dem Schwefel ähnlich. Anfänglich überwog der Respekt vor der Giftigkeit von Selen, und es dauerte bis in die 1960er-Jahre, ehe die wichtigen Funktionen für unseren Stoffwechsel erkannt wurden.

Aus pflanzlichen Nahrungsmitteln wird Selen als Eiweißverbindung in Form der Aminosäure Selenomethionin im Dünndarm aufgenommen. Das enthaltene Selen steht dem Organismus aber erst nach seiner Aufspaltung zur Verfügung und kann dadurch keine akuten Mängel ausgleichen. Nach der Aufnahme gelangt das Selen in die Leber und wird von dort – gebunden an Eiweiß – in das Blutplasma weitergeleitet. Den höchsten Selengehalt im Körper haben endokrine Organe, das Gehirn, die Geschlechtsdrüsen, Thrombozyten und rote Muskeln. Die Ausscheidung erfolgt über den Darm und die Nieren, geringe Mengen werden über den Atem und die Haut ausgeschieden.

Gesundheitstipp: Ein hoher Selengehalt der Nieren ist meist auf Ablagerungen unlöslicher Quecksilber- (durch Amalgambelastungen) oder Kaliumselenide zurückzuführen.

Ernährungstipp: Mit natürlichen Vitamin-C-Dosierungen von bis zu 250 mg pro Tag fördern Sie die Aufnahme von Selen, während Sie mit hoch dosiertem Vitamin C (ab 1 g) die Aufnahme hemmen.

Vorkommen

In selenarmen Regionen wie Deutschland spielen pflanzliche Nahrungsmittel außer Linsen und Spargel, die reichlich Selen enthalten, bei der Selenaufnahme kaum eine Rolle. Die wichtigsten Selenquellen sind in Nordeuropa deswegen Fleisch, Fisch, Hefe und Eier. In Ländern mit selenreichen Böden wie z. B Nordamerika, Kanada und Teilen Asiens tragen Brot und Getreide zur Selenversorgung bei.

Anwendungsgebiete

Oxidation: Selen ist ein wesentliches indirektes Antioxidans. Indirekt heißt, dass es nicht selbst gegen freie Radikale wirkt, aber verantwortlich ist für die Funktionsfähigkeit nahezu aller Enzymsysteme, die freie Radikale bekämpfen.

Immunsystem: Selen stimuliert die Antikörperproduktion und aktiviert körpereigene Fresszellen, die Viren und Bakterien bekämpfen. Bei einem Selenmangel ist die Antikörper- und Lymphozytenbildung reduziert, was die Anfälligkeit gegenüber Infekten erhöht. Bei Patienten mit chronisch wiederkehrenden Infekten sollte die Selenzufuhr erhöht werden.

Schilddrüsenhormon-Metabolismus: Selen ist für drei Enzyme der Schilddrüse, die sogenannten Deodasen 1–3, unerlässlich. Jede vom Körper selbst initiierte Entzündung der Schilddrüse reagiert positiv auf die Gabe von Selen. Oftmals können Schilddrüsenhormone eingespart werden.

Gesundheitstipp: In über 70 % der Fälle kann durch eine Selensubstitution der Thyroxinverbrauch reduziert werden.

Anti-Krebs-Wirkung: Da das Auftreten von bösartigen Tumoren auch mit erhöhtem oxidativen Stress einhergeht, ist zur Aufrechterhaltung der antioxidativen Abwehrsysteme u. a. auch eine ausreichende bzw. zusätzliche Selenaufnahme erforderlich. Es gilt mittlerweile als erwiesen, dass Tumorpatienten allgemein erniedrigte Selenspiegel aufweisen. In vier großen Studien sank die Sterblichkeit an verschiedenen Tumorleiden um bis zu 40 % bei einer Selenergänzung. Es konnte ein Zusammenhang zwischen der Häufigkeit von Magenkrebs und dem Vorliegen eines Selenmangels hergestellt werden.

Membranschutz: Selen hält die Zellmembranen stabil.

Entgiftung: Selen bindet viele Schwermetalle wie z. B. Quecksilber, Blei und Kadmium zu unlöslichen Komplexen, die so dem Körper nicht mehr schaden können. Insbesondere bei der Blei- und Quecksilberentgiftung sollte Selen daher unbedingt Bestandteil der Therapie sein.

Herz: Herzinfarktpatienten haben einen deutlich niedrigeren Selenspiegel im Blutplasma und in den roten Blutkörperchen als gesunde Menschen. Eine Selenzufuhr kann hier das Auftreten von neuen Infarkten reduzieren.

Nikotinkonsum: Raucher haben stark erniedrigte Selenspiegel, was die Gesundheitsrisiken des inhalativen Rauchens deutlich verstärkt. Patienten, die sich das Rauchen nicht abgewöhnen können, sollte daher Selen zugeführt werden.

Rheuma: Die meisten Rheumatiker weisen deutlich erniedrigte Selenspiegel auf. Die Selensupplementierung sollte hier jedoch nicht als Einzelsupplement, sondern im Rahmen einer orthomolekularen Rheumatherapie erfolgen.

Weitere Anwendungsgebiete: Selen wird empfohlen bei vegetarischer oder veganer Ernährung, Infektionen mit HI-Virus, Vitamin-B_6-Mangel, entzündlichen Erkrankungen des Magen-Darm-Traktes.

Gesundheitstipp: Selen kann einem erneuten Herzinfarkt vorbeugen.

Täglicher Bedarf

Die heutigen Selenempfehlungen der DGE dienen ausschließlich der Vorbeugung eines Mangels. Damit Selen seine optimale Wirkung im Körper entfalten kann, reicht diese Empfehlung aber nicht aus. Zusätzlich gilt es zu beachten, dass organische Verbindungen wie Selenmethionin, Selenocystein, Selenhefe und Selenaspartat meist der anorganischen Verbindung Natriumselenit, die im Supplement verwendet wird, vorzuziehen sind. Eine Kombination mit natürlichen Dosen an Vitamin E und/oder Vitamin C erhöht zudem die Aufnahmerate.

DGE-Empfehlungen für den täglichen Bedarf an Selen	
Kinder	10–40 µg
Jugendliche und Erwachsene	30–70 µg
Schwangere und Stillende	30–70 µg

Versorgungssituation

Die Selenaufnahme ist weltweit unterschiedlich. In Deutschland und großen Teilen von Europa ist sie eindeutig zu niedrig. In Deutschland liegt die Aufnahme bei Frauen bei etwa 30 µg, bei Männern bei etwa 41 µg pro Tag. In Gegenden, wo die Böden sehr selenreich sind, ist die Aufnahme hingegen viel höher, so liegt sie z. B. in Japan bei 100–210 µg, in Kanada bei 100–220 µg und in Venezuela sogar bei 220–330 µg.

Ernährungstipp: Durch die selenarmen Böden und die mangelhafte Aufnahme kommt es bei nahezu jedem Deutschen zu einem Selenmangel. Diesen Vitalstoff sollten Sie daher in natürlichen Dosierungen ergänzen.

Deutschland – vor allem die Alpenregion – ist wie der Rest Mitteleuropas ein Selenmangelgebiet. Da Selen für das Wachstum von Pflanzen nicht benötigt wird, wächst in diesen Regionen zwar Getreide, doch ist dieses nahezu selenfrei. Auch eine Übersäuerung der Böden durch Düngemittel oder sauren Regen reduziert den Selengehalt. Wenn zudem noch Schwermetalle wie z. B. Quecksilber im Boden vorhanden sind, gehen diese einen unlöslichen Komplex mit Selen ein, sodass die Selenmenge zusätzlich sinkt. Dadurch sind sowohl Pflanzen als auch Tiere bereits selenmangelversorgt, und Tiere weisen zahlreiche Selenmangelkrankheiten auf. Der Mensch kann deswegen in Selenmangelgebieten seinen Bedarf an Selen nicht ohne Anreicherung des Tierfutters oder eine zusätzliche Selengabe decken. Leidet er zudem noch an chronischen Erkrankungen wie Bauchspeicheldrüsenentzündungen oder Magen-Darm-Erkrankungen, ist er extrem mangelgefährdet. In einer Untersuchung stellte man fest, dass nur 50 % der Österreicher die DGE-Empfehlungen für Selen erreichen.[45]

Vitalstofftipp: Bei einem Großteil der deutschen Bevölkerung liegt ein unentdeckter Selenmangel vor.

Gesundheitstipp: Veganer und Dialysepatienten können in unseren Regionen ohne Substitution an einem starken Selenmangel leiden.

Folgen von Selenmangelzuständen können sein:

- Gewichtsverlust, Darmträgheit, Depression, Reizbarkeit, Schlaflosigkeit, Gedächtnisverlust, Konzentrationsstörungen,
- Keshan-Krankheit, bei der es (vor allem bei Kindern und Jugendlichen) zu Herzmuskelschäden mit Gewebszerstörung des Herzmuskels sowie zu Herzschwäche mit Aussackung des Herzmuskels und Lungenödemen kommt,
- Kashin-Beck-Krankheit, die unter Beteiligung des Coxsackie-Virus zu Gelenkzersetzungen und Zwergwuchs führt,
- Veränderung der Haarstruktur,
- chronisches Müdigkeitssyndrom,
- Kopfschmerzen,
- Gelenkbeschwerden,
- Augenerkrankungen,
- Muskelschwäche,
- Zeugungsstörungen beim Mann,
- Schwächung des Immunsystems,
- Aufhellung von Haut und Haaren,
- vermehrte Tumorbildung, so besteht ein direkter Zusammenhang zwischen dem Anstieg von Tumoren des Magen-Darm-Traktes und einem zunehmenden Selenmangel.

[45] Verluste durch Kochprozesse wurden hierbei nicht berücksichtigt.

Überdosierung

Die therapeutische Breite von Selen ist vergleichsweise gering. Langzeitdosierungen von über 750 mg am Tag führen bereits zu Nebenwirkungen wie Störungen der Blutgerinnung sowie der Haut- und Nagelstruktur, Wassereinlagerungen, Erbrechen, Durchfall, Gewichtsverlust und einem Atem, der nach Knoblauch riecht. Dies liegt daran, dass Überdosierungen die antioxidative Wirkung des Selens umkehren. Nur Dosierungen von bis zu 350 mg gelten als unbedenklich.

Zink (Zn)

Zink ist für den Menschen ein lebenswichtiges Spurenelement, das nur mit der Nahrung zugeführt werden kann. Der Gesamtbestand des Körpers beträgt 2–3 g. Aufgenommen wird Zink im Dünndarm. Etwa ein Viertel des Spurenelements kommt an Transporteiweiße gebunden im Blutplasma vor. Die höchsten Zinkkonzentrationen im Körper findet man in der Netzhaut. Die Hauptspeicherorgane sind Knochen, Haut und Haare (ca. 70 %). Der Rest findet sich vorwiegend in der Leber, den Nieren und den Muskeln. Normalerweise wird Zink über den Stuhl ausgeschieden.

Ernährungstipp: Ballaststoffe und Phytinsäure in Getreide behindern die Zinkaufnahme.

Vorkommen

Zink findet sich vor allem in Roggen- und Weizenkeimen, Bierhefe, Sonnenblumenkernen, Vollkornweizen, Austern, Schweine- und Kalbsleber und Eiern.

Hitliste zinkreicher Nahrungsmittel:

Zinkgehalt (mg/kg Frischgewicht)			
sehr zinkreich: > 50	zinkreich: 20–50	mäßig zinkreich: 5–20	zinkarm: < 5
Austern, Weizenkeime	Muskelfleisch (Rind, Kalb, Schwein, Geflügel), Innereien (Leber, Nieren, Herz)	Eier, Milch, Käse, Fisch, Karotten, Kartoffeln, Vollkornbrot	Obst, Gemüse, Hülsenfrüchte, Fette, Weißbrot

[Biesalski, K. et al.: Vitamine, Spurenelement und Mineralstoffe. Thieme, Stuttgart 2002.]

Anwendungsgebiete

Zellen: Zink ist unabdingbar für das Wachstum und die Differenzierung aller Körperzellen.

Immunsystem: Zink ist notwendig für die humorale und die zellvermittelte Immunreaktion. So sind Lymphozyten zinkabhängig wie z. B. die NK-Zellen,[46] die Bakterien und Viren sofort angreifen können. Ein Mangel führt zur Unterdrückung der weißen Blutkörperchen.

Gesundheitstipp: Bis heute sind mehr als 200 zinkabhängige Enzyme bekannt.

Stoffwechsel: Beim Vitamin-A-Stoffwechsel spielt Zink eine wesentliche Rolle. Es wird zur Synthese des retinolbindenden Eiweißes in der Leber benötigt. Zudem ist es beteiligt am Stoffwechsel von Insulin, das den Blutzuckerspiegel reduziert, und an den Prostaglandinen.[47] Als Bestandteil des Zink-Insulin-Komplexes der Bauchspeicheldrüse ist es wichtig, um den Blutzuckerspiegel normal zu halten.

Vitalstofftipp: Zink ist ein wichtiger Insulinspeicher zur Regulation des Blutzuckers.

Hormone: Wachstumshormone, Sexualhormone und die Hormone der Geschlechtsorgane sind zinkabhängig. So beeinflusst Zink über die Bildung von Testosteron die Entwicklung und Reifung männlicher Geschlechtsorgane sowie die Spermatogenese.

Oxidation: Zink ist wesentlicher Bestandteil von antioxidativen Enzymsystemen.

Entgiftung: Zink wirkt schützend vor Schwermetallvergiftungen (Blei, Kadmium, Quecksilber) durch Komplexbildung.

Haut und Haare: Zink ist an der Bildung von Keratin beteiligt, einem wichtigen Bestandteil von Haut, Haaren und Nägeln. Es beeinflusst zudem die Umwandlung der inneren Hautschicht in die äußere und wird bei der Wundheilung benötigt, also beim Aufbau bzw. bei der Entwicklung des Bindegewebes. Ein erhöhter Zinkbedarf besteht bei Schuppenflechte.

Kinder: Säuglinge, die mit Kuhmilch ernährt werden, haben einen erhöhten Zinkbedarf.

Zuckerkrankheit: Bei Diabetes mellitus besteht durch die vermehrte Ausscheidung von Zink über die Nieren ein erhöhter Zinkbedarf. Ein chronischer Zinkmangel führt zudem zur Auslaugung der insulinproduzierenden Zellen in der Bauchspeicheldrüse, wodurch die Insulinproduktion sinkt und es zum Altersdiabetes kommt. Außerdem

---

46 Immunzellen, auch »natürliche Killerzellen« genannt.
47 Gewebshormone, die entzündungshemmend wirken und die Blutungsneigung verringern.

kann dies zu einer Verschärfung der Komplikationen bei einer bestehenden Zuckerkrankheit führen.

Rheuma: Rheumatische Krankheiten werden durch einen Zinkmangel gefördert bzw. verschlimmert. Wie bei vielen entzündlichen Autoimmunerkrankungen wurde in einer amerikanischen Studie ein deutlich erniedrigter Zinkspiegel zusammen mit einer verminderten Zinkaufnahme gefunden.

Medikamenteneinnahme: Die Einnahme von Schmerzmitteln, der Antibabypille, Penizillin, Tetrazyklin oder Isoniazid erhöht den Bedarf an Zink.

Weitere Anwendungsgebiete: Zink wird empfohlen im Wachstum, bei vegetarischer oder veganer Ernährung, regelmäßigem Alkoholkonsum, chronischen Leberkrankheiten, verringerter Resorption, Darmerkrankungen, Entzündungen der Bauchspeicheldrüse, Leistungssport (Zinkverlust über Schweiß), Blutarmut, Nierenerkrankungen, Reduktionsdiäten, hoher Kalzium-, Oxalsäure- und Phytinzufuhr, Chelat- (Schwermetallausleitung) oder Diuretikatherapie, in der Schwangerschaft und Stillzeit.

Gesundheitstipp: Falls Sie über längere Zeit unter einem erheblichen Zinkmangel leiden, kann dies einen Vitamin-A-Mangel bewirken.

Vitalstofftipp: Zink festigt Ihre Haare und Nägel.

Täglicher Bedarf

Die Zinkaufnahme unterliegt einem Regelkreis: Ist die Versorgungssituation im Körper gut, so ist die Aufnahmemenge aus der Nahrung niedrig; ist die Versorgungssituation im Körper schlecht, so ist die Aufnahmemenge aus der Nahrung hoch. Die Bedarfswerte sind jedoch altersabhängig. Generell hat Zink als Chelat, Orotat, Gluconat und Proteinhydrolysat eine bessere Bioverfügbarkeit als das anorganische Zinksulfat. Letzteres verursacht bei nüchterner Einnahme zudem bei vielen Menschen Übelkeit.

DGE-Empfehlungen für den täglichen Bedarf an Zink	
Säuglinge 0–6 Monate	3 mg
Kinder 6–12 Monate	5 mg
Kinder 1–10 Jahre	7–12 mg
Jugendliche	12–15 mg
Erwachsene	15–20 mg

DGE-Empfehlungen für den täglichen Bedarf an Zink	
Schwangere	20–30 mg
Stillende	30–40 mg

Vitalstofftipp: Zinkpräparate sollten Sie unabhängig von den Mahlzeiten, vorzugsweise auf mehrere Einzeldosen über den Tag verteilt, einnehmen.

Versorgungssituation

In großen Studien[48] konnte nachgewiesen werden, dass in Deutschland bis zu 90 % der Bevölkerung die Mindestempfehlungen nicht erreicht. Häufig betroffen sind Kinder, Jugendliche, Schwangere, Stillende und ältere Menschen. Da die Aufnahme und Verfügbarkeit von Zink in tierischen Produkten wesentlich besser ist als die in pflanzlichen, haben Vegetarier und Veganer häufig einen mäßigen bis ausgeprägten Zinkmangel. Schwere Mängelzustände sind jedoch selten, können aber z. B. bei Magersucht vorkommen.

Vitalstofftipp: Eine moderate Ergänzung der Nahrung ist für jeden sinnvoll, für Vegetarier und Veganer aber fast schon ein Muss.

Zinkmangel

Kombinierte Störwirkungen auf den Zinkhaushalt können Verbrennungen, Operationen, bösartige Tumore, akute Infekte, Lebererkrankungen, Herzinfarkte und koronare Herzkrankheiten ausüben. Ein Zinkmangel führt zu:

- verminderter Wundheilung und Schleimhautveränderungen,
- Haarausfall, Störungen der Haut wie Furunkel-Bildung, Hautgeschwüren und Akne,
- verminderter Hormonwirkung,
- Wachstumsstörungen und verzögerter sexueller Reifung bei Kindern,
- stark reduziertem Immunsystem,
- reduziertem Geschmacksempfinden,
- reduzierter Vitamin-A-Wirkung,
- Nachlassen der Sehkraft und Nachtblindheit,

[48] Souccar, T., Curtay, J.P.: Le nouveau guide des vitamines. Edition Seuil. 1996; 11–12; VERA-Studie 1985–1989. In: Adolf, T. u. a.: Ergebnisse der Nationalen Verzehrsstudie (1985–1988) über die Lebensmittel- und Nährstoffaufnahme in der Bundesrepublik Deutschland, 241, VERA-Schriftenreihe Bd. XI, Wissenschaftlicher Fachverlag Dr. Fleck, Niederkleen 1995.

- Unfruchtbarkeit,
- Alterszucker,
- Depressionen, Psychosen, Schizophrenie, Lethargie, Aggressivität, Hyperaktivität und Lernschwäche.

Vitalstofftipp: Mit Aminosäuren fördern Sie die Zinkaufnahme, während Sie mit höheren Dosen an Kupfer, Eisen, Kalzium und Phosphat die Zinkaufnahme hemmen.

Gesundheitstipp: Einige Heilsalben enthalten Zink.

Überdosierung

Mit einer Überdosierung ist nicht zu rechnen. In Tierversuchen kam es erst bei Dosen ab 500 mg pro kg Körpergewicht zu giftigen Reaktionen.

Nickel (Ni)

Nickel gehört zur Eisengruppe und ist ein Schwermetall. Mittlerweile ist klar, dass es zu den lebensnotwendigen Substanzen gehört. Über 90 % des Nickels stammt aus pflanzlichen Nahrungsmitteln. Es wird im Dünndarm aufgenommen, und der größte Anteil über den Stuhl, ein kleinerer Anteil über den Harn ausgeschieden.

Vorkommen

Kakao und Kakaoprodukte, Sojabohnen, Linsen, Bohnen und Erbsen, Kopfsalat, Petersilie, Spargel, Haferflocken, Backwaren, Fleisch und Wurst sind wichtige Lebensmittel, die zur Nickelversorgung beitragen.

Anwendungsgebiete

Enzymsystem: Nickel scheint mehrere Enzymsysteme zu unterstützen, allerdings sind noch nicht viele Funktionen bekannt. Hohe Konzentrationen an Nickel finden sich in den Nukleinsäuren.

Weitere Anwendungsgebiete: Es gibt Hinweise, dass Nickel vor Entzündungen der Bauchspeicheldrüse und der Nieren schützt.

Versorgungssituation

Nickelmängel sind nicht zu erwarten, da die Zufuhr in der Regel sechsmal so hoch ist wie der tägliche Bedarf.

Vitalstofftipp: Nickel kann ebenso wie Zink über sich ablösende Hautzellen wie z. B. bei der Schuppenflechte verloren gehen.

Nickelmangel

Bei einem isolierten Nickelmangel können die Eisenverwertung und der Zuckerabbau gestört sein.

Fluor (F)

Fluor gehört zur Gruppe der Halogene und ist sehr reaktionsfreudig. Der Mensch kann nur anorganisches Fluor verwerten. Das über die Nahrung und das Wasser aufgenommene Fluor gelangt über den gesamten Magen-Darm-Trakt zu 100 % in den menschlichen Organismus. Die Ausscheidung erfolgt hauptsächlich über den Harn. Speicherort ist das Skelettsystem inklusive Gebiss.

Vitalstofftipp: Wenn Sie Aluminium, Kalzium und Magnesium in größeren Mengen zu sich nehmen, kann sich dadurch die Aufnahme von Fluor in den Körper vermindern.

Vorkommen

In Nahrungsmitteln ist relativ wenig Fluor enthalten. Am ehesten findet es sich in schwarzem Tee, Meeresfischen sowie Kräutern und Gewürzen. Der Bedarf wird aber im Wesentlichen über fluorierte Zahnpasta, Speisesalze und Mineralwasser gedeckt.

Anwendungsgebiete

Knochen und Zähne: Fluor dient der Bildung von Apatit, das wiederum zur Härtung von Knochen und Zähnen notwendig ist. Darüber hinaus stimuliert Fluor die Kalziumeinlagerung in neugebildeten Knochen. Die Fluorsubstitution in Nahrungsmitteln und Produkten des täglichen Lebens trägt erheblich zur Vorbeugung von Karies und Osteoporose bei, gilt aber in der Presse und im Internet immer wieder als umstritten.

Täglicher Bedarf

Der tägliche Bedarf ist abhängig vom Alter und Geschlecht.

Täglicher Bedarf an Fluorid:

Alter	Fluoridzufuhr in mg/ Tag männlich	Fluoridzufuhr in mg/ Tag weiblich
Bis 4 Monate	0,25	0,25
4–12 Monate	0,5	0,5
1–4 Jahre	0,7	0,7

Alter	Fluoridzufuhr in mg/ Tag männlich	Fluoridzufuhr in mg/ Tag weiblich
4–10 Jahre	1,1	1,1
10–13 Jahre	2,0	2,0
13–19 Jahre	3,2	2,9
19 Jahre und älter	3,8	3,1
Schwangere/Stillende		3,3

[Niestroj, I., Praxis der Orthomolekularen Medizin, Hippokrates Verlag, Stuttgart 2000.]

Versorgungssituation

Zur Versorgungssituation mit Fluor können keine einheitlichen Angaben gemacht werden, da es im Wesentlichen über das Trinkwasser zugeführt wird und dieses regional sehr unterschiedlich ist. Allgemein gilt Deutschland aber als Fluormangelgebiet, da unsere Böden seit der Eiszeit arm an Fluor und Jod sind (siehe Seite 182). Über 90 % des Trinkwassers in Deutschland enthält weniger als 0,30 mg Fluor pro l. Ein Erwachsener müsste demnach bis zu 12 Liter Wasser am Tag trinken, um seinen Fluorbedarf zu decken. Mittlerweile werden etliche Produkte des täglichen Lebens mit Fluor angereichert.

Fluormangel

Ein dauerhafter Mangel führt bei Kindern zu Karies und Zahnfäule. Bei Frauen steigt das Osteoporoserisiko.

Gesundheitstipp: Fluor in der Zahnpasta ist nur wirksam, wenn sich die Zahnpasta ausreichend lange in Ihrem Mund befindet – ein weiterer Grund, weshalb Sie mindestens zwei bis drei Minuten lang die Zähne putzen sollten.

Vanadium (V)

Das Schwermetall kommt im Boden und in pflanzlichen Trockensubstanzen vor. Es wird im gesamten Magen-Darm-Trakt aufgenommen. Die Ausscheidung erfolgt überwiegend über den Harn. Im Körper verteilt es sich vor allem auf die Nieren, Leber und Milz.

Anwendungsgebiete

Knochen und Zähne: Vanadium ist beteiligt an der Mineralisation von Knochen und Zähnen.

Stoffwechsel: Vanadium ist lebensnotwendiger Bestandteil des Eisenstoffwechsels.

Täglicher Bedarf

Die tägliche Aufnahme und der Bedarf können nur geschätzt werden. Die Angaben variieren hier erheblich zwischen 5 µg und 2 mg pro Tag.

Versorgungssituation

Die Versorgung mit Vanadium ist in Deutschland ausreichend. Mängel sind bisher nicht beschrieben.

Aminosäuren

Bei den Aminosäuren handelt es sich um organische Verbindungen, die sowohl eine Aminogruppe (stickstoffhaltig) als auch eine Caboxygruppe enthalten. Über Peptidverbindungen vernetzt, bilden sie Struktureiweiße wie Kollagen und Elastin, Transporteiweiße wie den roten Blutfarbstoff Hämoglobin sowie Enzyme, Eiweiße des Immunsystems, Hormone (Insulin, Thyroxin, Wachstumshormone) und Botenstoffe im Nervensystem. Sie kommen frei oder als Eiweißbausteine vor, daher finden sie sich in eiweißreicher Nahrung. Am besten erfolgt die Zufuhr abends, da in der Nacht verstärkt Stoffwechselprozesse ablaufen. Im Magen erfolgt die Aufspaltung der Eiweiße, im Dünndarm anschließend die Zerlegung in einzelne Aminosäuren. Der größte Teil gelangt in die Leber und dient dem Aufbau von körpereigenen Eiweißen und den Stoffwechselprozessen des Organismus. Die meisten Aminosäuren werden in der Leber gespeichert. Die Ausnahme bilden Leucin, Isoleucin und Valin, die in der Muskulatur gespeichert werden. Man unterteilt sie in:

nicht-essenzielle (nicht lebensnotwendig)	semi-essenzielle (halb lebensnotwendig)	essenzielle (lebensnotwendig)
Alanin	Arginin	Isoleucin
Asparaginsäure	Taurin	Leucin
Aspartat	Tyrosin	Lysin
Glutamin		Methionin
Glutaminsäure		Phenylalanin
Glyzin		Threonin
Proin		Tryptophan
Serin		Valin
Cystein		Histidin

Eine Substitution an Aminosäuren ist nur in Ausnahmefällen notwendig, da der Bedarf der halb lebensnotwendigen und lebensnotwendigen Aminosäuren gut über die Nahrung gedeckt werden kann. Die Bedarfsdeckung der nicht lebensnotwendigen Aminosäuren ist unabhängig von der Zufuhr mit der Nahrung, da diese Aminosäuren durch verschiedene Stoffwechselprozesse im Körper selbst hergestellt werden. Nur in Extremsituationen wie z. B. bei Verbrennungen müssen diese von außen zugeführt werden. Beim gesunden Menschen müssen die halb lebensnotwendigen Aminosäuren nicht über die Nahrung zugeführt werden. Bei einer eingeschränkten Leber- und/oder Nierenfunktion müssen sie jedoch von außen ergänzt werden. Die lebensnotwendigen Aminosäuren müssen hingegen mit der Nahrung zugeführt werden. Es sind Aminosäuren, die besonders wichtig für das Wachstum, die Entwicklung und die Fortpflanzung sind.

Eine hohe Zufuhr an Aminosäuren kann schwere gesundheitliche Schäden hervorrufen, so können z. B. bei einem zu hohen Eiweißkonsum die Nieren belastet werden. Der Körper baut die Aminosäuren vom Eiweiß zum Harnstoff ab, dieser Stoff wird über die Nieren ausgeschieden. Bei einem Überangebot kann der Harnstoff nicht ausreichend abgebaut werden. Folgen können eine eingeschränkte Nierenfunktion mit Vergiftungserscheinungen sein. Es sollten daher maximal 1,5 g Protein pro Kilogramm Körpergewicht zugeführt werden.

Gesundheitstipp: Ein Mangel an lebensnotwendigen Aminosäuren verursacht Störungen des Eiweiß- und Hormonstoffwechsels, einen Wachstumsstillstand und Störungen des Immunsystems.

Gesundheitstipp: Da Aminosäuren überwiegend in der Leber gespeichert werden, können Leberfunktionsstörungen zu erheblichen Verlusten bei einigen Aminosäuren führen.

Vitalstofftipp: Der Bedarf an Aminosäuren ist im Kinder- und Jugendalter um den Faktor 10 höher als im Erwachsenenalter.

Isoleucin, Leucin und Valin

Diese drei Aminosäuren machen mehr als 50 % der über die Nahrung zugeführten Aminosäuren aus. Sie wirken bei neurologischen und psychischen Störungen und sind deswegen für das menschliche Gehirn besonders wichtig. Sie sind aber auch im Muskelgewebe vorhanden und werden unter Stress vermehrt verbraucht.

Vorkommen

Ideale Nahrungsquellen sind Nüsse, Kalb, Lachs, Thunfisch, Rind, Vollmilch und Weizenkeime.

Nahrungsmittel	Valin (mg/100 g)	Leucin (mg/100 g)	Isoleucin (mg/100 g)
Erdnüsse	1450	2030	1230
Hüttenkäse	825	1230	790

Nahrungsmittel	Valin (mg/100 g)	Leucin (mg/100 g)	Isoleucin (mg/100 g)
Kalbfleisch, Filet	1120	1660	1110
Kichererbsen	980	1460	1140
Lachs	1390	1770	1160
Reis, unpoliert	500	690	340
Rindfleisch, Filet	1150	1700	1090
Thunfisch	1420	2170	1210
Vollmilch	2300	3500	2100
Weizenkeime	1680	2920	2280

[Burgerstein, L., Schurgast, H., Zimmermann, M.: Handbuch Nährstoffe. Haug, Heidelberg 1997.]

Anwendungsgebiete

Nervensystem: Die drei Aminosäuren sind hilfreich als unterstützende Maßnahme bei Schizophreniepatienten.

Muskulatur: Die Aminosäuren erhalten die Funktionsfähigkeit der Muskulatur. Sie können z. B. bei Amyotropher Lateralsklerose (ALS) oder Chorea Huntington[49] angewendet werden.

Weitere Anwendungsgebiete: Die Aminosäuren werden empfohlen bei übermäßigem Alkoholkonsum.

Vitalstofftipp: Isoleucin reduziert die Ausscheidung von Niacin. Eine Leucinüberdosierung erhöht den Niacinbedarf.

Lysin

Lysin ist Bestandteil des Bindegewebes und des Fettsäuretransports. Zusammen mit Methionin ist Lysin eine Vorstufe beim Karnitinaufbau in der Leber, den Nieren und im Gehirn.

Vorkommen

Ideale Nahrungsquellen sind Thunfisch, Schwein, Garnelen, Rind, Sojabohnen, Linsen, Huhn und Parmesan. Da Lysin in pflanzlichen Eiweißen nicht ausreichend vorhanden ist, müssen speziell Veganer diese Aminosäure ergänzen. Ebenso sollten Schwangere aufgrund ihres hohen Bedarfs diese Aminosäuren supplementieren.

49 Dies ist eine Schüttellähmung, die vom zentralen Nervensystem ausgeht.

Lysinquellen in der Nahrung:

Nahrungsmittel	Lysinanteil (mg/100 g)
Parmesankäse	3166
Thunfisch	2210
Schweinefleisch, Filet	2120
Garnele	2020
Rindfleisch, Filet	2020
Sojabohnen	1900
Weizenkeime	1900
Linsen	1890
Huhn, Schenkel	1790
Erdnüsse	1100

[Burgerstein, L., Schurgast, H., Zimmermann, M.: Handbuch Nährstoffe. Haug, Heidelberg 1997.]

Ernährungstipp: Veganer und Schwangere sollten Lysin in physiologischer Dosis ergänzen.

Anwendungsgebiete

Herz: Lysin kann zur Leistungssteigerung des Herzens beitragen.

Stoffwechsel: Lysin reduziert die Blutfette und wirkt auf die Enzymfunktion.

Knochen: Zur Förderung des Knochenwachstums ist Lysin sehr hilfreich.

Immunsystem: Das Immunsystem wird durch Lysin stimuliert.

Zellen: Lysin regt die Zellteilung an und ist beteiligt am Kollagenaufbau.

Gesundheitstipp: In Kombination mit den Vitaminen C, B_6 und B_{12} sowie Zink unterstützt Lysin bei Herpes das Immunsystem.

Methionin

Methionin ist mit den anderen schwefelhaltigen Aminosäuren Cystein und Cystin wichtigster Spender für gebundenen Schwefel. In der Nahrung ist diese Aminosäure Vorstufe von Taurin und Cystein und somit wesentlicher Bestandteil für den Eiweißaufbau.

Vorkommen

Der Methioninbedarf kann mittels einer ausgewogenen Mischkost sichergestellt werden. Veganer müssen Methionin in der Regel ergänzen. Methioninreich sind Nüsse, Käse, Garnelen, Huhn, Lachs, Rind, Sojabohnen, Truthahn und Weizenkeime.

Methioninquellen in der Nahrung:

Nahrungsmittel	Methioninanteil (mg/100 g)
Garnele	2010
Emmentaler	750
Lachs	700
Truthahn, Brust	630
Huhn, Brust	620
Sojabohnen	580
Cashew-Nüsse	330
Weizenkeime	560
Rindfleisch, Filet	570
Hühnerei	240

[Burgerstein, L., Schurgast, H., Zimmermann, M.: Handbuch Nährstoffe. Haug, Heidelberg 1997.]

Anwendungsgebiete

Herz: Methionin hilft bei Herzschwäche, indem es die Herzleistung verbessert.

Stoffwechsel: Methionin senkt die Blutfettwerte.

Entgiftung: Zusammen mit Zink steigert Methionin die Ausscheidung von Schwermetallen.

Nervensystem: Methionin steigert bei Depressionen das Wohlbefinden.

Parkinson: Methionin ist Bestandteil der Parkinson-Therapie.

Harnweg: Über eine Ansäuerung des Urins wirkt Methionin bakterienabtötend und hilft so bei Harnwegsinfekten.

Wundheilung: Methionin fördert die Gefäßneubildung und verbessert so die Wundheilung.

Allergien: Methionin wirkt als natürliches Antiallergikum.

Leber: Bei chronischen Entzündungen der Leber bzw. bei Alkoholmissbrauch reduziert Methionin die Entzündungsreaktionen in der Leber und schützt sie dadurch.

Phenylalanin

Phenylalanin ist für die Bildung der Schilddrüsenhormone wichtig.

Anwendungsgebiete

Hormonsystem: Phenylalanin ist für die Synthese einiger Hormone unerlässlich, z. B.:

- Schilddrüsenhormone,
- Nebennierenhormone wie Adrenalin und Noradrenalin,
- das Farbpigment Melanin,
- eine Vorstufe von Dopamin, einem der wichtigsten Botenstoffe im zentralen Nervensystem.

Parkinson: Da bei dieser Krankheit der Dopaminspiegel erniedrigt ist, wirkt sich eine zusätzliche Gabe von Phenylalanin fördernd aus.

Nervensystem: Phenylalanin wirkt deutlich antidepressiv.

Schmerztherapie: Phenylalanin wirkt bei chronischen Schmerzen schmerzlindernd.

Vorkommen

Phenylalanin ist besonders reich in rotem Fleisch, Nüssen, Eiern und Käse enthalten.

Phenylalaninquellen in der Nahrung:

Nahrungsmittel	Phenylalaninanteil (mg/100 g)
Sojabohnen	1970
Emmentaler	1620
Erdnüsse	1540
Weizenkeime	1200
Mandeln	1140
Thunfisch	1050
Rindfleisch, Filet	930
Forelle, blau	920
Hüttenkäse	635
Hühnerei	400

[Burgerstein, L., Schurgast, H., Zimmermann, M.: Handbuch Nährstoffe. Haug, Heidelberg 1997.]

Taglicher Bedarf

Erwachsene sollten im Durchschnitt ca. 5 g Phenylalanin pro Tag zu sich nehmen.

Phenylalaninmangel

Menschen, die an der Stoffwechselstörung Phenylketonurie leiden, können Phenylalanin nicht verwerten, sodass sich in ihrem Körper zu viel davon ansammelt und zu schweren Schädigungen vor allem des Gehirns führen kann. Auch bei Menschen mit schweren Lebererkrankungen kann es zu einer Anhäufung von Phenylalanin kommen. Diese Menschen müssen sich phenylalaninfrei ernähren. Zudem finden sich oft bei hyperaktiven Kindern hohe Phenylalaninspiegel. Eine entsprechende Diät kann hier die Symptome deutlich verbessern.

Gesundheitstipp: Schwangere und Stillende sollten kein Phenylalanin supplementieren: Wenn sich Phenylalanin im Körper einer Schwangeren anreichert, kann dies das ungeborene Kind schädigen, da bei ihm das phenylalaninabbauende Enzym nicht in ausreichender Menge vorhanden ist.

Threonin

Threonin wird als Zwischenprodukt im Methioninstoffwechsel gebildet. Bei langfristigen Mängeln kommt es zu Wachstumsstörungen und Störungen der Knochenreife. Im Körper kann Threonin zu der nicht lebensnotwendigen Aminosäure Glycin umgewandelt werden.

Anwendungsgebiete

Harnsäureregulation: Threonin senkt den Harnsäurespiegel.

Lymphsystem: Threonin wirkt auf die Funktion der Thymusdrüse ein.

Muskulatur: Threonin dämpft die neuromuskuläre Erregbarkeit.

Vorkommen

Threonin ist in vielen Nahrungsmitteln in hoher Konzentration vorhanden. Unter normalen Bedingungen ist eine gesonderte Zufuhr nicht notwendig.

Threoninquellen in der Nahrung:

Nahrungsmittel	Threoninanteil (mg/100 g)
Weizenkeime	1560
Sojabohnen	1490
Linsen	1120

Nahrungsmittel	Threoninanteil (mg/100 g)
Bachforelle	1080
Hammelfleisch, Filet	1010
Sonnenblumensamen	910
Huhn, Brust	890
Erdnüsse	850
Hüttenkäse	640
Hühnerei	355

[Burgerstein, L., Schurgast, H., Zimmermann, M.: Handbuch Nährstoffe. Haug, Heidelberg 1997.]

Tryptophan

Tryptophan ist ein wichtiger Botenstoff der Nervenenden und ebenfalls eine eiweißaufbauende Aminosäure. Sie wird für die Bildung von Serotonin benötigt. Serotonin ist an der Schmerzempfindung beteiligt, steuert den Schlaf-Wach-Rhythmus des Menschen und ist für die Stimmungslage verantwortlich. Da Tryptophan den Blutdruck steigern kann, muss mit dieser Aminosäure vorsichtig umgegangen werden.

Anwendungsgebiete

Schmerztherapie: Eine Gabe von Tryptophan ist bei Schmerzen sehr sinnvoll, da speziell chronische Schmerzen gut auf eine Tryptophanergänzung ansprechen.

Nervensystem: Tryptophan hilft bei Schlafstörungen und Depressionen, zur Stimmungsaufhellung wirkt es am besten in Verbindung mit Vitamin B_6.

Vorkommen

Tryptophan findet sich in Nüssen, Kalbfleisch, Thunfisch, Sonnenblumensamen, Huhn, Rind, Haferflocken, Hühnereiern, Weizenkeimen und Emmentaler.

Tryptophanquellen in der Nahrung:

Nahrungsmittel	Tryptophangehalt (mg/100 g)
Cashew-Nüsse	450
Emmentaler	450
Kalbfleisch	350
Weizenkeime	330

Nahrungsmittel	Tryptophangehalt (mg/100 g)
Sonnenblumensamen	310
Thunfisch	300
Huhn, Brust	270
Rindfleisch, Filet	260
Haferflocken	190
Hühnerei (1 mittleres)	165

[Burgerstein, L., Schurgast, H., Zimmermann, M.: Handbuch Nährstoffe. Haug, Heidelberg 1997.]

Vitalstofftipp: Um die Wirkung von Typtophan zu optimieren, sollten Sie abends viel eiweißreiche Nahrung zu sich nehmen, da nachts vermehrt Stoffwechselprozesse ablaufen.

Weitere Aminosäuren

Asparaginsäure: Bestandteil des Erbgutes.

Cystein: Bestandteil der Gallensäuren, wichtig für die Insulinregeneration.

Glutaminsäure: Bestandteil der Zellen und wichtige Aminosäure im Zellstoffwechsel.

Glycin: Bestandteil des Erbgutes, des Blutes, der Entgiftungsfunktion und der Fettverdauung.

Serin: Bestandteil der Nervenleitung.

Arginin: Wichtige Aminosäure im Harnstoffzyklus.

Tyrosin: Beteiligt am Aufbau der Hormone Adrenalin, Noradrenalin, Schilddrüsenhormonen und Melanin (Hautpigmentierung).

Lipide und Fettsäuren

Wenn von »Lipiden« die Rede ist, setzen Mediziner diesen Begriff gern mit den im Körper vorkommenden Fetten gleich. Streng genommen bezeichnet der Begriff »Lipide« aber eine Stoffklasse, die sich durch Unlöslichkeit in Wasser und Löslichkeit in organischen Lösungsmitteln auszeichnet. Im Blut erfolgt der Transport in Tröpfchenform oder mithilfe von verschiedenen Transporteiweißen, den sogenannten Lipoproteinen.

Einteilung der Lipide:

Lipidtyp	Bestandteil	Eigenschaften	Vorkommen (Bsp.)
Fettsäuren • gesättigte • ungesättigte • lebensnotwendige	Kohlenwasserstoffketten mit und ohne Doppelbindung	ohne Esterbindung, nicht verseifbar*	Bestandteil verseifbarer Lipide, Ausgangssubstanz der Prostaglandine, Leukotriene und Thromboxane
einfache Lipide • Wachse • Öle • Glycerolipide	mit Acylresten veresterter Alkohol	nur Esterbindung, verseifbar	Speicherfett: Triglyceride
komplexe Lipide • Phospholipide • Shingololipide • Glykolipide	Glycerin bzw. Sphingosin und Acylrest und weitere Komponenten	Di-Esterverbindungen, verseifbar, amphiphil**	Zellwandbestandteile, Signalübertragung
Isoprenderivate • Terpene • Steroide	Isoprenbausteine und weitere Komponenten	nicht verseifbar	Zellwandbestandteile, Hormone/Signalsubstanzen

* Bei der Verseifung bilden sich aus Fettsäuren und Lauge Seife und Glycerin. Seifen sind also Natrium- oder Kaliumsalze von Fettsäuren. Die Verseifungszahl ist ein Maß für die in 1 g Fett gebundenen und frei vorkommenden Säuren.

** Die meisten biologischen Lipide sind amphiphil, besitzen also einen lipophilen Kohlenwasserstoffrest und eine polare hydrophile Kopfgruppe.

Fettsäuren

Die Fettsäuren sind die größte Gruppe der Lipide. Man kann sie im Hinblick auf ihren biologischen Stellenwert als strukturgebend, energiespeichernd und als funktionell ansehen. Unnatürliche Fettsäuren sind Transfettsäuren wie z.B. das Öl in der

Fritteuse. Natürliche Fettsäuren sind Karbonsäuren und enthalten eine gerade Zahl an Kohlenstoffatomen. Man unterteilt sie in:

- kurzkettige Fettsäuren mit weniger als 6 Kohlenstoffatomen,
- mittelkettige Fettsäuren mit 6–10 Kohlenstoffatomen,
- langkettige Fettsäuren mit über 10 Kohlenstoffatomen.

Man unterscheidet sie außerdem nach dem Grad ihrer Wasserstoffsättigung bzw. nach der Anzahl ihrer Doppelbindungen in:

- gesättigte Fettsäuren,
- einfach ungesättigte Fettsäuren,
- mehrfach ungesättigte Fettsäuren.

Ernährungstipp: Bei eiweiß- und fettreicher Ernährung steigt die Einlagerung von Speicherfetten, bei einer vegetarischen Ernährung ohne Eier, aber mit Milch, Milchprodukten und Honig erhöht sich die körpereigene Produktion von Fettsäuren.

Gesättigte Fettsäuren

Bei der Ernährung der deutschen Bevölkerung stammt mehr als ein Drittel aller zugeführten Kalorien aus Fett (1 g Fett enthält 9–9,3 kcal), und zwar aus gesättigten Fetten überwiegend tierischer Herkunft.

Tierische Organismen, also auch wir Menschen, sind grundsätzlich in der Lage, Fettsäuren selbst herzustellen. Die Hauptorgane, in denen die Fettsäuresynthese abläuft, sind die Leber und das Fettgewebe. Dieser Prozess ist sehr energieverbrauchend und kann durch eine laktovegetabile Ernährung, also viele Kohlenhydrate und wenig gesättigte Fettsäuren, erhöht werden. Allerdings findet in Deutschland aufgrund des hohen Angebots an Fettsäuren in der Nahrung kaum noch eine körpereigene und damit energieverbrauchende Fettsynthese statt.

Triglyceride

Palmitin- und Stearinsäure sind die Endprodukte der Fettsäuresynthese, aus denen in Verbindung mit Glycerin die Triglyceride gebildet werden. Die Triglyceride (Triacylglycerole) sind die größte Gruppe der Fettsäuren. Sie werden zu Recht als Speicherlipide bezeichnet, weil sie mit 9 kcal pro g eine beträchtliche Energiereserve bilden, die in den Fettzellen gelagert wird. Die Menge an Körperfett ist variabel. Beim Mann liegt sie bei 8–15 kg und bei der Frau bei 10–20 kg.

Gesundheitstipp: In Deutschland werden überwiegend gesättigte Fettsäuren verzehrt, die zur Bildung von Speicherfett führen, das Übergewicht verursacht.

Einfach ungesättigte Fettsäuren

Zellmembranen benötigen zur Aufrechterhaltung ihrer Durchlässigkeit ungesättigte Fettsäuren. Gesättigte und einfach ungesättigte Fettsäuren kann der Körper aus Glukose oder Aminosäuren zum Teil selbst bilden. Ölsäure ist die wichtigste einfach ungesättigte Fettsäure. Ihre Bildung im Körper wird durch Fasten oder eine Erkrankung an Diabetes mellitus reduziert. Verstärkt wird sie hingegen durch eine erhöhte Eiweißzufuhr, die Gabe von Insulin und cholesterolreiche Kost.

Anteil einfach und mehrfach ungesättigter Fettsäuren in verschiedenen Speisefetten:

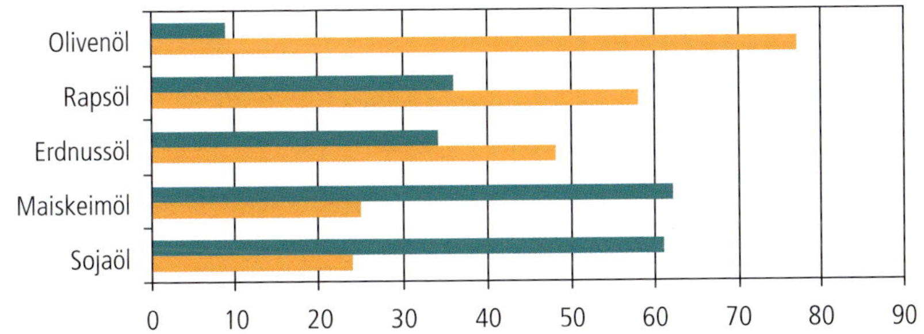

	Sojaöl	Maiskeimöl	Erdnussöl	Rapsöl	Olivenöl
■ mehrfach unges. FS	61	62	34	36	9
■ einfach unges. FS	24	25	48	58	77

[Schmidt, E., Schmidt, N., Leitfaden Mikronährstoffe, Elsevier, München 2004.]

Mehrfach ungesättigte Fettsäuren

Mehrfach ungesättigte Fettsäuren sind essenziell, das heißt, sie müssen mit der Nahrung zugeführt werden. Pflanzen können in eine einfach ungesättigte Fettsäure Doppelbindungen einführen und so z. B. aus Ölsäure Linolsäure (LS) oder Linolensäure (LLS) bilden. Diese beiden Familien der lebenswichtigen Fettsäuren sind im Organismus nicht miteinander austauschbar, können also nicht ineinander überführt werden. Während Linolsäure sich in Getreidekeim-, Distel-, Raps- und Sojabohnenöl findet, kommt Linolensäure in Spinat, Linsen, Walnüssen und Portulak vor.

Omega-3-Fettsäuren EPA und DHA

Eicosapentaensäure (EPA) und Docosahexaensäure (DHA) sind die wichtigsten Omega-3-Fettsäuren. Diese hochungesättigten ultralangen Omega-3-Fettsäuren finden sich in hohen Konzentrationen in Algen und Krill, wodurch sie über die Nahrungskette in Kaltwasserfische wie Makrele, Hering, Lachs und Forelle gelangen. Für Krill besitzen diese Fettsäuren eine hohe Bedeutung, da sie die Fließfähigkeit der Zellen und des Blutes auch bei arktischen Temperaturen bis unter den Gefrierpunkt im Salzwasser erhalten. Wir finden diese Fettsäuren darüber hinaus in Moosen und Farnen und damit im Fleisch von Wildtieren.

DHA ist eine der wichtigsten Fettsäuren bei der Bildung der Strukturlipide des Gehirns. Das gilt insbesondere für den wachsenden Organismus. In verschiedenen tierexperimentellen Studien konnte gezeigt werden, dass die Zusammensetzung der Kost in Bezug auf DHA und EPA eine Bedeutung für das kognitive Verhalten der Tiere aufwies, und auch beim Menschen konnte eine ähnliche Beobachtung gemacht werden: Säuglingsmilch, die weniger lebensnotwendige Fettsäuren enthielt als 1 % der Gesamtkalorien, führte zu Wachstumsstörungen und Veränderungen der Haut.

EPA und DHA wirken antithrombotisch, antiviral, gefäßerweiternd und entzündungshemmend. Omega-3-Fettsäuren üben daher viele positive Effekte auf den Körper aus:

- **Herz, Kreislauf und Gefäße:** Sie wirken blutdrucksenkend, wirken der Gefäßverkalkung entgegen, senken erhöhte Blutfettwerte und vermindern Herzrhythmusstörungen.
- **chronisch entzündliche Erkrankungen**: Omega-3-Fettsäuren hemmen entzündliche Prozesse. In Kombination mit laktovegetabiler Kost und einer verminderten Zufuhr von Arachidonsäure können Omega-3-Fettsäuren den Krankheitsverlauf positiv beeinflussen.
- **Schuppenflechte:** Sie sorgen für eine Besserung der Beschwerden.
- **Asthma:** Auch hier mildern sie die Beschwerden.

Omega-3-Fettsäuren vermindern die Umwandlung von Linolsäure in Arachidonsäure, die die Blutplättchen verklumpen lässt, und beeinflussen so die Blutgerinnung. Zwar ist die Ursache der Gefäßverkalkung heute erst teilweise bekannt, man weiß aber, dass entzündliche und thrombotische Prozesse eine entscheidende Rolle spielen. In diesem Zusammenhang sind die antientzündlichen und antithrombotischen Eigenschaften der Omega-3-Fettsäuren als schützend zu werten. In klinischen Studien haben sich Fischöle als wirksame Therapeutika bei chronischer Gelenkentzündung erwiesen. So hat sich bei Patienten mit chronischer Polyarthritis[50] gezeigt, dass zwischen der Zufuhr von EPA und der Besserung der klinischen Symptome eine Dosis-Wirkung-Beziehung besteht.

Gesundheitstipp: Die Vitamine A, C und E können die Umwandlung der Arachidonsäure in die Entzündungsvermittler hemmen.

Zwar können EPA und DHA vom Menschen in den Leukozyten und in der Leber gebildet werden, doch trotz der möglichen Eigenproduktion hängt die Konzentration dieser Fettsäuren ganz wesentlich von ihrer Zufuhr ab. Menschen, die große Mengen an EPA und DHA aus Fischen und Fischölen zu sich nehmen, haben deutlich höhere Blutplasma- und Gewebsspiegel dieser zwei Fettsäuren auf Kosten von Linolensäure und Arachidonsäure. Umgekehrt haben Vegetarier höhere Konzentrationen von Linolsäure und Arachidonsäure.

Der Tagesbedarf an Omega-3-Fettsäuren wird zwischen 0,2 und 0,6 % der Tagesenergie angegeben. Das entspricht einer Zufuhr von ca. 1 g. Diese Menge wird hierzulande normalerweise erreicht, entspricht aber nicht der optimalen Menge. Das übliche Verhältnis von gesundheitsabträglichen Omega-6-Fettsäuren, aus denen z. B. die Arachidonsäure gebildet wird, zu Omega-3-Fettsäuren liegt heute ungefähr bei 10:1, sollte aber bei 5:1 liegen. Man schätzt, dass im Altertum dieses optimale Verhältnis erreicht wurde, durch die Masttierhaltung und den modernen Ackerbau die Menge an den gebildeten Omega-6-Fettsäuren aber erheblich zugenommen hat. Im Extremfall kann das Verhältnis auch 20:1 erreichen.

Vitalstofftipp: Das optimale Verhältnis von Omega-6- zu Omega-3-Fettsäuren ist 5:1.

Ein optimales Verhältnis kann zwar durch die Steigerung des Verzehrs von Fisch und mit vegetabilen Nahrungsbestandteilen angestrebt werden, doch dies gelingt nicht immer. Deshalb sollte in vielen Fällen eine Nahrungsergänzung erwogen werden. Mangelsituationen, die klinisch auffällig sind, beobachtet man beim Menschen aber eher selten, weil einfach ungesättigte Fettsäuren für eine gewisse Zeit aus den nicht unbeträchtlichen Vorräten der Ölsaure gebildet werden können. Dieser Syntheseweg ist allerdings ungünstig, da dabei vermehrt gesundheitsschädliche Stoffe aufgebaut werden.

Wegen der gesundheitlichen Bedeutung der Omega-3-Fettsäuren hat man den sogenannten P/S-Quotienten eingeführt. Er beschreibt das Verhältnis von mehrfach unge-

50 Eine Entzündung von fünf oder mehr Gelenken.

sättigten (**p**olyunsaturated) Fettsäuren zu gesättigten (**s**aturated) Fettsäuren, wobei einfach ungesättigte Fettsäuren unberücksichtigt bleiben. Je höher dieser Quotient ist, desto höher ist der Anteil der ungesättigten Fettsäuren und desto flüssiger ist das Fett.

Tierische Fette mit Ausnahme von Hühnerfett und Fischöl haben in der Regel einen niedrigen Quotienten, vegetabile Fette wie pflanzliche Öle (Raps- oder Sonnenblumenöl) einen höheren. In der normalen Kost findet sich gewöhnlich ein Quotient von 0,3. Für eine optimale Ernährung sollte er aber möglichst bei 1 liegen, was einen höheren Gehalt an mehrfach ungesättigten Fettsäuren bedeutet. Die Optimierung des heutzutage meist ungünstigen Verhältnisses von Omega-6-Fettsäuren zu Omega-3-Fettsäuren würde die Konzentration ungünstiger Fette im Organismus senken, was sich positiv auf folgende Krankheiten auswirken würde:

- Bluthochdruck,
- Fettstoffwechselstörungen,
- Herzrhythmusstörungen,
- rheumatoide Gelenkentzündungen,
- Schuppenflechte,
- Bronchialasthma,
- entzündliche Darmerkrankungen.

Es konnte zudem festgestellt werden, dass Personen mit Psychosen oft ein niedriges Level an mehrfach ungesättigten Omega-3-Fettsäuren haben. So untersuchten Forscher aus Australien und Österreich die Langzeitwirkung von Omega-3-Fettsäuren bei Menschen mit einem hohen Risiko für Psychosen. Dabei zeigte sich, dass die Gruppe, die Jahre zuvor für 12 Wochen Omega-3-Fettsäuren zugeführt hatte, nur in 10 % der Fälle eine Psychose erlitt. Anders sah dies bei der Gruppe aus, die keine Omega-3-Fettsäuren zugeführt hatte. Hier bekamen 40 % der Teilnehmer eine Psychose, die sich darüber hinaus schneller entwickelte.

Vitalstofftipp: Da Omega-3-Fettsäuren sehr oxidationsempfindlich sind, sollten Sie sie mit Vitamin E kombinieren, um die Fettsäure vor Oxidation zu schützen.

Gesundheitstipp: Wenn Sie an Neurodermitis leiden, können Sie Omega-6-Fettsäuren in Form von Nachtkerzenöl (in Kapseln) anwenden.

Eicosanoide

Durch Einführen von Doppelbindungen in lange veresterte[51] Fettsäuren entstehen die sogenannten Eicosanoide, die regulatorische Funktionen auf zellulärer Ebene ausführen. Diese Abkömmlinge von mehrfach ungesättigten C_{20}-Fettsäuren unterscheiden sich in:

Prostaglandine: Sie werden aus Fettsäuren gebildet und sind von ihnen abhängig. Sie wurden erstmals 1935 in der Prostata von Menschen und Schafen entdeckt, wodurch sich ihre Bezeichnung erklärt. Prostaglandine sind aber in sehr geringen Konzentrationen nahezu überall im Gewebe und in Organen von Säugetieren vorhanden.

Sie beeinflussen als Vermittler je nach Abhängigkeit von ihrem Bildungsort die Enzymaktivitäten auf unterschiedliche Weise. So senken sie den Blutdruck, wirken entspannend auf die glatte Muskulatur, beeinflussen die Herzfrequenz und das Schmerzempfinden und wirken gefäßerweiternd. Man unterscheidet sie in:

- Prostaglandine der Serie 1: Diese werden im Wesentlichen aus der Linolensäure gebildet. Sie wirken entzündungshemmend und verringern das Risiko einer Thromboseentstehung.
- Prostaglandine der Serie 2: Hierbei handelt es sich um Abkömmlinge der Arachidonsäure. Dies erklärt, warum diese Prostaglandine die positiven Effekte der anderen Prostaglandine umkehren. Sie verstärken die Schmerzwahrnehmung, fördern das Infektionsgeschehen und steigern das Thromboserisiko.
- Prostaglandine der Serie 3: Sie werden aus Eicosapentaensäure gebildet, daher im Wesentlichen aus Omega-3-Fettsäuren. Sie verhindern die übermäßige Ausbildung von Prostaglandinen der Serie 2 und wirken so indirekt entzündungshemmend, antithrombotisch und schmerzstillend.

Thromboxane: Sie entstehen in den Blutplättchen und sind wichtig für die Blutgerinnung, auch wenn ihr Ursprung in der Serie 2 der Prostaglandine liegt. Sie kommen in allen Geweben vor. Am besten untersucht ist ihre reduzierende Wirkung auf die Plättchenverklumpung und die gefäßverengende Wirkung auf das Herz.

Prostacycline: Auch sie haben Prostaglandine der Serie 2 als Ursprung, sind aber ebenfalls wichtig für die Blutgerinnung. Sie senken den Blutdruck, erweitern die Blutgefäße und verhindern die Plättchenverklumpung.

---

[51] Bei der Veresterung (auch Esterbildung) wird aus einer Säure und einem Alkohol unter Wasserabspaltung ein sogenannter Ester gebildet.

Leukotriene: Sie werden in den weißen Blutkörperchen gebildet und sind Vermittler für allergische und entzündliche Vorgänge. Leukotriene wirken auf die Bronchialmuskulatur verengend und sind ganz wesentlich an der Entstehung des Asthmas beteiligt.

Die Eigenschaften verschiedener Fettsäuren im Überblick:

Fettsäure	LDL-Cholesterin (herzschädlich)	HDL-Cholesterin (herzschützend)	Lipoprotein (a) (steigert die Verklumpung von Blutplättchen)	Verklumpung	Essenziell (lebensnotwendig)
Laurinsäure	↑				
Myristinsäure	↑				nein
Palmitinsäure	↑	↑	↓		nein
Stearinsäure	–/↑	↓		↑	nein
Ölsäure	↓	↑	–		nein
Linolsäure	↓	↓	–	ungeklärt	ja
Linolensäure	↓	–		↓	ja
Arachidonsäure				↑	fraglich
EPA	↓	–	↓	↓	
DHA	↑		↓	↓	ja
Transfettsäuren	↑	↓	↑	↑	nein

[↑ steigernd, – keinen Einfluss nehmend, ↓ senkend]

Einfache Lipide

Als einfachste Klasse begegnen uns die Wachse. Wachs besteht aus einer Fettsäure, die mit einem einwertigen Alkohol verestert ist. Je länger die Kohlenstoffkette der Fettsäure ist, desto fester ist das Wachs.

Komplexe Lipide

Komplexe Lipide sind unpolar und zeigen dadurch in das unpolare Innere der Doppellipidschicht der Zellmembranen.[52] Die Phospholipide sind wesentlicher

52 Im Gegensatz dazu zeigen polare Zellwandbausteine nach außen in die polare, wässrige Phase.

Bestandteil von Membranen wie beispielsweise der Zellwände. Phospholipide und Sphingolipide sind sogenannte Strukturlipide.

Isoprenderivate

Sie bestehen aus dem Grundbaustein Isopren und sind Polyprenylverbindungen. Isopren ist in der Natur und der Industrie ein wichtiger Kohlenwasserstoff, der polymerisationsfähig ist, was u. a. zu Kautschuk-Verbindungen führt. Beispiele für Isoprenderivate sind:

- Steroide wie z. B. Kortison,
- Gallensäuren,
- die fettlösliche Vitamine E, D, K, A,
- Terpene,
- Ubichinon (Coenzym Q_{10}).

Nachwort

Vitalstoffe sind unverzichtbar in unserem Leben. Zu dieser Erkenntnis kam man schon vor 2500 Jahren: Hippokrates vermutete einen Zusammenhang zwischen rheumatischen Erkrankungen und der Ernährung. Doch hat die Medizin diesen Zusammenhang noch bis vor wenigen Jahrzehnten abgelehnt. Das hat sich inzwischen geändert, seitdem man die biochemischen Grundlagen zu verstehen beginnt. Diese neuen Erkenntnisse sollen jedoch keineswegs den Sinn und den Nutzen klassischer Therapieformen infrage stellen – wir sind froh, zum Wohl der Menschen moderne Medikamente zur Verfügung zu haben! Trotzdem sind die Möglichkeiten der Vitalstofftherapie wertvoll. Schon allein eine Fastenkur kann eine sinnvolle Maßnahme in Bezug auf die Vitalstofftherapie sein, da damit je nach Ausgangssituation die äußere Zufuhr von schädlichen Fettsäuren verhindert wird. Fasten kann man selbstverständlich nicht lange, vor allem, weil dadurch der Mikronährstoffmangel verschärft wird. Diesem Mangel kann eine Nahrungsergänzung dann aber wiederum Rechnung tragen.

Manche Menschen können trotz einer gesunden Ernährung Vitalstoffe nicht in bedarfsdeckender Menge zuführen. Hier ist es sinnvoll, sie zu ergänzen. So würde z. B. Hippokrates heute eine vegetabile Kost zusammen mit einer Nahrungsergänzung empfehlen: Neben einer Mikronährstoffgrundversorgung würde diese Kombination, als ein Beispiel, das Verhältnis von Omega-6-Fettsäuren zu Omega-3-Fettsäuren optimieren und so zu einem deutlich geringeren Verbrauch von Antirheumatika führen, deren Nebenwirkungen den Patienten sonst zusätzlich belasten.

Wenn Vegetarier und vor allem Veganer die ihnen in der Regel fehlenden Vitalstoffe ergänzen, haben diese Ernährungsformen deutliche Vorteile gegenüber der besonders in Deutschland üblichen Mischkost. Aber auch Mischköstler, die die Ernährungshinweise aus diesem Buch aufnehmen und umsetzen, können sich problemlos gesund ernähren. Zudem empfiehlt sich in bestimmten Lebensphasen und bei bestehenden gesundheitlichen Belastungen oder Erkrankungen generell eine physiologische Nahrungsergänzung. Allerdings sollten diese nicht »irgendwie« erfolgen, ganz nach dem Motto: »Viel hilft viel«, sondern lieber in geringerer Dosierung eingesetzt, dafür aber richtig und angemessen.

Auch wenn Sie mit diesem Buch sehr viele Informationen bekommen haben und manche anfänglich vielleicht noch verwirrend sind, werden Sie mit der Zeit im Umgang mit Vitalstoffen immer sicherer werden. Haben Sie dieses Buch einfach griffbereit, und nutzen Sie es als Nachschlagewerk und Ratgeber. Sollten Sie spezielle

Fragen haben, gibt es bestimmt auch in Ihrer Nähe einen fachkompetenten Vitalstoffberater, der Ihnen gern weiterhilft und zur Seite steht. Wenn Sie darüber hinaus noch einen tieferen Einblick in die Vitalstofftherapie bekommen möchten, können Sie sich bei uns in Seminaren weiterbilden lassen. Ansonsten möchten wir noch einmal betonen, dass Sie mit natürlichen Vitalstoffpräparaten in normalen Dosierungen dem Körper nicht schaden können, sondern die Gesunderhaltung unterstützen. Wir alle brauchen Vitalstoffe im Körper. Eine natürliche Ergänzung sorgt für die Gesunderhaltung und pflegt von innen.

Zum Schluss bleibt nur noch einmal zu betonen, wie wichtig neben einer Vitalstoffergänzung aber auch immer eine gesunde und ausgewogene Ernährung, körperliche Bewegung und die richtige Einstellung zum Leben ist.

Vitalstoffe braucht jeder in seinem Leben.

Index

A

B

C

D

E

N

O

P

R

S

T

V

W

Z

Literatur

Acuff, S. et al.: Das makrobiotische Gesundheitsbuch. 8. Aufl., Goldmann, München 2000

Adolf, T. u.a.: Ergebnisse der Nationalen Verzehrsstudie (1985–1988) über die Lebensmittel- und Nährstoffaufnahme in der Bundesrepublik Deutschland, VERA-Schriftenreihe Bd. XI, Wissenschaftlicher Fachverlag Dr. Fleck, Niederkleen 1995

Adolf, T. W. et al.: Ergänzungsband zum Ernährungsbericht. Wiss. Fachverlag Dr. Fleek, Niederkleen 1992

Baker, H. und Frank, O.: Absorption, Utilization and Clinical Effectiveness of Allithiamines compared to water-soluble Thiamines. J. Nutr. Sci. Vitaminol. (1976)22: 63–68

Bässler, K.H.: Vitamin-Lexikon. Für Ärzte, Apotheker und Ernährungswissenschaftler. Urban & Fischer, München 2002

Bates, C.J.: Human Riboflavin Requirements and Metabolic Consequences of Defidiency in man nad animals. Wld Rev Nutr. Diet. (1987): 215–265

Belko, A.Z. et al.: Effects of exercise on riboflavin requirements of young women. Am. J. Clin. Nutr. (1983): 509–517

Biesalski, H.K. et al.: Vitamine, Spurenelemente und Mineralstoffe. Thieme, Stuttgart 2002

Biesalski, H.K., et al.: Ernährungsmedizin. Thieme, Stuttgart 1998

Biesalski, H.K., et al.: Ernährungsmedizin. Thieme, Stuttgart 1999

Biesalski, H.K. und Grimm, P.: Taschenatlas der Ernährung. Thieme, Stuttgart 2001

Birt, F.: Effects of Intake of Selected Vitamins and Minerals on Cancer Prevention. Magnesium (1988) 8, 17–30

Bjorksten J.: Possibilities and limitations of chelation as a means for life extension. In: Longevity A Quest. Madison, WI: Bjorksten Research Foundation (1981): 161–166

Block, G.: Vitamin C and Cancer prevention: the epidemiologic evidence. Am J Clin Nutr Rev (1991) 53: 270–282

Blum, K.-U. und Thomas, L.: Experimentelle Untersuchungen über ein fettlösliches Thiaminderivat (Deacethiamin). Pharmacologia Clinica (1970) 2: 177–181

Brockert, S.: Vital 1985. (1997) 3: 63ff.

Brubacher, G.: Wissenschaftliche Grundlagen von Bedarfszahlen. In: VitaMinSpur 8, (1993): 18–23

Burgerstein, L., Schurgast, H., Zimmermann, M.: Handbuch Nährstoffe. Haug, Heidelberg 1997

Butterworth, R.F.: Thiamin malnutrition and brain development. Current topics in Nutr. And Dis. (1987) 16: 287–304

Butterworth, R.F.: Neurotransmitter function in thiamine defiency encephalopathie. Neurochem. Int. (1982) 4: 449–464

Canner, P. et al.: Fifteen-year mortality in coronary heart project patients: Longterm benefit with niacin. J Am Coll Cardiol (1986) 8: 1245–1255

Chang, J.C. et al.: Gluthatione reductase in the red blood cells. Ann. clin. Lab. Sci. (1978) 8: 23–29

CHEMISCHE Qualitätssicherung der Krankenhauskost. In: Akut. Ernähr. Med. (1993) 18: 296–304

CHERASKIN, E. und Ringsdorf, W. M. jr.: A relationship between vitamin C intake and electrocardiography; J. Electrocardiol. (1979) 12: 441

CHURCH, J.P. et al.: Relationship among dietary constituents and specific serum clinical components of subjects eating self-selected diets. Amer. J. Clin Nutr. (1984) 40: 1338–1344

CLARKE, L. C., Nelson, M. A., Porterfield, B.W. und Jacobs, E.T.: Selenium and prostate cancer prevention. Semin. Urol. Oncol. (1999) 17(2): 91–96

COMBS, G. F.: The Vitamins. Academic Press, San Diego 1992

CONNET, J. E., Kuller, L. H., Kjelsberg, M. O. et al.: Relationship between carotinoids and cancer: the multiple risk factor intervention trial (MRFIT) study. Cancer, (1989) 64: 126–134

COOK, N. R., Lee, I. M., Manson, J. E. et al.: Effects of beta-carotene supplementation on cancer incidence by baseline characteristics in the Physicians' Health Study. Cancer Causes Contol (2000) 11: 617–626

COORS, U. und Montag, A.: Untersuchungen zur Stabilität des Tocopherolgehaltes pflanzlicher Öle. Fat Sci. Technology (1988) 90: 129–138

DEPARTEMENT of Agriculture. Nationwide Food Consumption Survey, Preliminry Report No. 2. Washington, DC: USDA, 1980

DEUTSCHE Gesellschaft für Ernährung, Empfehlungen für die Nährstoffzufuhr. Frankfurt/Main 1980

DEUTSCHE Gesellschaft für Ernährung, Empfehlungen für die Nährstoffzufuhr. Frankfurt/Main 1984

DEUTSCHE Gesellschaft für Ernährung, Empfehlungen für die Nährstoffzufuhr. Frankfurt/Main 1988

DEUTSCHE Gesellschaft für Ernährung, Empfehlungen für die Nährstoffzufuhr. Frankfurt/Main 1991

DEUTSCHE Gesellschaft für Ernährung, Empfehlungen für die Nährstoffzufuhr. Frankfurt/Main 1996

DEUTSCHE Gesellschaft für Ernährung, Empfehlungen für die Nährstoffzufuhr. Frankfurt/Main 2000

DIETL, H. und Ohlenschläger, G.: Handbuch der orthomolekularen Medizin. 2. Aufl., Haug, Heidelberg 1999

DROBNER, C., Anke, M. und Thomas, G.: Selenversorgung und Selenbilanz Erwachsener in Deutschland. In: Mengen- und Spurenelemente (16. Arbeitstagung), Anke, M. et al., H. Schubert, Leipzig (1996), 1957–1963

ELMADFA, I. und Fritzsche, D.: Die große GU Vitamin und Mineralstoff Tabelle, Aktualisierte Neuausgabe, GU 2001

ELMADFA, I. und Leitzmann, C.: Ernährung des Menschen. Ulmer, Stuttgart 1988

ENSTROM, J. E., Kanin, L. E. et al.: Vitamin C intake and maortality among sample of the United States population. Epidemiology (1992) 3: 194–202

ERNÄHRUNGSBILANZ 93/94. Statistisches Zentralamt, (1995) 2/4

FIRST Health and Nutrition Survey, United States 1971-72, Rockville MD: DHEW Publication (1976): 1219

Friedrich, W.: Handbuch der Vitamine. Urban & Schwarzenberg, München 1987

Fuchs, N.: Mit Nährstoffen heilen. Ralf Reglin, Köln 1999

Gale, L. et al.: Vitamin C and risk of death from stroke and coronary heart disease in cohort of elderly people. Br. J. Med. (1995) 310: 1563–1566

Gerster, H.: Anticarcinogenic effect of common carotenoids. Int J Vit Nutr Res 63 (1993): 93–121

Giovannucci, E., Ascherio, A., Rimm, E.B., Stampfer, M.J. Colditz, G.A. und Willett, W.C.: Intake of carotenoids and retinol in relation to risk of prostate cancer. J Natl Cancer Inst 87 (1995): 1767–1776

Grundy, S. et al.: Influence of nicotinic acid on metabolism of cholesterol and triglycerides in man. J Lipid Res (1981) 22: 24–36

Gubler, C.J.: Thiamin. In Machlin, L.J.: Handbook of Vitamins. Dekker, New York (1991): 33–40

Haas, R.H.: Thiamin and the brain. Ann Rev. Nutr. (1988) 8: 483–515

Hampel, H. et al.: Strumaprävalenz, in Deutschland größer als bisher angenommen. Medizinische Klinik (1996) 90: 324–329

Handbuch der RDA (Recommended Dietary Allowances), veröffentlicht durch die Nationale Akademie der Wissenschaften der USA, 1989

Heilmann, E.: Folsäuremangel: Ergebnisse einer Untersuchung an gesunden Probanden in verschiedenen Altersstufen und bei unterschiedlichen Erkrankungen. In: Folsäure-Mangel. K.W. Zuckschwerdt, München 1988

Hermann, K.: Übersicht über nichtessenzielle Inhaltsstoffe der Gemüsearten. Z Lebensm Unters Forsch 165 (1977): 151–164

Heseker, H., Adolf, T., Eberhardt, W., Hartmann, S. et. al.: Lebensmittel- und Nährstoffaufnahme Erwachsener in der Bundesrepublik Deutschland. VERA Schriftenreihe 3, Wissenschaftlicher Fachverlag Dr. Fleck, Niederkleen, 1992

Heseker, H.R. et al.: Vitaminversorgung Erwachsener in der Bundesrepublik Deutschland. In: VERA-Schriftenreihe, Bd. IV. Wiss. Fachverlag Dr. Fleck, Niederkleen 1992

Hirai, K., Shimazu, C., Takezoe, R. und Ozek, Y.: Choesterol, phytosterol and polyunsatturated fatty acid levels in 1982 and 1957 Japanese diets. J Nutr Sci Vitaminol 32 (1986): 363–372

Hoffmann, M., Wolf G. und Staller, B.: Redoxpotentiale in Lebensmitteln und deren Gesundheitsrelevanz für die Umweltmedizin. In: Zeitschrift für Umweltmedizin, (2000) 2

Hofmann, M. (Hrsg): Vom Lebendigen in Lebensmitteln – die elektrochemischen Zusammenhänge zwischen Lebensmittelqualität, Ernährung und Gesundheit. SÖL, Bad Dürkheim 1997

Holford, P.: The Optimum Nutrition Bible. Piatkus, London 1997

Holtkamp, W. et al.: Einfluss einer Zinksubstitution auf Lymphozytensubjets und zelluläre Immunfunktionen bei Hämodialyse-Patienten. Klinische Wochenschrift (1991) 69: 392–396

Hötzel, D.: Editorial über Thiamin. Akt. Ernährung (1988) 13: 37–42

HOWE, G.R., Benito, E., Castelleto, R., Cornée, J., Estève, J., Gallagher, R.P., Iscovich, J.M., Deng-ao, J., Kaaks, R., Kune, G.A., Kune. S, L'Abbé, K.A., Lee, H.P., Lee, M., Miller, A.B., Peters, R.K., Potter, J.D., Riboli, E., Slattery, M.L., Trichopoulos, D., Tuyns, A., Tzonou, A., Whittemore, A.S., Wu-Williams, A.H. und Shu, Z.: Dietary intake of fiber and decreased risk of cancers of the colon and rectum: evidence from the combined analysis of 13 case-control studies. J Natl Cancer Inst 84 (1992): 1887–1895

HOWE, G.R., Hirohata, T., Hislop, T.G., Iscovich, J.M., Yuan, J-M., Katsouyanni, K., Lubin, F., Marubini, E., Modan, B., Rohan, T., Toniolo, P. und Shunzhang, Y.: Dietary factors and risk of breast cancer: combined analysis of 12 case-control studies. J Natl Cancer Inst 82 (1990): 561–569

INTERNATIONAL Coenzym Q_{10} Association, 2002

JACQUES, P.S. et al.: Ascorbic acid, HDL, and total plasma cholesterol in the elderly. J. Amer. Coll. Nutr. (1987) 6: 169–174

JIANG, G., Guanlin, S., Guang, H.R. und Xiaofen, C.: Clinical study of 544 cases with acute promyelocytic leukemia after treatment with all-trans retinoic acid. Chinese Journal of Hematology (1992) 13: 135

JOPP, A.: Risikofaktor Vitaminmangel. Haug, Heidelberg 2000

JUNG, K.: Wein kontra Herzinfarkt. Mainzer Weinstudie. Deutsches Weinmagazin 22 (1997)

KASPER, H.: Ernährungsmedizin und Diätetik. 9. Aufl., Urban & Fischer, München 2000

KLUTHE, R. und Kasper, H.: Lebensmittel tierischer Herkunft in der Diskussion. Thieme, 1999

KLUTHE, R. und Kasper, H.: Alkoholische Getränke und Ernährungsmedizin. Thieme, 1998

KRUMDIEEK, C. und Butterworth, C.E. jr.: Ascorbate-cholesterol-lecithin interactions: factors of potential importance in the pathogenesis of atherosclerosis; Amer. J. Clin. Nutr. (1974) 27: 866–876

KYIOSE, C., Muramatsu, R., Kameyama, Y., Ueda, T. und Igarashi, O.: Biodiscrimination of alpha-tocopherol stereoisomers in humans after oral administration. Am. J. Clin Nutr. 65 (1997), 785–789

LINXIAN Interventionsstudie: Blot, W.J., Li, J., Taylor, P.R., Guo, W., Dawsey, S.S., Wang, G., Yang, C.S., Zheng, S., Gaill, M., Li, G., Yu, Y., Liu. B,: Nutritional intervention trails in Linxian, China: supplementation with specific vitamin/mineral combinations, cancer incidence and specific mortality in the general population. J Natl Cancer Inst (1993) 85: 1483–1492

LOHMANN, W.: Ascorbic acid and cataract. Ann. N.Y. Acad. Sci. (1987) 498: 307–311

MACHLIN, L.J.: Vitamin E. In: Machlin L.J.: Handbook of Vitamins. Marcel Dekker, New York (1991)

MARKOLIN, G.: 1. Wiener Ernährungsbericht: Elmadfa, I. et al.:, WHO-Projekt »Wien – gesunde Stadt«, 7/1994

MARSH, R. et al.: The effect of light on the vitamin B2 and the vitamin A content of cheese; Die Nahrung (1994) 38: 527–532

MAYNE, S.T., Janerich, D.T., Greenwald, P., Chorost, S., Tucci, C., Zaman, M.B., Melamed, M.R., Kiely, M. und McKneally, M.F.: Dietary ß-carotene and lung cancer risk in U.S. non-smokers. J Natl Cancer Inst 86 (1994): 33–38

McIlwain, P. und Machlin, L.J: Handbook of vitamins. Dekker, New York (1991)

Medical Research Council: Prevention of neural tube defects: results of the Medical Research Council vitamin study. Lancet (1991) 338: 131–137

McLaren, D.S. und Frigg, M.: Sight and Life Manual on Vitamin A Deficiency Disorders (VADD), 2. Aufl., Roche Basel

Messina, M. und Messina, V.: Increasing use of soyfoods and their potential role in cancer prevention. J Am Diet Assoc 91 (1991): 836–840

Messina, M.J.: Legumes and soybeans: overview of their nutritional profiles and health effects. Am J Clin Nutr 70 (1999): 439–450

Mettlin, C. et al.: ß-Carotene and animal fats and their relationship to prostate cancer: a case-control study. Cancer 64 (1989): 605

Michaelsson, K., Lithell H., Vessby B. und Melhus, H.: Serum retinol levels and the risk of fracture. N Engl J Med (2003) 348

Micozzi, M.S., Brown, E.D., Edwards, B.K., Bieri, J.G., Taylor, P.R., Khachik, F., Beecher, G.R. und Smith, J.: Plasma carotenoid response to chronic intake of selected foods and ß-carotene supplements in men. Am J Clin Nutr 55 (1992): 1120–1125

MSD-Manual der Diagnostik und Therapie. 4. Aufl., Urban & Schwarzenberg, München 1988

Muraltv. , A.: Thiamine and peripheral neurophysiology. Vitam. Horm. (1947) 5: 93–118

Nair, P.P., Turjman, N., Kessie, G., Calkins, B., Goodman, G.T., Davidovitz, H. und Nimmagadda, G.: Diet, nutrition intake and metabolism in populations at high and low risk for colon cancer – dietary cholesterol, ß-sitosterol and stigmasterol. Am J Clin Nutr 40 (1984a): 927–930

Niestroj, I.: Praxis der orthomolekularen Medizin. Hippokrates, Stuttgart 2000

Nutrients considered to be Worthy of Examination in Processed Food. In: Thermal Processing and Quality of Foods. Elsevier Applied Science Publisher, London, New York 1983

NVS (Die Nationale Verzehrstudie): Ergebnisse der Basisauswertung. Wirtschaftsverlag NW, Bremerhaven 1991

Oakenfull, D. und Potter, J.D.: Determination of the saponon content of foods. In: Spiller GA (ed), Handbook of dietary fiber in human nutrition, CRC Press, Boca Raton 1986: 459–460

Paganini-Hill, A., Chao, A., Ross, R.K. und Henderson, B.E.: Vitamin A, ß-carotene and the risk of cancer: a prospective study. J Natl Cancer Inst 79 (1987): 443–448

Pfannhauser, W.: Das essentielle Spurenelement Selen: Bedeutung, Wirkung und Vorkommen in der Ernährung. Ernährung/nutrition (1992) 16: 642–646

Pharmazeutische Stoffliste. Bundesvereinigung der deutschen Apothekerverbände 1989

Piertzik, K., Hages, M., Remer, T: Methodological aspects in vitamin bioavailability testing. Journal of Micronutritient Analysis 7 (1990): 207–222

Pietrzik, K. und Loew, D.: Untersuchungen zur Ermittlung der Bioverfügbarkeit von Folsäure, Vitamin B_{12} und Benfotiamin aus unterschiedlichen Zubereitungen. Gutachten 1991

Pietrzik, K.: Untersuchungen zur Ermittlung des Versorgungszustandes und des

Bedarfs an Panthotensäure. Habilitationszeitschrift, Landwirtschaftliche Fakultät der Rhein.-Friedrich-Wilhelm-Univ. (1977)

PREVENTION: Why Top Doctors Take Supplements (1994)

PREVENTION. Why Top Doctors Take Supplements. Prevention (1994) 2

RAMIREZ, J. und Flowers, N.C.: Leukocyte ascorbic acid and its relationship to coronary artery disease in man. Amer. J. Clin. Nutr. (1980) 33: 2079–2088

REINLI, K. und Block, G.: Phytoestrogen content of foods – a compendium of literature values. Nutr Cancer 26 (1996) 123–148

RIEGGER, C.: Aktuelle Aspekte der Antioxidantien-Forschung: Beta-Carotin – Der Wirkstoff für eine Krebsprophylaxe der Zukunft. evi dialog 10 (1989): 4–5

RIMM, E.B., Stampfer, M.J. und Ascherio, A. et al.: Vitamin E consumption and the risk of coronary heart disease in men. New Eng. Journ. Med. 328, (1993): 1450–1456

ROBERTSON, J.M., Donner, A.P. und Trevithick, J.R.: Vitamin E intake and risk of cataracts in human; Ann. N.Y. Acad. Sci (1989) 570: 372–383

ROTHMAN, K.J.: Vitamin C and reduced mortality. Epidemiology (1992) 3: 189

SALMINEN, S., Isolauri, E. und Salminen, E.: Clinical uses of probiotics for stabilizing the gut mucosal barrier: Successfill strains and future challenges. Anton Leeuwenhoek Int J Gen M 70 (1996): 347–358

SCHMIDT, E. und Schmidt, N.: Leitfaden Mikronährstoffe, Elsevier 2004

SCHMIDT, K. und Nikoleit, D.A.: Natürliches und synthetisches Vitamin E: Wo liegt der Unterschied? VitaMinSpur 6 98–111 (1991)

SCHOLZ, H.: Mineralstoffe und Spurenelemente. Trias, Stuttgart 1996

SCHRAUZER GN, Molenaar T, Mead S, et al.: Selenium in the blood of Japanese and American women with and without breast cancer and fibrocystic disease. Jpn J Cancer Res (Gann) (1985) 76: 374–7

SCHÜNKE, G., Kuhlmann, D. und Lau, W.: Orthomolekulare Medizin. Vitamine, Mineralstoffe, Spurenelemente. Hippokrates, Stuttgart 1997

SELHUB, J., Jacques, P.F., Rosenberg, I.H., Rogers, G., Bowman, B.A. und Gunter, E.W. et al.: Serum total homocysteine concentrations in the Third National Health and Nutrition Examination Survey (1991–1994): Population reference ranges and contribution of vitamin status to high serum concentrations. Ann Intern Med. (1999) 331–339

SHAMBERGER, R.J. et. al.: Selenium and Other Trace Metal Intakes and Heart Disease in 25 Countries. Twelfth Annual Conference on Trace Substances in Environmental Health, Columbia, MO (1978)

SHEKELLE, R.B.: The effect of dietary cholesterol and fat on the risk of lung cancer in Hawaii. Am J Epidemiol 131 (1990): 575–577

SHOUTEN, J.: Folate Deficiency in Geriatric Patients. J. Clinical experimental Gerontology (1979) 1(2): 135–143,

SIMON, J.A.: Vitamin C and cardiovaskular disease. J. Am. Coll. Nutr. (1992) 11: 107–125

SINGER, S., Nicholson, G., in: Löffler, G., Petrides, P.E.: Biochemie & Pathobiochemie, 7. Aufl., Springer, Berlin, Heidelberg (2003)

SMITH, A.H., Waller, K.D.: Serum beta-carotene in persons with cancer and their immediate families. Am J Epidemiol 133 (1991): 661–671

SOUCCAR, T., Curtay, J.P.: Le nouveau guide des vitamines, p. 11–12. Edition Seuil, Paris 1996

SPEIZER, F.: Nurses' Health Study I 1976

STÄHELIN, H.B., Gey, K.F., Eichholzer, M. und Lüdin, E.: ß-Carotene and cancer prevention: the Basel study. Am J Clin Nutr 53 (1991): 265–269

STÄHELIN, H.R.: Karzino-Mortalität und Ernährung; Prakt. Arzt (1983) 37: 225–234

STICH, H.F. et al.: Remission of precancerous lesions in the oral cavity of tobacco chewers and maintenance of the protective effect of beta-carotene or vitamin A. Am. J. Clin. Nutr. 53 (1991): 298

TEN State Nutritional Survey, United States. Rockville, MD: DHEW Publications (1972) 1/2/3

TSANG in Schrauzer, G.N.: Selen. Haug, Heidelberg 1997

US-DEPARTEMENT of Agriculture. National food consumption survey. 1986

US-DEPARTMENT of Agriculture, Food Technology. 1981, 35: 9

US-DEPARTMENT of Agriculture, Nationwide Food Consumption Survey, Preliminary Report No. 2. Washington, DC: USDA, 1980

US-DEPARTMENT of Agriculture: National Food Consumption Survey. 1986. Report No. 2. Washington, DC: USDA, 1980

VOLKERT, D., Kruse, W., Oster, P. und Schlierf, G.: Malnutrition in geriatric patients. Diagnostic and prognostic significance of nutritional parameters. Ann Nutr Metab 36, 97–112, 1992

VOLKERT, D.: Untersuchungen zur Ernährungssituation geriatrischer Patienten. Formen, Häufigkeiten und mögliche Ursachen der Mangelernährung. Dissertation 1990, Universität Hohenheim

WARE, S. et al.: Interactions between omega-3 fatty acid, vitamin E and cutaneous blood flow in healthy elderly male subjects. Nutr. Metab. Cardiovasc. Dis. (1992) 2: 33–39

WATZL, B. und Leitzmann, C: Bioaktive Substanzen in Lebensmitteln. Hippokrates, Stuttgart 1999

WATZL, B. und Rechkemmer, G.: Flavonoide. Ernährungsumschau 48 (2001) 12: 498

WEIHRAUCH, J.L. und Gardner, J.M.: Sterol content of foods of plant origin. J Am Diet Assoc 73 (1978): 39–47

WHY Top Doctors Take Supplements. Prevention (1994) 2

WILLETT, W.C., Stampfer, M. J.: Rebuilding the Food Pyramid. Scient. American 2002, 17. Dez.

WILLETT, W.C.: Nurses' Health Study II 1989

ZIEGLER, R.G.: A review of epidemiologic evidence that carotenoids reduce the risk of cancer. J Nutr 119 (1989): 116–122

Über die Autoren

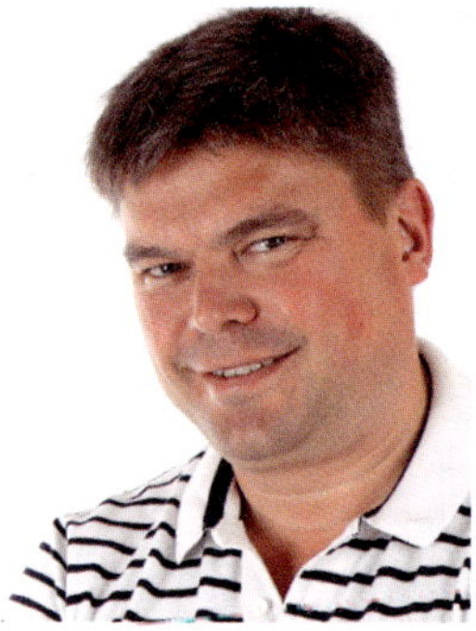

Dr. med. Edmund Schmidt ist Arzt für Allgemein-, Ernährungs-, Reise- und Tropenmedizin. Seit 1996 führt er eine eigene Praxis, in der er auch Ernährungsberatung und Vitamintherapie anbietet. Zudem ist er Lehrbeauftragter der Ludwigs-Maximilian-Universität München.

www.praxis-schmidt-ottobrunn.de

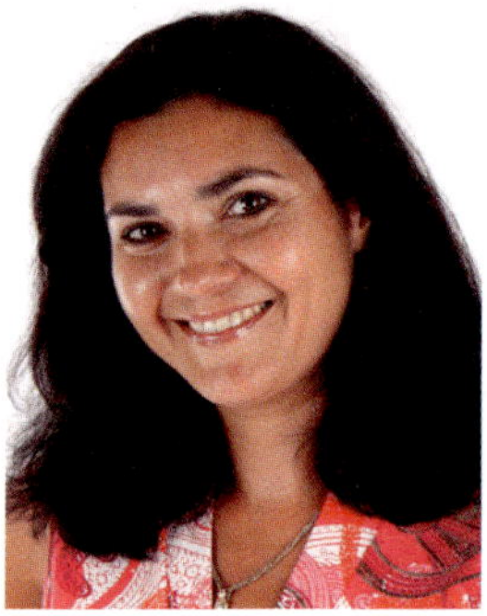

Nathalie Schmidt arbeitete als examinierte Krankenschwester. Durch diesen Beruf kam sie mit Leben und Tod in Kontakt. Sie gibt regelmäßig Reiki-Behandlungen und Coaching-Sitzungen und arbeitet in der Praxis ihres Mannes.

www.energie-lebensberatung.de

Danksagung

Wir danken Herrn Professor Manfred Hoffmann für die freundliche Überlassung seiner Texte, Heidi und Markus Schirner für ihre Offenheit für dieses zum Teil schwierige und doch wichtige Thema und unserer Lektorin Janina Vogel für die viele Geduld und die guten Vorschläge.

Ein herzliches Dankeschön auch an unsere beiden Söhne, die während der Erstellung dieses Buches viel im Privaten abfangen mussten und dies mit großem Verständnis taten.

Bildnachweis

Bilder von der Bilddatenbank shutterstock.com: S. 13: #54369676 (© ifong), S. 14: #54831181 (© ifong), Schmuckelement: #191568674 (© Nenov Brothers Images)
Autorenfotos: © Joachim Leber